新编全国高等职业院校烹饪专业规划教材

烹饪营养学

PENGREN YINGYANGXUE

高金兰◎主编　　吕慧◎副主编

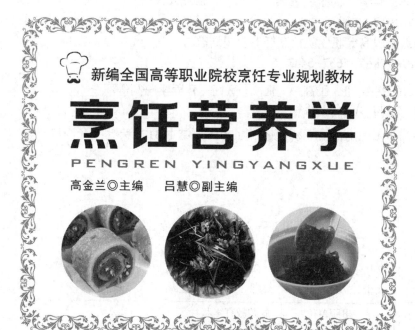

北京·旅游教育出版社

责任编辑：陈　志

图书在版编目（CIP）数据

烹饪营养学／高金兰主编. —北京：旅游教育出
版社，2016.7　（2023.8）

新编全国高等职业院校烹饪专业规划教材

ISBN 978-7-5637-3443-6

Ⅰ．①烹…　Ⅱ．①高…　Ⅲ．①烹饪—营养学—高等职
业教育—教材　Ⅳ．①R154

中国版本图书馆 CIP 数据核字（2016）第 173175 号

新编全国高等职业院校烹饪专业规划教材

烹饪营养学

高金兰　主　编

吕　慧　副主编

出版单位	旅游教育出版社
地　　址	北京市朝阳区定福庄南里 1 号
邮　　编	100024
发行电话	(010)65778403 65728372 65767462(传真)
本社网址	www.tepcb.com
E-mail	tepfx@ 163.com
排版单位	北京旅教文化传播有限公司
印刷单位	北京市泰锐印刷有限责任公司
经销单位	新华书店
开　　本	710 毫米×1000 毫米　1/16
印　　张	17.25
字　　数	272 千字
版　　次	2016 年 7 月第 1 版
印　　次	2023 年 8 月第 4 次印刷
定　　价	28.00 元

（图书如有装订差错请与发行部联系）

出版说明

  我国烹饪享誉世界。进入21世纪以来,随着社会经济的发展和人们生活水平的不断提高,国际化交流不断深入,烹饪行业经历了面临机遇与挑战、兼顾传承与创新的巨大变革。烹饪专业教育教学结构也随之发生了诸多变化,我国烹饪教育已进入了一个蓬勃发展的全新阶段。因此,编写一套全新的、能够适应现代职业教育发展的烹饪专业系列教材,显得尤为重要。

  本套"新编全国高等职业院校烹饪专业规划教材"是我社邀请众多业内专家、学者,依据《国务院关于加快发展现代职业教育的决定》的精神,以职业标准和岗位需求为导向,立足于高等职业教育的课程设置,结合现代烹饪行业特点及其对人才的需要,精心编写的系列精品教材。

  本套教材的特点有:

  第一,推进教材内容与职业标准对接。根据职业教育"以技能为基础"的特点,紧紧把握职业教育特有的基础性、可操作性和实用性等特点,尽量把理论知识融入实践操作之中,注重知识、能力、素质互相渗透,契合现代职业教育体系的要求。

  第二,以体现规范为原则。根据教育部制定的高等职业教育专业教学标准及劳动和社会保障部颁布的执业技能鉴定标准,对每本教材的课程性质、适用范围、教学目标等进行规范,使其更具有教学指导性和行业规范性。

  第三,确保教材的权威性。本套教材的作者均是既具有丰富的教学经验又具有丰富的餐饮、烹饪工作实践经验的专家,熟悉烹饪专业教学改革和发展情况,对相关课程的教学和发展具有独到见解,能将教材中的理论知识与实践中的技能运用很好地统一起来。

  第四,充分体现教材的先进性和前瞻性。在现代科技发展日新月异的大环境下,尽量反映烹饪行业中的新工艺、新理念、新设备等内容,适当展示、介绍本学科最新研究成果和国内外先进经验,体现教材的时代特色。

  第五,体例新颖,结构科学。根据各门课程的特点和需要,结合高等职业教育规范以及高职学生的认知能力设计体例与结构框架,对实操性强的科目进行模块化构架。教材设有案例分析、知识链接、课后练习等延伸内容，便于学生开阔视野，提升实践能力。

　　作为全国唯一的旅游教育专业出版社，我们有责任也有义务把体现最新教学改革精神、具有普遍适用性的烹饪专业教材奉献给大家。在这套精心打造的教材即将面世之际，深切地希望广大教师学生能一如既往地支持我们，及时反馈宝贵意见和建议。

旅游教育出版社

前　言

本教材为高职高专烹饪专业课程改革规划系列教材之一。为突出"以就业为导向,以能力为本位,以发展技能为核心"的职业教育培养理念,本教材在编写过程中注重学科知识在实践中的应用,突出技能,创新教材编写模式,全面提高学生思维能力与实践能力,弥补传统教学之缺憾,致力于培养实用型、技能型专业人才。教材编写以教学项目—模块—任务贯穿整个知识系统。内容共分为 8 个项目、16 个模块、35 个任务,包括人体需要的营养素、食物的消化吸收、能量的测定及计算、食物的营养价值、人群营养、合理营养、营养配餐与食谱编制、营养调查与评价。每个项目附有项目目标说明、模块概览、任务描述和任务分析,穿插了相关知识点的拓展链接及生活中相关典型案例,易懂、实用、趣味性强。每个项目后附有项目小结、能力测评及实用练习。

本教材的主编为北京市工贸技师学院高金兰,副主编为南京旅游职业学院吕慧,参编的人员及其编写的内容为:吕慧编写项目一和项目四;陈辉(北京市工贸技师学院)编写项目二;高金兰编写项目三、项目五、项目六、项目七;田蔚然(北京市工贸技师学院)编写项目八;王红明、陶志勇(北京市工贸技师学院)参与模块"科学烹饪"的编写,在此一并表示感谢!

本教材适合高职高专烹饪专业使用,也可供餐饮服务人员培训使用及营养与膳食爱好者阅读。

由于编者水平有限,书中错误和不妥之处恳请同人和读者批评指正并提出宝贵意见和建议,以便在今后的教学中不断修正和充实提高,谢谢!

编　者

2016 年 4 月

目　录

项目一

人体需要的营养素

项目目标

通过学习,使学生了解人体需要的营养素与人体健康的关系,认识其理化特性,掌握食物中营养素在烹饪实践中的应用。

- 人体特性需要的营养素
- 营养素的理化特性
- 营养素与人体健康的关系

食物中对机体有生理功效,而且为机体正常代谢所必需的成分叫营养素。人体所需的营养素有几十种,传统营养学分类法概括为 6 大类:碳水化合物、蛋白质、脂肪、维生素、矿物质和水。现代营养学在 6 大营养素基础上加上膳食纤维,分为七大营养素。膳食纤维通常被称为"功能性的营养物质"。

模块一　人体需要的产热营养素

模块概览

本模块学习人体需要的产热营养素,学会本内容,将对掌握烹饪营养学的相关原理、合理选择食物原料、构建科学的膳食结构有重要的意义。

任务一　碳水化合物

任务描述

本任务要求学生了解碳水化合物的概念,掌握碳水化合物的分类和食物来源,认识碳水化合物的生理功能及其对人体健康的影响。

任务分析

完成本任务,要学习碳水化合物的基础知识,了解其对人体健康的作用,认识其在餐饮实践和日常生活中的重要作用。

碳水化合物亦称糖类化合物,是多羟基醛或多羟基酮及其缩聚物和某些衍生物的总称,是生物界三大基础物质之一,也是自然界最丰富的有机物。碳水化合物主要由碳、氢、氧 3 种元素组成,其中氢和氧的比例为 2∶1,与水相同,故称为碳水化合物,是为人体提供热能的重要营养素。

碳水化合物是自然界存在最多、分布最广的一类重要的有机化合物。碳水化合物是人体最主要的能源物质,例如肌肉收缩、神经传导、体内物质运输所需能量的 70%都来自糖类。

一、碳水化合物的分类

碳水化合物可以分为单糖、双糖、多糖和寡糖。

(一)单糖

单糖是分子结构最简单并且不能水解的最基本的糖分子,包括 3 个碳原子至 6 个碳原子或者更多个碳原子所组成的糖类。单糖作为结晶物质,易溶于水,有甜味,不经消化就可为人体直接吸收利用。在营养学上有重要作用的单糖是葡萄糖、果糖和半乳糖 3 种。

1.葡萄糖

是单糖中最重要的一种,分子式是自然界广泛存在的六碳糖,主要存在于植物性食物中,一般水果中的含量最为丰富,如柑橘、西瓜、甜瓜、葡萄等,其中以葡萄含量最多,为干重的 20%。葡萄糖对人体很重要,人体血糖就是葡萄糖,在体内氧化可释放能量供机体利用。

2.果糖

分子式与葡萄糖相同,但结构不同,亦为六碳糖,为白色晶体,是最甜的一种糖,其甜度为蔗糖的 1.75 倍。果糖存在于水果中,蜂蜜中含量最多。食物中的果糖在人体内转变为肝糖原,然后分解为葡萄糖。

3.半乳糖

半乳糖是乳糖经消化后,一半转变为半乳糖,另一半转变为葡萄糖。半乳糖的甜度比葡萄糖低,当然更低于果糖。它在人体内可转变为肝糖原而被利用,又是构成神经组织的重要成分。

单糖的特性见表 1-1。

表 1-1　单糖的特性

糖的种类	食物来源	生理功能
葡萄糖	主要存在于植物性原料中,一般水果中含量最为丰富,如:柑橘、西瓜、葡萄等	人体血糖的主要构成成分,在体内氧化可释放能量供机体利用
果糖	主要存在于蜂蜜和水果中	果糖在人体内转变为肝糖原,然后分解成葡萄糖,被人体吸收
半乳糖	半乳糖很少以单糖形式存在	是构成神经组织的重要成分,它在人体内转变成肝糖原后被利用

(二)双糖

双糖,也称二糖,是由两分子单糖脱水缩水而成的化合物,属低聚糖。双糖味甜,多为结晶体,易溶于水,不能直接为人体所吸收,在消化道中必须经过酶的水解作用生成单糖以后才能被吸收利用。与生活密切相关的双糖有:蔗糖、麦芽糖和乳糖。

1.蔗糖

蔗糖是由一分子葡萄糖和一分子果糖缩合而成,在甘蔗和甜菜中含量特别丰富,日常食用的红糖、白糖、砂糖都是蔗糖。纯净蔗糖为白色晶体,易溶于水,熔点为 185℃~186℃;当加热至 200℃时变成焦糖(俗称糖色)。烹调中红烧类菜肴的酱红色,就是利用这一性质将白糖炒成焦糖着色而成。蔗糖甜度仅次于果糖。

2.麦芽糖

是由两分子葡萄糖脱水缩合而成。为针状晶体,易溶于水。在各种谷类种子发出的芽中含量最多,尤以麦芽中含量最多,所以叫麦芽糖。我们食用淀粉类食品(米、面制品)在口腔中慢慢咀嚼时感觉到的甜味,就是唾液淀粉酶将淀粉水解成麦芽糖的缘故。唾液、胰液中含的淀粉酶都能将淀粉水解成麦芽糖,麦芽糖经麦芽酶水解形成两分子葡萄糖后,才能被人体吸收。麦芽糖也是一种被普遍应用的食用糖,我们平时吃的饴糖,其主要成分就是麦芽糖。饴糖是糕点、面包的配方原料和烹饪的常用原料,如烤鸭、烧饼等食品的制作常用饴糖。

3.乳糖

由一分子葡萄糖和一分子半乳糖缩合而成的双糖,为白色晶体,较难溶于水。它只存在于乳汁中。人乳中含乳糖 6%~8%,牛、羊乳中含 4%~6%。乳糖在肠道中吸收较慢,而有助于乳酸菌的生长繁殖。乳糖菌可对抗腐败菌的繁殖和生长,可防止婴儿的某些肠道疾病。

（三）多糖

多糖是由若干个单糖分子缩合而成的高分子物质，构成多糖的单糖分子数量不一，可以是几百、几千，这是一类复杂的糖。多糖无甜味，但经过消化酶的作用可分解为单糖。多糖类中淀粉、糖原、纤维素在营养上有重要作用。淀粉和糖原是能被人体消化吸收的多糖类，而纤维素是不能被人体消化吸收的多糖类。

1.淀粉

淀粉是一种十分重要的多糖。在当今世界范围内，人类膳食最基本和最丰富的糖是淀粉。淀粉是绿色植物光合作用的产物，因此，谷类、豆类、硬果类及马铃薯、红薯、芋头、山药等块茎类的植物性食物中含量很丰富。如谷类含淀粉70%～80%，干豆类含50%～60%，红薯含23%～24%。

淀粉以结构不同而分为直链型淀粉和支链型淀粉两种。能溶于热水的可溶性淀粉为直链型淀粉，不溶于热水只能在热水中膨胀的为支链型淀粉。淀粉无甜味也不溶于冷水，但加水加热至沸时，就会形成糊浆（俗称浆糊），这被称为糊化作用。糊化后的淀粉有黏性，遇冷产生胶凝作用，副食加工中粉条、粉丝、粉皮，糕点上的烫面就是利用淀粉这一特性制成的。

2.糖原

糖原存在于人和动物体内，被称为动物淀粉或肝糖原，其结构与支链型淀粉相似，也是由许多葡萄糖组成的，只是葡萄糖结合时产生的分支较淀粉多。糖原是人和动物体贮存糖的主要形式，它在维持能量平衡方面起着十分重要的作用。当饮食中糖或脂肪摄入过多时，一部分就转变为糖原贮存在肝脏和肌肉中，而当细胞缺糖时，糖原就会转变为葡萄糖供机体利用。

3.纤维素

纤维素是由葡萄糖组成的大分子多糖，不溶于水及一般有机溶剂，是植物细胞壁的主要成分。纤维素是世界上最丰富的天然有机物，占植物界碳含量的50%以上。人类膳食中的纤维素主要含于蔬菜和粗加工的谷类中，虽然不能被消化吸收，但有促进肠道蠕动、利于粪便排出等功能。

（四）寡糖

寡糖又称低聚糖，为两个或两个以上（一般指2～10个）单糖单位以糖苷键相连形成的糖分子。寡糖经水解后，每个分子产生为数较少的单糖，寡糖与多糖之间并没有严格的界限。寡糖并不能被人体的胃酸破坏，也无法被消化酶分解，但它可以被肠中的细菌发酵利用，转换成短链脂肪酸以及乳酸。常见食物含糖量见表1-2。

表 1-2　常见食物含糖量 (g/100g)

食物名称	含量	食物名称	含量
五谷香	78.4	小米	73.5
面条 (干切面)	77.5	黄米	72.5
糯米 (均值)	77.5	高粱米	70.4
粳米 (标一)	76.8	青稞	73.2
稻米 (均值)	77.2	小麦粉 (富强粉)	74.6
籼米 (标准)	77.5	玉米面 (黄)	69.6
小米面	77	黑米	68.3
通心面	75.4	荞麦	66.5
挂面 (富强粉)	75.7	小麦	64.4
挂面 (均值)	74.9	大麦 (元麦)	63.4
挂面 (标准粉)	74.4	莜麦面	63.2
小麦粉 (标准粉)	71.5	薏米	69.1
小麦胚粉	38	苦荞麦粉	60.2
玉米淀粉	84.9	团粉 (芡粉)	85
藕粉	92.9	粉丝	82.6
甘薯粉	24.7	马铃薯粉	76
油面筋	39.1	木薯	26.2
甘薯 (红心)	23.1	粉条	83.6
豆腐脑 (老豆腐)	0	豆腐丝	5.1
豆汁 (生)	1.3	豆浆	0
豆腐 (南) (南豆腐)	2.4	豆腐 (北)	1.5
豆腐 (内酯)	2.9	绿豆面	60
蚕豆	59.8	赤小豆	60.7
芸豆 (虎皮)	56.9	绿豆	55.6
蚕豆 (去皮)	56.4	扁豆	55.4

食物名称	含量	食物名称	含量
豌豆	55.4	黑大豆	23.4
扁豆(白)	42.2	豆腐干(熏干)	8.5
豆腐干(均值)	10.7	豆腐丝(干)	3.7
豆腐干(香干)	4.3	豆腐(均值)	3.8
马铃薯	16.5	魔芋精粉	4.4

二、生理功能

(一)提供和储存热能

碳水化合物是人类从膳食中获取热能最经济和最主要的来源,在维持人体健康所需要的能量中,55%~65%由碳水化合物提供。碳水化合物在体内释放能量较快,供能也快,是神经系统和心肌的主要能源,也是肌肉活动的主要燃料。

(二)构成机体组织

碳水化合物是构成机体组织细胞的重要物质。糖与脂肪形成的糖脂是细胞膜和神经组织的重要成分,糖与蛋白质结合形成的糖蛋白是抗体、酶、激素、核酸的重要组成部分。

(三)解毒作用

肝糖原充足可增强肝脏对某些有害物质如细菌毒素的解毒作用,肝糖原不足时机体对酒精、砷等有害物质的解毒作用减弱,葡萄糖醛酸直接参与肝脏解毒。

(四)增强肠道功能

人体摄入的碳水化合物如纤维素、抗性淀粉和功能性低聚糖等,虽不能在小肠被消化吸收,但刺激肠道蠕动,增加了结肠内的发酵,发酵产生的短链脂肪酸和肠道菌群增殖,有助于正常消化和增加排便量。

(五)脂肪代谢调节作用

脂肪在体内代谢也需要碳水化合物的参与,脂肪在体内代谢所产生的乙酰基必须与草酰乙酸结合进入三羟酸循环中才能被彻底氧化,而草酰乙酸是由糖代谢产生,因此如果膳食中碳水化合物的摄入量过少,草酰乙酸供应相应减少,导致脂肪氧化不全而产生过多的酮体积聚在体内引起酮血症。

（六）节约蛋白质作用

人体的一切生命活动都以能量为基础。碳水化合物是机体最直接、最经济的能量来源，若食物能提供足量的可利用碳水化合物时，人体首先利用它作为能量来源，从而减少了蛋白质作为能量的消耗，使更多的蛋白质参与机体其他更重要的生理功能，因此碳水化合物起到了节约蛋白质的作用。

三、碳水化合物对人体健康的影响

碳水化合物是维持健康身体的必需因素。如果碳水化合物长期摄入不足，导致全身无力、疲乏、血糖含量降低，产生头晕、心悸、脑功能障碍等，严重者会导致低血糖昏迷。

当碳水化合物摄入过多时，机体获得的能量超过了实际消耗的能量，多余的能量转化为脂肪储存起来，导致肥胖，还容易诱发高血压、高血脂、冠心病、动脉粥样硬化等心血管疾病。另外，膳食纤维摄入过多，还会影响其他营养素的消化吸收。

四、主要食物来源

碳水化合物的食物来源丰富，其中谷类、薯类和豆类是淀粉的主要来源，水果、蔬菜主要提供包括非淀粉多糖如纤维素和果胶、单糖和低聚糖类等在内的碳水化合物。

任务二　蛋白质

任务描述

本任务要求学生了解蛋白质化学组成，掌握其营养价值所在，认识食物中的蛋白质对人体健康的影响。

任务分析

完成本任务，要学习蛋白质的基础知识，了解其在体内的营养价值。

蛋白质（protein）是生命的物质基础，是有机大分子，是构成细胞的基本有机物，是生命活动的主要承担者。

蛋白质是荷兰科学家格利特·马尔德（Gerhardus Johannes Muldler）在 1838 年发现的。他观察到有生命的东西离开了蛋白质就不能生存。蛋白质是生物体内一种极重要的高分子有机物，占人体干重的 54%。蛋白质主要由氨基酸组成，因氨基酸的组合排列不同而组成各种类型的蛋白质。人体中估计有 10 万种以上的蛋白质。生命是物质运动的高级形式,这种运动方式是通过蛋白质来实现的,所以蛋白质有极其重要的生物学意义。人体的生长、发育、运动、遗传、繁殖等一切生命活动都离不开蛋白质。生命运动需要蛋白质,也离不开蛋白质。

一、蛋白质的化学组成和分类

(一)蛋白质的化学组成

蛋白质是一类含氮有机化合物,主要由碳、氢、氧、氮、硫等化学元素组成;某些蛋白质还含有其他一些元素,如磷、铁、碘、锌和铜等。

(二)蛋白质的分类

蛋白质按来源可以分为动物蛋白和植物蛋白。在营养学上常根据蛋白质的营养价值将其分为完全蛋白质、半完全蛋白质和不完全蛋白质 3 类。

1.完全蛋白

所含必需氨基酸种类齐全、数量充足、比例适当,不但能维持人体的健康,并能促进人体的生长发育,如乳类中的乳白蛋白、蛋类中的卵白蛋白、肉类中的白蛋白、大豆中的大豆蛋白等。

2.半完全蛋白

所含必需氨基酸种类齐全,但有的数量不足,比例不适当,可以维持生命,但不能促进生长发育,如小麦中的麦胶蛋白等。

3.不完全蛋白

所含必需氨基酸种类不全,既不能维持生命,也不能促进生长发育,如豌豆中的豆球蛋白、玉米中的玉米胶蛋白和动物肉皮中的胶质蛋白等。

二、氨基酸

蛋白质是以氨基酸为基本单位构成的生物高分子。蛋白质分子上氨基酸的序列和由此形成的立体结构构成了蛋白质结构的多样性。人类摄取蛋白质的最终目标,是获得机体所需的各种氨基酸。

氨基酸是含有氨基和羧基的一类有机化合物的统称。由于氨基酸既有“氨基”($-NH_2$),又有“羧基”($-COOH$),在体内既能发生酸性反应,又能发生碱性反应,因此被称为两性物质。

蛋白质氨基酸在结构上的差别取决于侧链基团的不同。通常根据侧链基团的极性将氨基酸分为非极性氨基酸和极性氨基酸。根据侧链基团的化学结构将氨基酸分为脂肪族氨基酸、芳香族氨基酸、杂环族氨基酸和杂环亚氨基酸等。从营养学角度,氨基酸分为必需氨基酸、非必需氨基酸和半必需氨基酸。

（一）必需氨基酸

指人体不能合成或合成速度不能满足机体的生理需要，必须从外界食物中获得，这些氨基酸称为必需氨基酸。包括缬氨酸、异亮氨酸、亮氨酸、苯丙氨酸、蛋氨酸（甲硫氨酸）、色氨酸、苏氨酸、赖氨酸、组氨酸和精氨酸。

（二）非必需氨基酸

指能够在体内合成，不需要从食物中获得的氨基酸。包括甘氨酸、丝氨酸、谷氨酸、脯氨酸、天冬氨酸、丙氨酸、胱氨酸、精氨酸、组氨酸、酪氨酸等。

（三）半必需氨基酸

因为半胱氨基酸和酪氨酸在体内分别能由蛋氨酸和苯丙氨酸合成，则当膳食中这两种氨基酸含量丰富时，体内可以不必消耗蛋氨酸和苯丙氨酸，所以把半胱氨基酸和酪氨酸称为半必需氨基酸或条件必需氨基酸。

三、蛋白质的生理功能

蛋白质是生命最重要的物质基础，是人体极为重要的营养素，它在生命和健康的维持上发挥着重要的生理作用。

（一）构造人的身体，修补人体组织

蛋白质是一切生命的物质基础，是机体细胞的重要组成部分，是人体组织更新和修补的主要原料。蛋白质占人体总重量的 16%～18%，仅次于水（60%）。机体的生长发育可视为蛋白质不断积累的过程，因此机体每天都需要摄入一定量的蛋白质以维持组织、细胞的更新。

（二）调节生理功能

人体内的酶、激素、抗体等活性物质都是由蛋白质组成的。人的身体就像一座复杂的化工厂，一切生理代谢、化学反应都是由酶参与完成的。激素是内分泌细胞分泌的一类化学物质，随血液循环到达作用的组织器官，发挥其能力代谢和调节物质代谢的作用。抗体提高机体抵抗力，保护机体免受病毒和细菌的侵害。

（三）供给能量

除结构功能和调节功能外，蛋白质也是一种能源物质。蛋白质在体内发生分解代谢可产生能量，每克蛋白质在体内完全氧化后可产生 4kcal 的能量。

（四）调节渗透压

正常人的血浆和组织液之间的水分不停地进行交换并保持平衡状态，这主要依赖于血浆中蛋白质的含量。若膳食中长期缺乏蛋白质，血浆中的蛋白质含量就会降低，血液中的水分便会过多地渗入周围组织，造成营养性水肿。

(五)运输功能

载体蛋白对维持人体的正常生命活动是至关重要的,可以在机体内运载各种物质,如血红蛋白输送氧、脂蛋白输送脂肪等。

四、蛋白质的营养评价

食物蛋白质营养价值体现在蛋白质满足机体氮源和氨基酸需求,保证机体健康生长。蛋白质由于氨基酸组成的差别,营养价值不完全相同,一般来说动物蛋白质的营养价值优于植物蛋白质。评价食物蛋白质的营养价值要从两点考虑,一是"量",这取决于蛋白质在食品中的含量;二是"质",这取决于蛋白质分子中必需氨基酸的含量和比例。

(一)蛋白质的含量

蛋白质的含量是评价食物蛋白质营养价值的基础。一般来说,食物中蛋白质含量越高,越能满足机体的需要,其营养价值相对就高。氮是蛋白质特有的元素,蛋白质含氮量一般在 16% 左右,所以对于蛋白质来讲,每克氮的存在表示该蛋白质约含有 $100/16 = 6.25$ 克蛋白质(蛋白质系数)。因此一般用凯氏定氮法,只要测出食物中氮、粪氮和尿氮等总含氮量,再乘以 6.25 即可得出食物中蛋白质的含量。

(二)蛋白质消化率

蛋白质消化率是反映食物蛋白在消化道内被分解和吸收程度的一项指标,即在消化道内吸收的蛋白质占摄入蛋白质的百分数。一般来讲,蛋白质消化率越高,蛋白质被机体吸收利用的可能性越大,营养价值就越高;反之则越小。

蛋白质消化率是评价食物蛋白质营养价值的生物学方法之一。根据是否考虑内源粪代谢氮的因素,分为表现消化率和真消化率两种方法。

1.蛋白质表现消化率

是指不考虑内源粪代谢的蛋白质消化率,通常以动物或人体为实验对象,测定实验对象在实验期间摄入的食物氮及从粪便中排出的氮(粪氮)。

蛋白质表现消化率 = [(摄入氮-粪氮)/摄入氮]×100%

2.蛋白质真消化率

是指考虑内源粪代谢氮的蛋白质消化率。粪排出的氮实际上有两个来源:一是来自未被消化吸收的食物蛋白质;二是来自脱落的肠黏膜细胞及肠道细菌等所含的氮。在实验期间,首先需要给予实验对象无氮膳食,并收集无氮膳食期内的粪便,测定氮含量,即粪代谢氮;然后再进行有氮膳食中摄入氮和粪氮的测定;最后需要从粪氮中减去无氮膳食期间的粪代谢氮。用这种方法测定的结果是摄入食物中真正被消化吸收的部分,故称蛋白质真消化率。

蛋白质真消化率＝｛〔摄入氮－（粪氮－粪代谢氮）〕／摄入氮｝×100%

由于粪代谢氮测定烦琐，且难以准确测定，所以实际应用中常不考虑粪代谢氮，一般来说，成人 24h 粪代谢氮按 0.9~1.2g 计算。

（三）蛋白质利用率

是指食物蛋白质被消化吸收后在机体利用的程度，是蛋白质营养评价常用的生物学方法。测定蛋白质利用率的方法很多，常用的指标有以下 3 种：

1.蛋白质功效比值

是以体重增加为基础的方法，是测定处于生长阶段中的幼年动物在实验期内平均每摄入 1 克蛋白质时所增加的体重克数。

蛋白质功效比值＝实验期内动物体重增加量（g）／实验期内蛋白质摄入量（g）

2.蛋白质生物价

是以氮在体内储留为基础的方法，是反映食物蛋白质消化吸收后，被机体利用程度的一项指标。蛋白质生物价越高，说明蛋白质被机体利用率越高，即蛋白质营养价值越高，最高值为 100。

蛋白质生物价＝（储留氮／吸收氮）×100%

储留氮＝吸收氮－（尿氮－尿内源性氮）

吸收氮＝食物氮－（粪氮－粪代谢氮）

其中，尿内源氮是机体不摄入蛋白质时尿中所含氮量，主要来自机体组织蛋白质的分解。

常见食物蛋白质的生物价见表 1-3。

表 1-3　常见食物蛋白质的生物价

食物名称	蛋白质生物价	食物名称	蛋白质生物价	食物名称	蛋白质生物价
鸡蛋蛋白质	94	大米	77	小米	57
鸡蛋白	83	小麦	67	玉米	60
鸡蛋黄	96	生大豆	57	白菜	76
脱脂牛奶	85	熟大豆	64	红薯	72
鱼	83	扁豆	72	马铃薯	67
牛肉	76	蚕豆	58	花生	59
猪肉	74	白面粉	52		

3.蛋白质净利用率

是指蛋白质在体内储留量占蛋白质摄入量的百分比，是反映食物蛋白质被吸收和利用程度的一项指标。实际上,蛋白质净利用率是将蛋白质消化率和生物价结合起来评价蛋白质的营养价值,因此更为全面。

$$蛋白质净利用率=(储留氮/摄入氮)\times100\%$$
$$=消化率\times生物价$$

(四)氨基酸评分

又叫蛋白质化学评分,是目前广为应用的一种食物蛋白质营养价值评价方法,不仅适用于单一食物蛋白质的评价,还可用于混合食物蛋白质的评价。该法的基本步骤是将被测食物蛋白质的必需氨基酸组成与推荐的理想蛋白质或参考蛋白质氨基酸模式进行比较,并计算氨基酸评分。

$$氨基酸评分=[被测食物蛋白质氨基酸含量(mg)/$$
$$参考蛋白质氨基酸含量(mg)]\times100\%$$

五、蛋白质对人体健康的影响

由于蛋白质在人体的肌肉组织中含量最高,所以摄入蛋白质的多少直接影响着人体的健康。食物中的含氮物质绝大部分是蛋白质,非蛋白质的含氮物质含量很少,可以忽略不计。氮平衡是指氮的摄入量与排出量之间的平衡状态,即测定每小时摄入氮的量和排出氮的量,并比较两者的比例关系,包括氮的总平衡、氮的正平衡和氮的负平衡3种情况。

(一)氮平衡

摄入氮等于排出氮叫作总氮平衡。这表明体内蛋白质的合成量和分解量处于动态平衡,一般营养正常的健康成年人就属于这种情况。

(二)正氮平衡

摄入氮大于排出氮叫作正氮平衡。这表明体内蛋白质的合成量大于分解量,生长期的儿童少年、孕妇和恢复期的伤病员等就属于这种情况。

(三)负氮平衡

摄入氮小于排出氮叫作负氮平衡,即由食物摄入氮量少于排泄物中的氮量。这表明体内蛋白质的合成量小于分解量,慢性消耗性疾病、组织创伤和饥饿等就属于这种情况。

蛋白质摄入不足的影响:在儿童和青少年时期,表现为生长发育迟缓,身高、体重低于正常儿童,甚至影响智力的正常发育;成人可能有疲倦、无力、体重降低、血浆清蛋白下降、肌肉萎缩、贫血等症状,严重时可出现营养不良性水肿。

蛋白质摄入过量的影响:过量摄取蛋白质,可能出现酮血症的表现,呼吸有异味;可能引发肾损伤;容易引起胃肠道功能紊乱;还可导致脑损伤、精神异常、骨质疏松、动脉硬化、心脏病等症。

六、蛋白质的食物来源

蛋白质的食物来源可分为植物性蛋白质和动物性蛋白质两大类。植物性蛋白质中,谷类含蛋白质10%左右,蛋白质含量不算高,但由于是人们的主食,所以仍然是膳食蛋白质的主要来源。豆类含有丰富的蛋白质,特别是大豆含蛋白质高达36%~40%,氨基酸组成也比较合理,在体内的利用率较高,是植物蛋白质中非常好的蛋白质来源。动物性蛋白质易消化吸收、质量好,属于优质蛋白质,如肉类、鱼类、蛋类、乳类是膳食中最好的蛋白质食物来源。常见食物蛋白质含量见表1-4。

表1-4 常见食物蛋白质含量(g/100g)

食物	蛋白质含量	食物	蛋白质含量
扇贝(干)	55.6	墨鱼(干)(曼氏无针乌贼)	65.3
鲍鱼(干)	54.1	豆腐丝(干)	57.7
海参(干)	50.2	鱼片干	46.1
酵母(干)	47.6	牛肉干	45.6
豆腐皮	44.6	腐竹	44.6
海米	43.7	南瓜子(炒)	36
口蘑(白蘑)	38.7	猪蹄筋	35.3
小麦胚粉	36.4	牛蹄筋	34.1
黑豆(黑大豆)	36	绿茶	34.2
黄豆(大豆)	35	虾皮	30.7
青豆(青大豆)	34.5	西瓜子仁	32.4
油面筋	26.9	紫菜(干)	26.7
杏仁(炒)	25.7	扁豆	25.3
花生仁(生)	24.8	红茶	26.7
花茶	27.1	黄豆粉	32.7

七、膳食中蛋白质的推荐摄入量

中国营养学会结合我国实际和居民营养健康的需要,推荐中国居民每日膳食中蛋白质摄入量按能量计算为:儿童和青少年是 13%~14%,成人是 11%~12%。

任务三　脂类

任务描述

本任务要求学生了解脂类的定义及其分类,掌握其生理作用及食物来源,认识到脂类对人体的重要意义。

任务分析

完成本任务,要学习脂类的定义及其分类,了解其在体内的营养价值。

脂类是动植物组织中一类重要的有机化合物,它是用脂溶性溶剂在动植物组织中提取所得的各种化合物的总称。脂类是人体需要的重要营养素,在机体内可以产生能量,是产能营养素之一。

一、脂类的组成及其特征

脂类是指由脂肪酸和醇作用生成的酯及其衍生物的统称,这是一类一般不溶于水而溶于脂溶性溶剂的化合物。脂类包括脂肪和类脂。脂肪是 1 个分子的甘油和 3 个分子的脂肪酸缩合而成的甘油三酯。类脂包括固醇类、磷脂和糖脂等。

(一)脂肪酸

脂肪酸是由碳、氢、氧 3 种元素组成的一类化合物,是脂肪组成中的主要成分。

1.脂肪酸分类

脂肪酸根据碳链长度的不同又可将其分为短链脂肪酸,其碳链上的碳原子数小于 6,也称作挥发性脂肪酸;中链脂肪酸,指碳链上碳原子数为 6~12 的脂肪酸;长链脂肪酸,其碳链上碳原子数大于 12。一般食物所含的大多是长链脂肪酸。

脂肪酸根据碳氢链饱和与不饱和的不同可分为 3 类,即:饱和脂肪酸,碳氢链上没有不饱和键;单不饱和脂肪酸,其碳氢链上有一个不饱和键;多不饱和脂肪酸,其碳氢链上有两个或两个以上不饱和键。富含单不饱和脂肪酸和多不饱和脂肪酸组成的脂肪在室温下呈液态,大多为植物油,如菜籽油、花生油、豆油等。以饱和脂肪酸为主组成的脂肪在室温下呈固态,多为动物脂肪,如猪油、牛油等。但也有例外,如深海鱼油虽然是动物脂肪,但它富含多不饱和脂肪酸,如二十碳五烯酸(EPA)和二十二碳六烯酸(DHA),在室温下呈液态。

2.必需脂肪酸

从营养学角度,将脂肪酸分为非必需脂肪酸和必需脂肪酸。非必需脂肪酸是机体可以自行合成,不必依靠食物供应的脂肪酸,它包括饱和脂肪酸和一些单不饱和脂肪酸。必需脂肪酸是指人体维持机体正常代谢不可缺少而自身又不能合成或合成速度慢无法满足机体需要,必须通过食物供给的脂肪酸。亚油酸和亚麻酸是人体必需的两种脂肪酸。

必需脂肪酸是促进婴儿生长发育不可缺少的物质,它是构成细胞膜的重要成分,如大脑、视网膜、人体缺乏必需脂肪酸会引起生长迟缓、皮肤损伤、肝脏和肾脏多种疾病等。

亚油酸普遍存在于植物油中,亚麻酸在豆油和紫苏籽油中较多。因此,经常食用植物油基本可满足人体对必需脂肪酸的需要,不会造成必需脂肪酸的缺乏。

表1-5 常见食用油中脂肪酸含量

食用油	脂肪酸含量 (g/100g)	组成(%)		
		饱和脂肪酸	单不饱和脂肪酸	多饱和脂肪酸
花生油	100.0	19.8	42.5	37.6
菜籽油	100.0	4.5	74.0	21.5
豆油	100.0	14.8	20.9	62.3
芝麻油	100.0	12.5	40.9	46.6
黄油	82.5	58.3	34.3	5.8
猪油	99.0	42.7	45.6	8.5

(二)磷脂

磷脂,也称磷脂类、磷脂质,是指甘油三酯中一个或两个脂肪酸被含磷的其他基团所取代的一类脂类物质,其中比较重要的磷脂是卵磷脂和脑磷脂。

磷脂的主要功能是细胞膜的构成成分,细胞膜由40%左右的蛋白质和50%左右的脂类(以磷脂为主)构成。它主要是由卵磷脂、脑磷脂和肌醇磷脂等组成。磷脂可以分解过高的血脂和过高的胆固醇,清扫血管,还对维持基础代谢、活化细胞、增强人体的免疫力和再生力等都发挥着重大作用。

磷脂主要分布在谷物、种子和坚果中。鸡蛋黄和大豆中含有丰富的磷脂,其他食物如花生、菜子和玉米等含有少量磷脂。

(三)固醇类

固醇类是广泛分布于生物界的环戊烷多氢菲的衍生物,又称类固醇,它们主要有固醇、胆汁酸、胆汁醇和类固醇激素等。其中又以胆固醇最为重要,它对人体健康发挥着重要作用。

胆固醇是细胞膜的重要成分,人体内90%的胆固醇存在于细胞之中。胆固醇还是人体内许多重要活性物质的合成材料,如胆汁、肾上腺素、维生素 D 及性激素等。

胆固醇主要来自人体自身的合成,食物中的胆固醇是次要补充。如一个 65kg 体重的成年人,体内大约有胆固醇 130g。每人每日从食物中摄取胆固醇 200~500mg,即可满足身体需要。常见动物性食物胆固醇含量见表 1-6。

表 1-6 常见动物性食物胆固醇含量(mg/100g)

食物名称	含量	食物名称	含量	食物名称	含量
猪肉(肥肉)	80	牛脑	2447	鸭蛋	565
猪肉(肥)	109	猪肾	354	咸鸭蛋	647
猪肉(瘦)	81	鸡(均值)	106	鲤鱼	84
牛肉(肥瘦)	84	鸭(均值)	94	青鱼	108
牛肉(瘦)	58	鹅	74	海鳗	71
羊肉(肥瘦)	92	鸡肝	356	带鱼	76
羊肉(瘦)	60	鸭肝	341	对虾	193
猪肝	288	鹅肝	285	海蟹	125
牛肝	297	鸡蛋	585	赤贝	144
猪脑	2571	鸡蛋黄	1510	乌贼	168

二、脂类的生理功能

(一)体内提供和贮存能量

每克脂肪完全氧化可释放 9 千卡能量,为等量蛋白质和糖类的两倍多,因此它是人体最主要的能量来源。过量的糖类、脂肪和蛋白质能转化为脂肪贮存在体内,必要时可以为机体提供能量。

(二)构成机体组织和细胞的重要成分

脂类中的类脂成分(如胆固醇和磷脂)是机体组织和细胞的构成成分,是细胞维持正常的结构和功能所绝不可少的重要成分。它们与蛋白质结合成脂蛋白,构成细胞膜、核膜、内质网膜和线粒体膜等,与细胞的生理活动和正常代谢密切相关。

(三)保护内脏器官和维持体温

脂肪分布填充在各内脏器官的间隙中,它像软垫一样缓解机械冲击、减少脏器之间的震动摩擦,起到保护内脏器官的作用。脂肪大部分贮存在皮下,起到隔热保温的作用,使体温能达到正常和恒定,并维持皮肤的生长发育。

(四)提供必需脂肪酸

必需脂肪酸在人体内具有特殊的生理作用,是维持人体健康必不可少的成分,它们多以脂肪形式存在于食物中。

(五)提高食物的感官性状和增加饱腹感

一方面,脂肪能提高食物的色、香、味等感官性状,增强食欲;另一方面,脂类在胃肠道中停留时间较长,可以增加饱腹感,使人不易饥饿。

(六)促进脂溶性维生素的吸收

脂溶性维生素 A、维生素 D、维生素 E 和维生素 K 等只有溶解在脂肪中才能被机体吸收利用。脂肪长期摄入不足,会影响机体对脂溶性维生素的吸收,导致脂溶性维生素缺乏症。

三、脂类对人体健康的影响

(一)脂类供给不足对人体健康的影响

长期脂肪摄入不足会导致营养不良。

(二)脂类摄入过量对人体健康的影响

脂类摄入过多,将导致过多脂肪存于机体组织,可引起肥胖、动脉粥样硬化、心血管疾病、高血压和某些癌症,还会影响食物中蛋白质、钙和铁等多种营养素的吸收。

四、脂肪的食物来源

人类膳食脂肪主要来源于动物的脂肪组织和肉类以及植物的种子,如植物油、动物肉及肝脏、坚果等。常见食物脂肪含量见表1-7。

表1-7 常见食物脂肪含量(g/100g)

食物名称	含量	食物名称	含量
牛油	92	猪油(板油)	88.7
猪肉(肥)	88.6	羊油	88
松子仁	70.6	松子(生)	62.6
猪肉(猪脖)	60.5	猪肉(肋条肉)	59
核桃	58.8	松子(炒)	58.5
奶油	55.5	杏仁(过油炸干)	55.2
葵花子仁	53.4	花生酱	53
杏仁(烤干,不加盐)	52.8	杏仁(炒)	51
葵花子(炒)	52.8	芝麻酱	52.7
山核桃(干)	50.4	酱汁肉	50.4
榛子(炒)	50.3	鸭皮	50.2
葵花子(生)	49.9	腊肉(生)	48.8
奶油(焦克)	48.3	南瓜子仁	48.1
花生(炒)	48	羊肉干	46.7
西瓜子	46.5	南瓜子	46.1
芝麻(黑)	46.1	西瓜子仁	45.9
杏仁	45.4	榛子(干)	44.8
西瓜子(炒)	44.8	鸭蛋黄	33.8
花生仁(炒)	44.4	花生仁(生)	44.3
奶皮子	42.9	杏仁(大)	42.9
香肠	40.7	北京填鸭	41.3
牛肉干	40	巧克力	40.1
芝麻子(白)	39.6	VC饼干	39.7
北京烤鸭	38.4	桃仁	37.6
腰果	36.7	肥瘦猪肉	37
广东香肠	37.3	鸡蛋粉(全蛋粉)	36.2

五、膳食中脂类的推荐摄入量

中国营养学会结合我国实际和居民营养健康的需要,推荐中国居民每日膳食中脂类摄入量按能量计算为:儿童是30%~45%,青少年是25%~30%,成人是20%~30%。

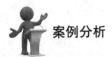 案例分析

减肥是否应少吃糖类?

为了达到减肥或控制体重的目的,一些人不吃或少吃主食,认为主食中的淀粉是使人发胖的主要原因。其实淀粉为复合糖类,是葡萄糖的最好来源,以每克计算,糖类产生的热能比脂肪产生的热能少,而且如果将葡萄糖转化为脂肪则需消耗葡萄糖原有的大部分热能。很多国家已经发现了其中的价值,并促使民众改变饮食观念,去消费含糖丰富的食物。与淀粉不同,蔗糖为纯热能食物,在膳食中应加以控制。

视野拓展

糖醇是怎么回事?

糖醇是单糖的重要衍生物,常见的有山梨醇、甘露醇、木糖醇、麦芽糖醇等。山梨醇和甘露醇二者互为同分异构体。山梨醇存在于许多植物的果实中,甘露醇在海藻、蘑菇中含量丰富。在医学临床上通常用20%或25%的山梨醇溶液做脱水剂,使周围组织及脑实质脱水,从而降低颅内压,消除水肿。木糖醇存在于多种水果、蔬菜中的五碳醇,其甜度与蔗糖相等,其代谢不受胰岛素调节,故木糖醇常作为甜味剂用于糖尿病人的专用食品及许多药物中。麦芽糖醇由麦芽氢化制得,可作为功能性甜味剂用于心血管病、糖尿病等患者的保健食品中。

特别提示

在人体需要的营养素中,糖类、蛋白质、脂类为产热营养素,在学习的过程中,应从化学元素组成、生理功用、食物来源、需要量等方面对比记忆,以防混淆。

模块二　人体需要的非产热营养素

本模块学习人体需要的非产热营养素,学会本内容,将对掌握烹饪营养学的相关原理、进行营养配餐实践有重要的意义。

任务一　维生素

本任务要求学生了解维生素的概念,掌握维生素的分类和食物来源,认识维生素的生理功能及其对人体健康的影响。

完成本任务,要学习维生素的基础知识,了解其在体内的营养价值。

维生素是人和动物营养、生长所必需的某些少量有机化合物,对机体的新陈代谢、生长、发育、健康有极其重要的作用。如果长期缺乏某种维生素,就会引起生理机能障碍而发生某种疾病。

维生素是个庞大的家族,目前所知的维生素就有几十种,通常按它的溶解性可分为脂溶性和水溶性两大类。脂溶性维生素溶解于油脂,经胆汁乳化,在小肠吸收,由淋巴循环系统进入到体内各器官,包括维生素 A、维生素 D、维生素 E 和维生素 K。水溶性维生素易溶于水而不易溶于非极性有机溶剂,吸收后体内贮存很少,过量的多从尿中排出,包括 B 族维生素、维生素 C 和类维生素。

一、维生素 A

维生素 A 是一个具有脂环的不饱和一元醇,由于人体或哺乳动物缺乏维生素 A 时易出现干眼病,故又称为抗干眼醇,包括维生素 A1 和维生素 A2 两种。维生素 A1 存在于动物肝脏、血液和眼球的视网膜中,又称为视黄醇,天然维生素 A 主要以此形式存在。维生素 A2 常存于淡水鱼的肝脏中。由于维生素 A2 的活性比较低,所以通常所说的维生素 A 是指维生素 A1。

（一）维生素 A 的生理功能

1.维持正常的视觉功能

维生素 A 可调试眼睛适应外界光线的强弱的能力，以降低夜盲症和视力减退的发生，维持正常的视觉反应，有助于对多种眼疾（如眼球干燥与结膜炎等）的治疗。

2.促进生长发育

维生素 A 有助于细胞增殖与生长，并促进蛋白质的生物合成和骨细胞的分化。当其缺乏时，会导致骨骼生长不良，生殖功能衰退。孕妇如果缺乏维生素 A 会直接影响胎儿发育，甚至发生死胎。

3.维持上皮结构的健全与完整

维生素 A 可以调节上皮组织细胞的生长，维持上皮组织的正常形态与功能。保持皮肤湿润，防止皮肤黏膜干燥角质化，不易受细菌伤害。有助于祛除老年斑。缺乏维生素 A，会使上皮细胞的功能减退，导致皮肤弹性下降，干燥粗糙，失去光泽。

4.抗癌作用

维生素 A 能阻止、延缓癌前病变或使癌前病变消退，防止化学物质引起肿瘤发生或转移，可以抑制肿瘤细胞的生长和分化。

5.增强机体的免疫功能

维生素 A 有助于维持免疫系统功能正常，能加强对传染病特别是呼吸道感染及寄生虫感染的身体抵抗力；有助于对肺气肿、甲状腺功能亢进症的治疗。

（二）维生素 A 对人体健康的影响

维生素 A 缺乏的最早症状是暗适应能力下降，严重时可致夜盲。另外，维生素 A 缺乏还会导致皮肤出现粗糙、干燥、鳞状化、角质化等变化。少年儿童维生素 A 缺乏时，骨骼生长发育会受到抑制，牙龈也会出现增生与角化，使牙齿停止生长。孕妇缺乏维生素 A 会影响胎儿生长发育，引起胎儿生理缺陷。

长期过量服用维生素 A，服用剂量为推荐摄入量的 10 倍以上会造成维生素 A 慢性中毒。中毒症状表现为皮肤瘙痒、头痛、耳鸣、呕吐及皮肤广泛性脱屑，严重者会引起肝细胞坏死、纤维化和肝硬化等病变。

（三）主要食物来源

富含维生素 A 的食物有两类：一类是维生素 A 原，即各种胡萝卜素，存在于植物性食物中，如菠菜、苜蓿、豌豆苗、红心甜薯、胡萝卜、青椒、南瓜等。常见食物胡萝卜素含量见表 1-8。

表1-8　常见食物胡萝卜素含量(mg/100g)

食物名称	胡萝卜素	食物名称	胡萝卜素	食物名称	胡萝卜素	食物名称	胡萝卜素
太古菜	2.63	茼蒿	2.77	小红萝卜缨	2.69	甜薯	1.31
油菜	3.15	茴香菜	2.61	苋菜	3.71	胡萝卜(红)	2.94
菜心	1.83	芹菜叶	3.12	荠菜	3.20	胡萝卜(黄)	2.62
甘蓝	2.00	芫荽	3.77	莴笋叶	2.14	杏	1.79
菠菜	9.87	雪里蕻	1.50	南瓜	2.40	杞果	3.81
韭菜	3.21	芥菜头	2.38	豌豆苗	1.59		

另一类是来自于动物性食物的维生素A,这一类是能够直接被人体利用的维生素A,主要存在于动物肝脏、奶和奶制品(未脱脂奶)及禽蛋中。常见食物维生素A含量见表1-9。

表1-9　常见食物维生素A含量(IU/100g)

食物名称	维生素A	食物名称	维生素A
猪肝	8700	鸡蛋	1440
牛肝	18 300	鸡蛋黄	3500
羊肝	29 900	鸭蛋	1380
鸡肝	50 900	鸡蛋粉	4862
鸭肝	8900	牛奶粉	1400
河蟹	5990	黄油	2700

注:IU为国际单位,所谓的国际单位(I.U.)是评估维生素A、D两种营养素含量的计量单位。在维生素A方面早期是将0.30微克的视黄醇或0.60微克的β-胡萝卜素定义为1国际单位,因此最新的营养摄取建议都已利用视黄醇当量作为维生素A的计量单位。

1微克视网醇当量=1微克视网醇=6微克β-胡萝卜素=3.33国际单位视网醇=10国际单位β-胡萝卜素与其他维生素A先质

二、维生素D

维生素D为固醇类衍生物,与动物骨骼的钙化有关,故又称为钙化醇。天然的维生素D有两种:麦角钙化醇(D2)和胆钙化醇(D3)。维生素D是维持高等动物生命所必需的营养素,在体内的主要作用是参与钙代谢的调节,具有预防和治疗佝偻病的作用。

(一)维生素 D 的生理功能

维生素 D 可以通过不同的途径增加机体对钙、磷的利用,促使骨、软骨及牙齿的矿化,并不断更新以维持正常生长。维生素 D 与甲状旁腺激素共同作用,维持机体中血钙的平衡水平。当血钙水平过高时,促进甲状旁腺产生降钙素,阻止钙从骨骼中释放,增加钙和磷从尿中排出;当血钙水平过低时,促进钙在肾小管的重吸收,将钙从骨骼中释放出来,增加钙的吸收。

(二)维生素 D 对人体健康的影响

维生素 D 缺乏会导致少儿佝偻病和成年人的软骨病。佝偻病多发生于婴幼儿,主要表现为神经、精神症状和骨骼的变化。骨软化症多发生于成人,多见于妊娠多产的妇女及体弱多病的老人,最常见的症状是骨痛、肌无力和骨压痛。

过量地摄入维生素 D 不仅会破坏人体内环境的稳定,而且会发生中毒。

(三)主要食物来源

动物性食品是食品中天然维生素 D 的主要来源,如海鱼、鱼卵、动物肝脏、蛋黄、奶油和奶酪中相对较多,而瘦肉、奶、坚果中含微量的维生素 D。

三、维生素 E

维生素 E 又名生育酚,包括生育酚和三烯生育酚两类共 8 种化合物,即 α、β、γ、δ 生育酚和 α、β、γ、δ 三烯生育酚,α-生育酚是自然界中分布最广泛、含量最丰富、活性最高的维生素 E 形式。维生素 E 多溶于脂肪和乙醇等有机溶剂中,不溶于水,对热、酸稳定,对碱不稳定,对氧敏感,对热不敏感,但油炸时维生素 E 活性明显降低。

(一)维生素 E 的生理功能

1.很强的抗氧化作用

维生素 E 是机体中重要的抗氧化剂,对线粒体、内胞浆、网状组织或浆膜的磷脂有着特殊的亲和性,在这些膜的特定部位,能预防或阻止诱发的脂质过氧化,使作为老化因子的过氧化脂质无法生成,延缓细胞因氧化而老化。

2.维持正常的免疫功能

维持正常的新陈代谢,能增强机体免疫力,特别是对 T 淋巴细胞的功能很重要。老年人群补充维生素 E,免疫细胞的活性增强。

3.促进蛋白质的更新、合成

维生素 E 作为局部性外伤的外用药和内服药,皆可防止留下疤痕,可以加速灼伤的康复。

4.对胚胎发育和生殖有重要的作用

促进垂体促性腺激素的分泌,促进精子的生成和活动,增加卵巢功能,使卵泡增加,使黄体细胞增大并增强孕酮的作用。

(二)维生素 E 对人体健康的影响

维生素 E 缺乏引起生殖障碍,导致肌肉、肝脏、骨髓和脑功能异常,引起红细胞溶血,导致胚胎发生缺陷等。

长期服用大剂量维生素 E 可引起血小板聚集和形成;导致血压升高,停服后血压可以降低或恢复正常;导致头痛、眩晕、视力模糊、皮肤皲裂、口角炎、荨麻疹;导致糖尿病或心绞痛症状明显加重等。

(三)主要食物来源

维生素 E 广泛存在于我们日常食用的食物之中,如谷类、坚果类、绿叶蔬菜、各种油料种子及植物油等。

四、B 族维生素

B 族维生素也叫维他命 B,共有 8 种,包括维生素 B_1(硫胺素)、维生素 B_2(核黄素)、维生素 B_3(烟酸)、维生素 B_5(泛酸)、维生素 B_6(吡哆醇)、维生素 B_7(生物素)、维生素 B_9(叶酸)、维生素 B_{12}(氰钴胺)。

B 族维生素是维持人体正常机能与代谢活动不可或缺的水溶性维生素,人体无法自行制造合成,必须额外补充。B 族维生素是推动体内代谢,把糖、脂肪、蛋白质等转化成热量时不可缺少的物质。如果缺少维生素 B,则细胞功能马上降低,引起代谢障碍,这时人体会出现怠滞和食欲不振等。因此,我们日常饮食中需要摄入足量的 B 族维生素。

(一)维生素 B_1(硫胺素)

维生素 B_1,因其分子中含有硫及氨基,故称为硫胺素,又称抗脚气病维生素。维生素 B_1 为白色结晶或结晶性粉末;露置在空气中,易吸收水分;在酸性溶液中很稳定;在碱性溶液中不稳定,易被氧化和受热破坏。故应置于遮光、凉处保存,不宜久贮。

1.维生素 B_1 的生理功能

维生素 B_1 以辅酶的形式参与糖类的分解代谢,是人体能量代谢中发挥关键作用的物质。维生素 B_1 在维持神经、肌肉特别是心肌的正常功能以及维持正常食欲、胃肠蠕动和消化液分泌方面都发挥着重要作用。

2.维生素 B_1 对人体健康的影响

维生素 B_1 缺乏的初期症状表现为疲乏、食欲差、恶心、忧郁、腿麻木和心电图异常,并可引起多种神经炎症,如脚气病。

维生素 B_1 毒性是非常低的,摄入过量的维生素 B_1 很容易通过肾脏排出。

3.主要食物来源

维生素 B_1 的食物来源主要有两方面:一是谷类的谷皮和胚芽、豆类、硬果和干酵母,糙米和带麸皮的面粉比精白米面含量高;二是动物内脏、瘦肉和蛋黄。常见食物维生素 B_1 含量见表 1-10。

表 1-10　常见食物维生素 B_1 含量(mg/100g)

食物名称	含量	食物名称	含量
黄豆	0.41	稻米(标)	0.15
豌豆	0.49	稻米(特等)	0.13
面粉(标准粉)	0.28	花生仁(生)	0.72
面粉(富强粉)	0.17	猪肝	0.21
小米	0.33	猪肉(腿)	0.53
高粱米	0.29	猪心	0.19
玉米(白)	0.27	牛肝	0.16
玉米(黄)	0.21	鸡蛋黄	0.33

(二)维生素 B_2(核黄素)

维生素 B_2 又叫核黄素,微溶于水,可溶于氯化钠溶液,易溶于稀的氢氧化钠溶液,在碱性溶液中容易溶解,在强酸溶液中稳定。耐热、耐氧化。光照及紫外照射引起不可逆的分解。

1.维生素 B_2 的生理功能

维生素 B_2 促进发育和细胞的再生,是机体组织代谢和修复的必需营养素;参与体内的能量代谢,可提高机体对蛋白质的利用率;参与维生素 B_6 和烟酸的代谢;还具有抗氧化活性。

2.维生素 B_2 对人体健康的影响

维生素 B_2 缺乏症是一种较常见的营养缺乏病,症状表现为有阴囊皮炎、口角糜烂、脂溢性皮炎、结膜充血及怕光、流泪等。

维生素 B_2 摄取过多,可能会引起瘙痒、麻痹、流鼻血、灼热感、刺痛等。

3.主要食物来源

维生素 B_2 广泛存在于我们日常膳食中,一般来讲,动物性食品中的含量高于植物性食物,如各种动物的肝脏、肾脏、心脏和蛋黄、鳝鱼以及奶类等;许多绿叶蔬菜和豆类含量也较多。常见食物维生素 B_2 含量见表1-11。

表1-11　常见食物维生素 B_2 含量(mg/100g)

食物名称	含量	食物名称	含量
苋菜(红)	0.12	口蘑(干)	1.10
菠菜	0.11	花生仁(熟)	0.10
豌豆	0.31	紫菜	1.02
鸡肝	1.10	黑木耳	0.44
猪心	0.48	黄豆	0.20
黄鳝	0.98	酵母(干)	3.35
河蟹	0.28	猪肝	2.08
全牛乳	0.14	猪肾	1.14
全鸡蛋	0.31	蚕豆(带皮)	0.23
全鸭蛋	0.35	面包	0.06

(三)叶酸(维生素 B_9)

维生素 B_9 也叫叶酸,是一种水溶性维生素,淡黄色结晶,对热、光线、酸性溶液均不稳定。食物经加工烹饪后,叶酸损失率可达50%～90%。

1.叶酸的生理功能

叶酸对婴幼儿的脑细胞与神经细胞发育、生长具有促进作用,并有提高智力的作用;叶酸可引起发癌细胞凋亡,对癌细胞的基因表达有一定影响;还能缓解精神分裂病人的症状等。

2.叶酸对人体健康的影响

妊娠期间,胎儿及孕妇本身造血功能加强,红细胞分裂增殖十分旺盛,需要的叶酸增多,因此,专家建议在胚胎发育的最初4周,孕妇应保证摄入足够的叶酸。

叶酸摄入量不足对人的食欲、生长、繁殖、蛋白质代谢和胃酸的产生等都有不同程度的影响。叶酸缺乏时会有贫血、消化不良、体重减轻、疲劳和心跳加快等症状。

叶酸摄入过量可能会影响机体内锌的吸收,阻碍婴幼儿的生长发育。

3.主要食物来源

叶酸广泛存在于各类动植物食品中,新鲜的绿叶蔬菜、肝脏、肾脏及酵母中含量较为丰富,乳类、肉类及鱼类次之,豆类、谷类中也含有叶酸。常见食物叶酸含量见表1-12。

表1-12　常见食物叶酸含量(ug/100g)

食物	含量	食物	含量	食物	含量
茴香	120.9	油菜	46.2	鸡肝	1172.2
蒜苗	90.9	西红柿	5.6	菠菜	87.9
韭菜	61.2	小白菜	57.2	辣椒	69.4
扁豆	49.6	豇豆	66.0	豌豆	82.6
豆腐	39.8	黄豆	181.1	腐竹	48.4
花生	107.5	核桃	102.6	鸡蛋	425.1
鸭蛋	125.4	猪肝	425.1	猪肾	9.2

五、维生素C

维生素C又叫L-抗坏血酸,是一种水溶性维生素,能够治疗坏血病并且具有酸性,所以称作抗坏血酸。维生素C是无色晶体,易溶于水,水溶液呈酸性,化学性质较活泼,遇热、碱和重金属离子容易分解。在食物贮藏或烹调过程中,维生素C极易被破坏。

(一)维生素C的生理功能

维生素C有助巩固细胞组织,有助于胶原蛋白的合成,能强健骨骼及牙齿;维生素C参与机体内胶原蛋白和肉毒碱生物的合成;维生素C具有抗氧化作用,可以抵御自由基对细胞的伤害,防止细胞的变异,阻断亚硝酸盐和仲胺形成强致癌物亚硝铵;维生素C可增强中性粒细胞的变形能力和趋化性,提高机体的免疫力。

(二)维生素C对人体健康的影响

维生素C缺乏早期症状表现为牙龈肿胀、出血,严重缺乏会造成坏血病。维生素C摄入过量易导致体内代谢过程中生成大量草酸,在肾脏易形成草酸盐结石。

(三)主要食物来源

维生素C的主要食物来源是新鲜蔬菜和水果。蔬菜中辣椒、菜花、荠菜、苦瓜、青菜和白菜维生素C含量丰富,水果中柚子、酸枣、山楂、猕猴桃和草莓维生素C含量较多。常见食物维生素C含量见表1-13。

表 1-13　常见食物维生素 C 含量(mg/100g)

蔬菜名称	维生素 C	水果名称	维生素 C
芫荽	48	刺梨	2585
甜椒	130	酸枣	900
彩椒	104	冬枣	243
萝卜缨	77	鲜枣	243
芥蓝	76	沙棘	204
盖菜	72	黑醋栗	181
油菜薹	65	猕猴桃	62
小白菜	64	山楂	53
羽衣甘蓝	63	草莓	47
菜花	61	桂圆	43
尖辣椒	59	荔枝	41
苦瓜	56	红毛丹	35
豆瓣菜	52	橙	33
小红辣椒	144	木瓜	31
苋菜(绿)	47	柿子	30
水萝卜	45	柑橘(均值)	28
芦笋	45	醋栗	28
藕	44	葡萄(均值)	25

任务二　矿物质

任务描述

　　本任务要求学生了解矿物质的概念,掌握矿物质的分类和食物来源,认识矿物质的生理功能及其对人体健康的影响。

任务分析

完成本任务,要学习矿物质的基础知识,了解其在体内的营养价值。

生命的必需元素中,除碳、氢、氧、氮主要以有机物质形式存在外,其余元素统称为矿物质,又称无机盐。矿物质是人体必需的七大营养元素之一,它在维持人体正常的生理功能和生化代谢中发挥着重要作用。

常量元素:是指人体必需的矿物质,其含量占人体质量的 0.01% 以上,每日膳食摄入量大于 100mg,主要包括钙、磷、镁、钾、钠、硫和氯 7 种元素。

微量元素:是指其含量占人体质量的 0.01% 以下,每日膳食摄入量小于 100mg 的矿物质,主要包括铁、锌、铜、钴、钼、硒、碘和铬 8 种人体必需的微量元素和硼、硅、钒、锰和镍 5 种非必需微量元素。

一、钙(Ca)

钙是生物必需的元素。对人体而言,无论肌肉、神经、体液和骨骼中,都有用 Ca^{2+} 结合的蛋白质。钙是人类骨、齿的主要无机成分,也是神经传递、肌肉收缩、血液凝结、激素释放和乳汁分泌等所必需的元素。钙约占人体质量的 1.4%,参与新陈代谢,每天必须补充钙,人体中钙含量不足或过剩都会影响生长发育和健康。

钙是人体中含量最多的无机盐组成元素,健康成人体内钙总量为 1000~1300 克,占体重的 1.5%~2.0%。其中 99% 的钙以骨盐形式存在于骨骼和牙齿中,其余分布在软组织中,细胞外液中的钙仅占总钙量的 0.1%。骨是钙沉积的主要部位,所以有"钙库"之称。骨钙主要以非晶体的磷酸氢钙($CaHPO_4$)和晶体的羟磷灰石 $[3Ca_3PO_4×Ca(OH)_2]$ 两种形式存在,其组成和物化性状随人体生理或病理情况而不断变动。新生骨中磷酸氢钙比陈旧骨多,骨骼成熟过程中逐渐转变成羟磷灰石。骨骼通过不断的成骨和溶骨作用使骨钙与血钙保持动态平衡。

(一)钙的生理功能

钙是构成牙齿和骨骼的主要成分,人体内 99% 的钙沉积在牙齿和骨骼上,其余 1% 的钙分布在血液和软组织中,是调节下列生理功能的重要物质。

1.钙对神经系统的作用

钙参与神经肌肉的应激过程,能促进神经介质的释放,调节激素的分泌,维持神经冲动的传导、心脏的跳动。钙还有镇静作用,体内缺钙时,可引起神经的兴奋性增高,导致抽搐、婴儿手足抽搐症、喉痉挛、失眠、乏力、食欲不振、夜啼、烦躁、多汗、机体免疫力低下而易感染各种疾病。

2.钙可以调节细胞内的各种功能

钙激活相应的蛋白激酶,促进体内某些细胞内蛋白质的磷酸化过程。

3.钙可以促进腺的分泌

钙促进内、外分泌腺的分泌,神经介质的分泌,促进糖原合成、分解及电解质的转运。

4.钙参与血液的凝固

钙可以直接作为凝血复合因子促进凝血过程,还可以直接促进血小板的释放,促进血小板介导的凝血过程。

5.钙对维持细胞膜的通透性及完整性是十分必要的

钙可降低毛细血管的通透性,防止液体渗出,控制炎症与水肿。很多过敏性疾病,如哮喘、荨麻疹、湿疹都与缺钙有关。

6.钙参与免疫反应

钙通过参与免疫反应,加快吞噬细胞的吞噬过程,可以增强人体的免疫力。

总的来说,钙的生理功能远远不止以上的六个方面,可以说,没有钙就没有健康。

(二)钙的吸收及其影响因素

人体自身是无法自动形成钙的,钙是需要人们通过从外界摄取得来的,通常我们都是通过饮食摄取钙。膳食中的钙需要在人体经过复杂的消化吸收过程,才能真正成为人体组成的一部分,来发挥其重要的生理作用。

钙主要在近端小肠以主动和被动形式吸收,当膳食钙摄入不足时,以主动吸收为主,但主动吸收不能完全补偿钙摄入不足。

影响钙的吸收的主要因素包括:食物因素、机体因素、维生素 D。

食物因素:妨碍钙吸收的膳食因素有酒精、咖啡因、草酸、植酸等。蛋白质摄入对钙代谢平衡的利弊尚有争议,高蛋白膳食增加尿钙排出,但同时又促进肠道钙吸收。脂肪有助于膳食钙的吸收。

机体因素:随着年龄的增长,钙的吸收率下降;男性钙吸收率高于女性;机体缺钙或需要钙时钙吸收多;病理状态(如糖尿病)钙吸收率下降;神经紧张、忧虑、不爱运动,钙吸收差。

维生素 D:钙主动吸收需要维生素 D,维生素 D 缺乏或不足时,钙主动吸收下降,间接造成钙缺乏。人体钙的代谢平衡也受到维生素 D 和甲状旁腺素、降钙素等激素影响。

(三)钙对人体健康的影响

1.钙摄入不足的影响

如果钙摄入不足,人体就会出现生理性钙透支,造成血钙水平下降。在缺钙初期缺钙程度比较轻的时候,只是发生可逆性生理功能异常,如心脏出现室性早博和发生情绪不稳定、睡眠质量下降等反应。持续的低血钙,特别是中年以后,人体长期处于负钙平衡状态,导致甲状旁腺分泌亢进,首当其冲的是骨骼,由于骨钙持续大量释出,导致骨质疏松、骨质增生、儿童佝偻病、手足抽搐症以及高血压、肾结石、结肠癌、老年痴呆等疾病的发生。

2.钙摄入过量的影响

钙摄入过多,与肾结石患病率有直接关系,并影响铁、锌、镁、磷等矿物质的吸收。过量的钙会导致骨钙化、高钙血症、奶碱综合征等疾病都有可能发生。

(四)钙的食物来源

奶及奶制品中钙含量丰富,摄入后吸收率高,是钙的最好食物来源;其次是鱼虾类、肉蛋类、豆类和豆制品及绿色蔬菜。常见食物钙的含量见表1-14。

表1-14　常见食物钙的含量(mg/100g)

食物名称	钙含量	食物名称	钙含量	食物名称	钙含量
大白菜	69	芝麻酱	1170	牛奶	104
芹菜	80	炒花生仁	284	牛奶粉	676
韭菜	42	大枣	64	鸡蛋	48
苋菜(绿)	187	核桃仁	108	鸡蛋黄	112
芥蓝(甘蓝)	128	南瓜子(炒)	235	鸭蛋	62
葱头(洋葱)	24	西瓜子(炒)	237	鹅蛋	34
金针菜	301	稻米(糙)	14	鹌鹑蛋	47
马铃薯	8	糯米	26	鸽蛋	108
发菜	875	富强面粉	27	虾皮	991
黄豆	191	黄玉米面	22	虾米	555
青豆	200	河蟹	126	带鱼	28
黑豆	224	大黄鱼	53	干海带	348
豆腐	164	小黄鱼	78	猪肉	6

二、磷(P)

磷是人体中含量较多的元素之一,仅次于钙。磷和钙都是骨骼、牙齿的重要构成材料,其中钙/磷比值约为 2∶1。正常成年人骨中的含磷总量为 600~900 克,占总含磷量的 80%,和钙结合并贮存于骨骼和牙齿中,剩余的 20% 分布于神经组织等软组织中。人体每 100 毫升全血中含磷 35~45 毫克。它不但构成人体成分,且参与生命活动中非常重要的代谢过程,是机体很重要的一种元素。

(一)磷的生理功能

1.磷和钙都是骨骼、牙齿的重要构成材料,是促成骨骼和牙齿的钙化不可缺少的营养素

有些婴儿因为缺少钙和磷,常发生软骨病或佝偻病。骨骼和牙齿的主要成分叫作磷灰石,它就是由磷和钙组成的。人到成年时,虽然骨骼已经停止生长,但其中的钙与磷仍在不断更新,每年约更新 20%。

2.保持体内三磷酸腺苷 ATP 代谢的平衡,在调节能量代谢过程中发挥重要作用

3.生命物质的组成部分

它是组成核苷酸的基本成分,而核苷酸是生命中传递信息和调控细胞代谢的重要物质核糖核酸(RDA)和脱氧核糖核酸(DNA)的基本组成单位。

4.参与体内的酸碱平衡的调节,参与体内能量的代谢

人体中许多酶也都含有磷。碳水化合物、脂肪、蛋白质这 3 种含热能的营养素在氧化时会放出热能,但这种能量并不是一下子放出来的,这其中磷在贮存与转移能量的过程中扮演着重要角色。

(二)磷的吸收及其影响因素

食物中磷以有机磷酸酯和磷脂为主,在肠管内磷酸酶的作用下被分解为无机磷被吸收。磷的吸收主要在小肠中段,影响其吸收量的因素有:膳食中的钙的水平、磷的来源、钙与磷的比值、小肠内的酸性、脂肪的含量以及食物中维生素、铁、铝、钾的含量等。

(三)磷对人体健康的影响

1.磷摄入不足的影响

人类的食物中有很丰富的磷,故人类营养性的磷缺乏是少见的。磷摄入或吸收的不足可以出现低磷血症,引起红细胞、白细胞、血小板的异常和软骨病。

2.磷摄入过量的影响

如果人体对磷的吸收过量,会表现为:骨质疏松易碎、牙齿蛀蚀、各种钙缺乏症状日益明显、精神不振甚至崩溃、破坏其他矿物质平衡。

(四)磷的食物来源

磷在食物中分布很广,无论动物性食物或植物性食物,在其细胞中,都含有丰富的磷。动物的乳汁中含有磷,瘦肉、蛋类以及动物的肝、肾含磷都很高,海带、紫

菜、芝麻酱、花生、干豆类、坚果、粗粮含磷也较丰富。粮谷中的磷为植酸磷，不经过加工处理，吸收利用率低。

三、钾（K）

钾是人体生长必需的营养素之一，它占人体无机盐的 5%，是细胞内最主要的阳离子之一。一般成年人体内的含钾元素有 150g 左右，其作用主要是维持神经、肌肉的正常功能。因此，人体一旦缺钾，正常的运动就会受到影响。

（一）钾的生理功能

1.维持细胞内正常渗透压

钾是生长必需的元素，是细胞内的主要阳离子，对维持细胞内液的正常渗透压具有重要作用。

2.维持神经肌肉的应激性和正常功能

细胞内钾与细胞外钠共同作用，激活钠泵，产生能量，维持细胞内外钾钠离子的浓度梯度，发生膜电位，使膜有电信号能力，膜去极化时在轴突发生动作电位，激活肌肉纤维收缩并引起突触释放神经递质。

3.维持心肌的正常功能

心肌细胞内外适宜的钾浓度与心肌的自律性、传导性和兴奋性的维持密切相关，钾缺乏时，心肌兴奋性增高；钾过高时又使心肌自律性、传导性和兴奋性受抑制。二者均可引起心律失常。

4.参与细胞的新陈代谢和酶促反应

钾在体内参与许多代谢反应，如葡萄糖合成糖原储存于肝，氨基酸合成肌肉蛋白，以及血液中糖和乳酸的消长等。葡萄糖和氨基酸经过细胞膜进入细胞合成糖原和蛋白质时，必须有适量的钾离子参与。

5.降低血压

血压与膳食钾、尿钾、总体钾或血清钾呈负相关。补钾对高血压及正常血压有降低作用。

6.维持细胞内正常渗透压

钾作为细胞内主要的阳离子，在细胞内渗透压的维持中起主要作用。

（二）钾的吸收

人体中的钾主要来源于食物，食物中约 90%的钾经肠道吸收，其余随粪便排出。

（三）钾对人体健康的影响

缺钾会减少肌肉的兴奋性，使肌肉的收缩和放松无法顺利进行，容易倦怠。另外，会妨碍肠的蠕动，引起便秘；还会导致浮肿、半身不遂及心脏病发作。当人体钾摄取不足时,钠会带着许多水分进入细胞中,使细胞破裂导致水肿。血液中缺钾会使血糖偏高,导致高血糖症。另外,缺钾对心脏造成的伤害最严重,缺乏钾,可能是人类因心脏疾病致死的最主要原因。

(四)钾的食物来源

钾的食物来源主要包括粮食,如荞麦、玉米、红薯、大豆等;水果,如香蕉;蔬菜,如菠菜、苋菜、香菜、油菜等。常见食物钾的含量见表1-15。

表1-15　常见食物钾的含量(mg/100g)

食物名称	钾	食物名称	钾
山楂	299	鳄梨	599
榴梿	261	椰子	475
桂圆	248	鲜枣	375
樱桃	232	沙棘	359
石榴(均值)	231	香蕉	330
杏	226	黑醋栗	322
无花果	212	羽衣甘蓝	395
柠檬	209	蚕豆	391
哈密瓜	190	竹笋	389
木瓜	182	红心萝卜	385
桃(均值)	166	芋头	378
桑葚干	159	紫背天葵	367
橙	159	红苋菜	340
蕹菜	304	豌豆	332
芦笋	304	芥菜	316
春笋	300	菠菜	311
藕	293	荸荠	306
甜菜叶	547	紫皮大蒜	437
毛豆	478	菱角	437
南瓜	445		

四、钠（Na）

钠是人体中重要的常量元素之一。饮食中大部分的钠是以氯化钠形式存在，是食盐的主要成分。正常成人体内钠的总量一般认为每千克体重含 1 克左右，其中 44% 在细胞外液，9% 在细胞内液，47% 存于骨骼之中。总体钠中可交换钠约占 75%。钠是细胞外液中主要的阳离子，占 90% 以上。

（一）钠的生理功能

1.是构成人体体液的重要成分

人的心脏跳动离不开体液，所以成人每天需摄入一定量的钠离子，同时经汗液、尿液每天又排出部分钠离子，以维持体内钠离子的含量基本不变。

2.维持人体血压

钠调节细胞外液容量，构成细胞外液渗透压，细胞外液钠浓度的持续变化对血压有很大影响，如果膳食中钠过多，钾过少，钠钾比值偏高，血压就会升高，出现血压升高的年龄愈轻，寿命愈短。

3.体内水量的恒定主要靠钠的调节

当身体水分缺乏时（钠盐较多），细胞外液溶质浓度增加（高浓度之钠），因而使细胞外液渗透压上升，并促进水分再吸收以降低血浆渗透压。若细胞外液溶质浓度下降（钠盐较少），下丘脑（hypothalamus）渗透压感应器则不受刺激，不会产生 ADH，较多的水分将随尿液排出体外，得以维持正常电解质浓度，维持体内正常的水量。

4.对肌肉运动、心血管功能及能量代谢都有影响

钠不足时，能量的生成和利用较差，以至于神经肌肉传导迟钝，表现为肌无力、神志模糊甚至昏迷，出现心血管功能受抑制的症状。另外，糖的利用和氧的利用必须有钠的参加。

5.其他方面

钠在肾脏被重吸收后，与氢离子交换，清除体内的二氧化碳，保持体液的酸碱度恒定。肾对钠的主动重吸收，引起氯的被动重吸收，有利于胃酸的形成，帮助消化。

（二）钠的吸收

每日摄入体内的钠几乎全部由胃肠道吸收，经血液到肾脏，然后肾内一部分钠回到血液中，以维持体内钠的含量水平。

（三）钠对人体健康的影响

人类摄入的食物中都含有一定量的钠，体内钠在一般情况下不易缺乏，但在某些情况下,如禁食、少食、膳食钠限制过严而摄入非常低时,或在高温、重体力劳动、过量出汗、肠胃疾病、反复呕吐、腹泻使钠过量排出而丢失时,会引起钠缺乏。钠的缺乏会导致倦怠、淡漠、无神、血压下降、心率加速、休克、因急性肾功能衰竭而死亡。

人体摄取过多的钠会增加血液循环的负荷,导致血压上升,久而久之,会引发中风和心血管疾病。饮食中的高钠也会导致钙质从尿液中排出,容易造成骨质疏松。

(四)钠的食物来源

除了食盐中含有钠外,钠还以不同量存在于几乎所有的食物中,但人体钠的来源主要为如酱油、腌制食品、咸菜类、酱和咸味食品等。

五、镁(Mg)

镁属于人体营养素——矿物质元素中的一种,属于矿物质的常量元素类。人体中的镁60%～65%存在于骨骼和牙齿中,27%存在于软组织中。

(一)镁的生理功能

1.镁是骨骼和牙齿的重要组成部分

镁可帮助钙的吸收利用,镁能牢牢地把钙固定在骨骼中,减少钙质的流失,对促进骨形成和骨再生,维持骨骼和牙齿的强度和密度具有重要作用。

2.作为酶的激活剂,参与300种以上的酶促反应

糖酵解、脂肪酸氧化、蛋白质的合成、核酸代谢等需要镁离子参加。

3.调节神经肌肉的兴奋性

镁、钙、钾离子协同维持神经肌肉的兴奋性。血中镁过低或钙过低,神经肌肉兴奋性均增高;反之则有镇静作用。

4.镁、钙合用医疗保健功能强

能大幅度降低心脏病死亡率,可有效保护心脏、保护心脑血管、预防高血压和糖尿病,并能抑制癌症发病率。

(二)镁的吸收及其影响因素

成人从膳食中摄入的镁大量从胆汁、胰液和肠液分泌到肠道,其中60%～70%随粪便排出,部分从汗和脱落的皮肤细胞中丢失。膳食中促进镁吸收的成分主要有氨基酸、乳糖等,抑制镁吸收的主要成分有过多的磷、草酸、植酸和膳食纤维等。

(三)镁对人体健康的影响

镁缺乏在临床上主要表现为情绪不安、易激动、手足抽搐、反射亢进等。正常情况下,由于肾的调节作用,口服过量的镁一般不会发生镁中毒。当肾功能不全

时,大量口服镁可引起镁中毒,表现为腹痛、腹泻、呕吐、烦渴、疲乏无力,严重者出现呼吸困难、紫绀、瞳孔散大等症状。

(四)镁的食物来源

紫菜被誉为"镁元素的宝库",含镁最多,在每 100 克紫菜中,含镁最高达 460 毫克。其他富含镁的食物主要有小米、玉米、豆类、苋菜、荠菜、杨桃、桂圆等。

六、铁(Fe)

铁是人体内含量最丰富的过渡金属元素,是人体必需微量元素之一。它在人体内的分布非常广,几乎所有组织都包含铁,以肝、脾含量为最高,肺内也含铁。它与健康有着密切的关系。铁是血红蛋白的重要组成成分,是血液中输送氧与交换氧的重要元素,也是许多酶的组成成分和氧化还原反应酶的激活剂。

(一)铁的生理功能

铁参与能量代谢和造血功能。血红蛋白可输送氧,肌红蛋白可贮存氧,细胞色素可转运电子,铁结合各类酶又可分解过氧化物,解毒抑菌,并且参与三羧酸循环,释放能量。铁还影响蛋白和脱氧核糖核酸的合成、参与造血和维他命的代谢。

(二)铁的吸收

铁主要由消化道经由十二指肠吸收,胃和小肠亦可吸收少许。由于二价铁比三价铁易被人体吸收,人体摄入的食物里铁多为三价铁,因此食物中的铁必须在胃和十二指肠内被还原成二价铁才可被充分吸收。胃酸和胆汁具有促进铁在人体内吸收的功效。

(三)铁对人体健康的影响

铁在地球上广泛地存在,缺铁性贫血是世界上死亡率最高的疾病之一。缺铁性贫血不只是表现为贫血(血红蛋白低于正常),而且是属于全身性的营养缺乏病。初期,患者无明显的自觉症状,只是化验血液时表现为血红蛋白低于正常值。轻度贫血患者自觉经常头晕耳鸣、注意力不集中、记忆力减退。严重贫血时可出现心脏扩大、心电图异常,甚至心力衰竭等贫血性心脏病的表现,有的还出现精神失常或意识不清等。

(四)铁的食物来源

食物中含铁丰富的有动物肝脏、肾脏;其次是瘦肉、蛋黄、鸡、鱼、虾和豆类。绿叶蔬菜中含铁较多的有苜蓿、菠菜、芹菜、油菜、苋菜、荠菜、黄花菜、番茄等,水果中以杏、桃、李、葡萄干、红枣、樱桃等含铁较多,干果有核桃,其他如海带、红糖、芝麻酱也含有铁。常见食物铁的含量见表 1-16。

表 1-16　常见食物铁的含量(mg/100g)

食物名称	含量	食物名称	含量	食物名称	含量
绿豆	6.5	芝麻(黑)	22.7	芝麻酱	9.8
小米	5.1	杏仁(炒)	3.9	口蘑	19.4
黄豆	8.2	核桃仁	3.2	芹菜	1.2
花生仁(炒)	6.9	白果	0.2	藕粉	17.9
黑豆	7.0	莲子	3.6	排骨	1.4
大米	2.3	松子仁	4.3	牛肝	6.6
标准面粉	3.5	羊肝	7.5	猪肝	26.2
富强粉	2.7	瘦猪肉	3.0	全蛋粉	10.5
芝麻(白)	14.1	牛奶	0.3	紫菜	54

七、锌(Zn)

锌是人体必需的微量元素之一,在人体生长发育过程中起着极其重要的作用,常被人们誉为"生命之花"和"智力之源"。人体内大约含有 2g 锌,大部分分布在骨骼、肌肉、血浆和头发中。含锌最高的组织是眼球的视觉部分(含 4%)和前列腺。人体中含锌的酶(如输氧的碳酸酐酶、骨骼生长所需的碱性磷酸酶)和被锌激活的酶达 70 多种。

(一)锌的生理功能

1.参加人体内许多金属酶的组成

锌是人机体中 200 多种酶的组成部分,人体内重要的含锌酶有碳酸酐酶、胰羧肽酶、DNA 聚合酶、醛脱氢酶、谷氨酸脱氢酶、苹果酸脱氢酶、乳酸脱氢酶、碱性磷酸酶、丙酮酸氧化酶等,它们在组织呼吸以及蛋白质、脂肪、糖和核酸等的代谢中有重要作用。

2.促进机体的生长发育和组织再生

锌是调节基因表达即调节 DNA 复制、转译和转录的 DNA 聚合酶的必需组成部分,因此,缺锌动物的突出的症状是生长、蛋白质合成、DNA 和 RNA 代谢等发生障碍。

3.促进食欲

动物和人缺锌时,出现食欲缺乏症状。口服组氨酸以造成人工缺锌时(组氨酸可夺取体内结合于白蛋白的锌,使之从尿中排出,引起体内缺锌),也可引起食欲显著减退。这都证明锌在维持正常食欲中的作用。

4.锌缺乏对味觉系统有不良的影响,导致味觉迟钝

锌可能通过参加构成一种含锌蛋白——唾液蛋白对味觉及食欲起促进作用。

5.促进性器官和性机能的正常

缺锌大鼠前列腺和精囊发育不全,精子减少,给锌后可使之恢复,已发生睾丸退变者则不能恢复。在人体,缺锌使性成熟推迟、性器官发育不全、性机能降低、精子减少、第二性征发育不全、月经不正常或停止,如及时给锌治疗,这些症状都好转或消失。

6.保护皮肤健康

动物和人都可因缺锌而影响皮肤健康,出现皮肤粗糙、干燥等现象,在组织学上可见上皮角化和食道的类角化(这可能部分地与硫和粘多糖代谢异常有关,在缺锌动物身上已发现了这种代谢异常),这时皮肤创伤治愈变慢,对感染的易感性增加。

(二)锌对人体健康的影响

人类锌缺乏的常见体征为:生长发育缓慢、皮肤伤口愈合不良、味觉障碍、胃肠道疾患、免疫功能减退等。成人一次性摄入 2g 以上的锌会发生锌中毒。

(三)锌的食物来源

锌的丰富来源有面筋、牛肉、肝、调味品和小麦麸等,良好来源有蛋黄粉、西瓜子、虾、花生酱和禽肉等,一般来源有香菇、银耳、黑米、绿茶、红茶、蛋、鱼、香肠和全谷制品等。

八、硒(Se)

硒是人体生命活动中必需的微量元素之一,是人体内的抗氧化剂,能提高人体免疫力,具有多种生物功能。正是由于硒的高抗氧化作用,适量补充能防止器官老化与病变,延缓衰老,增强免疫力,抵抗疾病,抵抗有毒重金属,减轻放化疗副作用,防癌抗癌。

(一)硒的生理功能

1.构成含硒蛋白与含硒酶的成分

进入体内的硒绝大部分与蛋白质结合,称之为"含硒蛋白"。硒在体内能特异地催化还原型谷胱甘肽,与过氧化物氧化还原反应,从而保护生物膜免受损害,维持细胞正常功能。

2.硒与金属有很强亲和力

在体内硒与金属如汞、镉和铅等结合形成金属硒蛋白复合物而解毒,并使金属排出体外。

3.保护心血管,维护心肌的健康

在我国以心肌损害为特征的克山病,发现缺硒是一个重要因素。

4.促进生长、保护视觉器官以及抗肿瘤

(二)硒对人体健康的影响

人体缺硒可能产生的疾病:能量缺乏性营养不良、血溶性贫血、克山病、大骨节病、高血压、缺血性心脏病、肝硬化、胰腺炎、纤维瘤、癌症、肌瘤、不孕症、糖尿病、白内障等。

(三)硒的食物来源

日常生活中含硒较多的食物有啤酒酵母、小麦胚芽、大蒜、芦笋、蘑菇及芝麻等,还包括许多海产品,如大虾、金枪鱼、沙丁鱼等。

九、碘(I)

碘是人体的必需微量元素之一,有"智力元素"之称。健康成人体内的碘的总量为20~50mg,其中70%~80%存在于甲状腺,因此碘是维持人体甲状腺正常功能所必需的元素。

(一)碘的生理功能

碘与甲状腺关系密切,其生理功能也是通过甲状腺的生理作用来显示的。碘能够促进甲状腺激素的分泌,维持细胞的正常代谢过程以及体内能量的转化;有助于儿童的生长发育和智力发展;加速蛋白质和脂肪的分解;促使肌肉组织、生殖系统以及指甲和头发等健康生长。

(二)碘对人体健康的影响

人体内缺乏碘会导致甲状腺激素分泌异常,易患上地方性甲状腺肿疾病;并妨碍儿童的智力发展,严重者有可能导致中枢神经受损。孕妇缺乏碘有可能导致肌肉组织无力,胎儿骨骼生长异常等。但是过量地摄取碘也会影响甲状腺的功能,致使甲状腺机能受损,进而产生一些疾病,有损人体的健康。

(三)碘的食物来源

微量元素碘的来源比较丰富,而且也很普遍。首先,加碘的食盐就是人们摄取碘的良好来源。除此之外,海带、紫菜、苔菜、海参、海蜇、海鱼、虾类等海产品中也含有大量的碘。

任务三　水

本任务要求学生了解水的概念,认识水的生理功能及其对人体健康的影响。

完成本任务,要学习水的基础知识,了解其在体内的营养价值。

水(化学式:H_2O)是由氢、氧两种元素组成的无机物,被称为人类生命的源泉。对于人类来说,水是仅次于氧气的重要物质。在成人体内,60%～70%的质量是水。儿童体内水的比重更大,可达近80%。人在饥饿或无法进食的情况下,只要供应足够的水分,还能勉强维持生命。但若体内水分损失超过20%,生命将不能维持。正常成人每天水分的摄入和排出基本为动态平衡状态,总计量为2500毫升左右。

人体内的水分称为体液,体液在人体内分为细胞内液和细胞外液,除骨细胞外,大多数细胞内液都占细胞总量的80%以上,同时每个细胞又被细胞外液包围,所以细胞的生存每时每刻都离不开水。没有水,血液不能流动,氧气和营养不能输送,代谢过程中产生的废物不能及时地去除,人体大部分的器官和身体活动都会失去作用。因此,水是人的生命和健康之根本。

一、水的生理功能

(一)人体细胞和体液的重要组成部分

人的生命一刻也离不开水,水是构成人体每个细胞和每一种体液所必需的物质。

(二)参与机体的新陈代谢

水不仅是体内生化反应的介质,而且水本身也参与体内氧化、还原、合成、分解等化学反应。

(三)载体介质

摄入体内的营养物质都必须依靠水在机体内运输和吸收。另外,机体内气体的运输和交换、代谢产物的运输与排泄等过程中,水都起着极其重要的作用。

(四)排毒功能

水可将体内代谢废物、毒物及食入的多余药物等一并排出,减少肠道对毒素的吸收,防止有害物质在体内慢性蓄积而引发中毒。

（五）润滑和滋润作用

水作为润滑剂,可使体内摩擦部位润滑,减少体内脏器的摩擦,防止损伤,并可使器官运动灵活。同时水还有滋润功能,使身体细胞经常处于湿润状态。成年人每日水的出入量见表1-17。

表1-17　正常成年人每日水的出入量平衡

水的来源	摄入量(ml)	排出途径	排出量(ml)
饮水或饮料	1200	肾脏(尿)	1500
食物水	100	皮肤(蒸发)	500
内生水	300	肺(呼气)	350
合计	2500	大肠(粪便)	150
		合计	2500

二、水对人体健康的影响

一般情况,若人体丧失20%的水分,生命就无法维持。当体内缺水1%时,会感到口渴;缺水4%时,会感到乏力、迟钝和情绪不安,对压力的耐受性下降,甚至还会感到恶心。人体缺水还可能引发背部肌肉痉挛,甚至诱发心肌梗死、脑血栓等症状。

当饮用过量水分时,水的摄入量超过人体排水量,易出现低钠血症,还会增加肾脏的负担。

三、水的来源

饮用水和饮料是机体内水的主要来源。固体食物中的水是人体水的第二个主要来源,大多数固体食物含水量在50%以上,蔬菜和水果的含水量一般在80%~95%。另外,蛋白质、脂肪和碳水化合物三大能量营养素在人体体内吸收代谢的最终产物是二氧化碳和水,代谢水可被重新利用。

任务四　其他营养素

任务描述

本任务要求学生了解其他营养素(膳食纤维)的概念,掌握膳食纤维的分类和食物来源,认识膳食纤维的生理功能及其对人体健康的影响。

任务分析

完成本任务,要学习膳食纤维的基础知识,了解其在体内的营养价值。

我们日常食用的各种食物除蛋白质、脂肪、糖类、维生素、矿物质和水6种营养素之外,还有一定量的纤维成分,这些纤维成分称为膳食纤维,也被人们称为第七大营养素。

膳食纤维主要是多糖,即不能被人类的胃肠道中消化酶所消化且不被人体吸收利用的多糖。这类多糖主要来自植物细胞壁的复合碳水化合物,也可称之为非淀粉多糖,即非 α-葡聚糖的多糖。

一、膳食纤维的分类

膳食纤维根据其在水中的溶解性,可分为两个类型:水溶性纤维与非水溶性纤维。纤维素、半纤维素和木质素是3种常见的非水溶性纤维,存在于植物细胞壁中;而果胶和树胶等属于水溶性纤维,则存在于自然界的非纤维性物质中。

(一)水溶性纤维

1.果胶

果胶是一组聚半乳糖醛酸,植物细胞壁成分之一,伴随纤维素而存在,构成相邻细胞中间层黏结物,使植物组织细胞紧紧黏结在一起。果胶是一种天然高分子化合物,具有良好的胶凝化和乳化稳定作用。柚果皮富含果胶,其含量达6%左右,是制取果胶的理想原料。

2.树胶

树胶是指来自植物和微生物的一切能在水中生成溶液或黏稠分散体的多糖和多糖衍生物。树胶按来源可分为植物分泌物、植物的水浸提物、种子胶、海藻胶和制备树胶等。

(二)非水溶性纤维

1.纤维素

纤维素是由葡萄糖组成的大分子多糖,是植物细胞壁的主要成分,不溶于水及一般有机溶剂。由于人体消化道内不存在 β-糖苷酶,摄入的纤维素不能被消化吸收,但纤维素却具有吸附大量水分、增加粪便量、促进肠蠕动、加快粪便的排泄,使致癌物质在肠道内的停留时间缩短、对肠道的不良刺激减少的作用,从而可以预防肠癌发生。

2.半纤维素

半纤维素是由几种不同类型的单糖构成的异质多聚体,广泛存在于植物中。

半纤维素主要分为3类,即聚木糖类、聚葡萄甘露糖类和聚半乳糖葡萄甘露糖类。半纤维素在人体小肠内不能被消化吸收,但在大肠内比纤维素易于被细菌分解。

3.木质素

木质素是由4种醇单体(对香豆醇、松柏醇、5-羟基松柏醇、芥子醇)形成的一种复杂酚类聚合物。木质素是构成植物细胞壁的成分之一,具有使细胞相连的作用。木质素在人体内不被消化吸收或消化吸收量很少。

二、膳食纤维的生理功能

(一)促进肠蠕动,预防便秘

膳食纤维能增加食物在口腔咀嚼的时间,可促进肠道消化酶分泌,同时加速肠道内食物的排泄。由于膳食纤维的吸水性,可增加粪便体积和重量,促进肠道蠕动,减少粪便硬度,增加排便频率,预防便秘。

(二)降低血脂,预防冠心病

由于膳食纤维中果胶可结合胆固醇,木质素可结合胆酸,使其直接从粪便中排出,从而消耗体内的胆固醇来补充胆汁中被消耗的胆固醇,由此降低了胆固醇,从而预防冠心病。

(三)改善糖尿病症状

可溶性膳食纤维的黏度能延缓葡萄糖的吸收,可抑制血糖的上升,改善糖耐量。膳食纤维还能增加组织细胞对胰岛素的敏感性,降低对胰岛素的需要量,从而对糖尿病预防具有一定效果。

(四)改变肠道菌群

摄入体内的膳食纤维能部分地、选择性地被肠内细菌分解与发酵,从而改变肠内微生物菌群的构成与代谢,诱导有益菌群大量繁殖。

(五)增加饱腹感,降低对其他营养素的吸收

膳食纤维进入消化道内,在胃中吸水膨胀,增加胃的蠕动,延缓胃中内容物进入小肠的速度,也就降低了小肠对营养素的吸收速度。同时使人产生饱胀感,对糖尿病和肥胖症患者减少进食有利。

三、膳食纤维对人体健康的影响

人体摄入一定量的膳食纤维,可预防某些慢性疾病,如糖尿病、胆结石、高血脂、便秘和癌症等。长期摄入过量的膳食纤维,会影响人体对蛋白质、脂肪、维生素和矿物质等营养素的吸收利用,造成营养不良。

四、膳食纤维的主要食物来源

膳食纤维主要存在于谷、薯、豆类、蔬菜及水果中,其中谷物食品含膳食纤维最丰富。

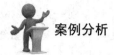 案例分析

我国脂肪肝有年轻化发展趋势

据报道,一位高中学生因周身乏力、肝功能异常,被查出患上了脂肪肝。为何年纪轻轻就得了脂肪肝? 接诊专家医生说,是营养过剩、消耗不足之故。原来,该学生家长看到孩子升入高中后,学习紧张,作业量大,经常熬夜,很是心痛,于是生活上关爱有加,端茶递水、做夜宵、吃营养品,不到一年时间,孩子体重增加了 10 多斤。

脂肪肝已成为我国第一大肝病。据江浙沪地区流行病学调查显示,脂肪肝发病率 15%~20%,按全国发病率约 18% 的保守估计,我国脂肪肝的人数达 2.34 亿,且有年轻化趋势。

脂肪肝是多种病因引起的肝脏脂质代谢紊乱及动态平衡失调,以致肝细胞内脂质蓄积,肝细胞脂肪变性,从而产生的一系列临床病理综合征。在西方发达国家中,脂肪肝的发病率为 10%~24%。近年来,我国脂肪肝发病率也日趋增高,已一跃成为继病毒性肝炎之后的第二大肝病,相关数据显示,仅就上海和广州两地,脂肪肝的发病率就高达 20% 以上,也就是说,每 5 个人中就有一人患有脂肪肝。肥胖的人半数可有轻度脂肪肝,重度肥胖的病人脂肪肝的发生率可达 61%~80%,肝内脂肪的堆积与体重成正比。

为什么现在得脂肪肝的人会越来越多? 专家认为,这是与现在大家高脂、高蛋白饮食引起的营养过剩,活动过少,酒精、碳酸饮料的刺激,以及长期吃药引起的肝脏脂质代谢异常等因素密切相关。

📖 视野拓展

纤维素与身体健康

通常人们认为纤维就是"粗草料",但是事实并非如此,纤维可以吸收水分,因此它可以使食物残渣膨胀变松,更容易通过消化道。由于食物残渣在体内停留的时间缩短了,因此感染的风险被降低;而且,当一些食物特别是肉类变质时,会产生致癌物质并引起细胞变异,食物残渣在体内停留时间的减短同样可以降低出现这

种情况的可能性。经常食肉者的饮食中纤维的含量很低,这会将食物在肠道中停留的时间增加到24~72小时,在这段时间内,有一些食物可能出现变质。因此如果你喜欢吃肉,那么你必须确保饮食中同时含有大量纤维。

纤维有很多种类,其中一些是蛋白质而不是碳水化合物。有些种类的纤维,如燕麦中含有的那一类被称为"可溶性纤维",它们与糖类分子结合在一起可以减缓碳水化合物的吸收速度,这样它们就可以帮助保持血糖浓度的稳定。有一些纤维的吸水性比其他种类的纤维要强很多,小麦纤维在水中可以膨胀到原来体积的10倍,而日本魔芋中的葡甘露聚糖纤维在水中可以膨胀到原来体积的100倍。由于纤维可以使食物膨胀,减缓糖类中能量的释放速度,因此高吸水性纤维可以帮助控制食欲,有助于保持适当的体重。

特别提示

在学习无机盐和维生素时,应关注每一种无机盐、维生素与相应的营养缺乏症相对应,需要熟悉其食物来源。

项目小结

本项目主要讲述六大营养素的种类及其生理功能。为了使人体充分吸收食物中的营养物质,了解六大营养素的食物来源并加以运用。

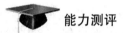 **能力测评**

一、理解思考

1.简述碳水化合物、脂类和蛋白质的分类。

2.简述食物蛋白质的营养评价。

3.碳水化合物、脂类和蛋白质的生理功能有哪些?

4.简述三大产能营养素对人体健康的影响。

5碳水化合物、脂类和蛋白质的食物来源有哪些?

6.简述各种矿物质的生理功能。

7.简述各种维生素的生理功能和主要食物来源。

8.钙、铁和锌的过量或缺乏对人体健康有什么影响?

9.简述水的生理功能。

10.膳食纤维的生理功能有哪些?

二、实用练习

脂肪肝和糖尿病患者分别应该如何调整饮食?

项目二

食物的消化吸收

项目目标

通过学习,使学生了解消化系统的组成与功能,掌握食物消化吸收的基本过程。
- 了解人体消化系统的组成与功能
- 掌握营养素在体内消化吸收的机理

食物中所含营养素,水、无机盐和维生素一般由消化道壁直接吸收,而糖类、脂类、蛋白质等结构复杂的大分子物质不能被人体吸收和利用,必须经过消化道的物理和化学变化,成为结构简单、易溶于水的小分子物质,才能被人体消化吸收。

模块 食物消化系统的组成与消化吸收过程

模块概览

本模块学习烹饪营养学的辅助知识,学会本内容,对掌握烹饪营养学的相关原理、进行营养配餐实践有重要的意义。

任务 食物在体内的消化与吸收

任务描述

本任务要求学生了解消化系统的组成及功能,掌握大分子营养物质在体内的消化方式,认识食物消化吸收过程对人体健康的影响。

任务分析

完成本任务,要学习消化系统的组成及功能,了解营养素在体内消化吸收的生理过程。

　　人体摄入的食物必须在消化道内被加工处理分解成小分子物质后才能进入体内,这个过程被称为消化(digestion)。消化是由消化道来完成的,人的消化道由不同的消化器官相延续而成。消化有两种方式:一种是通过机械作用,把食物由大块变成小块,称为机械消化;另一种是在消化酶的作用下,把大分子变为小分子,称为化学消化。通常食物的机械消化与化学消化是同时进行的。食物经消化后,其中所含营养素所形成的小分子物质通过消化道进入血液或淋巴液的过程,称为吸收(absorption)。

一、消化系统的组成与功能

(一)口腔

口腔位于消化道的最前端,是食物进入消化道的门户。

1.牙齿

牙齿是人体最坚硬的器官,通过牙齿的咀嚼,食物由大块变成小块。

2.舌

在进食过程中,舌使食物与唾液混合,并将食物向咽喉部推进,用以帮助食物吞咽;同时舌是味觉的主要器官。

3.唾液腺

人的口腔内有 3 对大的唾液腺:腮腺、舌下腺、颌下腺,还有无数散在的小唾液腺,唾液就是由这些唾液腺分泌的混合液。唾液为无色、无味近于中性的低渗透液体。唾液的水分约占99.5%,有机物主要为粘蛋白,还有唾液淀粉酶、溶菌酶等,无机物主要有钠、钾、钙、硫、氯等。

　　唾液的作用:①唾液可湿润与溶解食物,以引起味觉;②唾液可清洁和保护口腔,当有害物质进入口腔后,唾液可起冲洗、稀释及中和作用,其中的溶菌酶可杀灭进入口腔内的微生物;③唾液可使食物细胞粘成团,便于吞咽;④唾液中的淀粉酶可对淀粉进行简单的分解,但这一作用很弱,且唾液淀粉酶仅在口腔中起作用,当进入胃与胃液混合后,pH 值下降,此酶迅速失活。

　　食物在口腔内的消化过程是经咀嚼后与唾液合成团,在舌的帮助下送到咽后壁,经咽与食管进入胃。食物在口腔内主要进行的是机械性的消化,伴随少量的化学性消化,且能反射性地引起胃、肠、胰、肝、胆囊等器官的活动,为以后的消化做准备。

(二)咽与食管

咽位于鼻腔、口腔和喉的地方,其下端通过喉与气管和食管(esophagus)相连,是食物与空气的共同通道。当吞咽食物时,咽后壁前移,封闭气管开口,防止食物进入气管而发生呛咳。食团进入食管后,在食团的机械刺激下,位于食团上端的平滑肌收缩,推动食团向下移动,而位于食团下方的平滑肌舒张,这一过程的往复,便于食团的通过。

(三)胃

胃位于左上腹,是消化道最膨大的部分,其上端通过贲门与食管相连,下端通过幽门与十二指肠相连。胃的肌肉由纵状肌肉和环形肌肉组成,内衬黏膜层。肌肉的收缩形成了胃的运动,黏膜层则具有分泌胃液的作用。

1.胃的运动

(1)胃的容受性舒张

胃在充盈的状态下体积可增大到 1000~1500ml,使胃可以很容易接受食物而不引起胃内压力的增大。胃的容受性舒张的生理意义是使胃的容量适应于大量的食物的涌入,以完成储存和预备消化食物的功能。

(2)紧张性收缩

胃被充满后,就开始了它的持续较长时间的紧张性收缩。在消化过程中,紧张性收缩逐渐加强,使胃腔内有一定压力,这种压力有助于胃液渗入食物,并能协助推动食物向十二指肠移动。

(3)胃的蠕动

胃的蠕动由胃体部发生,向胃底部方向发展。蠕动的作用是使食物与胃液充分混合,以利胃液的消化并把食物以最适合小肠消化和吸收的速度向小肠排放。

2.胃液

胃液为透明、淡黄色的酸性液体,pH 值为 0.9~1.5。胃液主要由以下成分组成:

(1)胃酸

由盐酸构成,向胃黏膜的壁细胞分泌。胃酸主要有以下功能;①激活胃蛋白酶原,使之转变为诱惑性的胃蛋白酶;②维持胃内的酸性环境,为胃内的消化酶提供最合适的 pH 值,并使钙、铁等矿质元素处于游离状态,利于吸收;③杀死随同食物进入胃内的微生物;④造成蛋白质变性,使其更容易被消化酶所分解。

(2)胃蛋白酶

胃蛋白酶是由胃黏膜的主细胞以不具活性的胃蛋白酶原的形式所分泌的,胃蛋白酶原在胃酸的作用下转变为具有活性的胃蛋白酶。胃蛋白酶可对食物中的蛋白质进行简单分解,但很少形成游离氨基酸,当食糜被送入小肠后,随 pH 值升高,此酶迅速失活。

(3)黏液

黏液的主要成分为糖蛋白,它覆盖在细胞膜的表面,形成一个厚约 500μm 的凝胶层,具有润滑作用,使食物易于通过;黏液还保护胃黏膜不受食物中粗糙成分的机械损伤;黏液为中性或偏碱性,可降低 HCL 胃酸酸度,减弱胃蛋白酶活性,从而防止酸和胃蛋白酶对胃细胞膜的消化作用。

(4)内因子

由壁细胞分泌,可以和维生素 B_{12} 结合成复合体,有促进回肠上皮细胞吸收维生素 B_{12} 的作用。

(四)小肠

小肠是食物消化的主要器官。在小肠,食物受胰腺、胆汁及小肠液的化学性消化。绝大部分营养成分也在小肠吸收,未被消化的食物残渣由小肠进入大肠。

小肠位于胃的下端,长 5~7m,从上到下分为十二指肠、空肠和回肠。十二指肠约 25cm,在中间偏下处的肠管稍粗,成为十二指肠壶腹。该处有胆总管的开口,胰液及胆汁经此开口进入小肠。开口处有环状平滑肌环绕,起括约肌的作用,称为 Oddi 括约肌,防止肠内容物返流入胆管。

1.小肠的运动

(1)紧张性收缩

小肠平滑肌的紧张性是其他运动形式有效进行的基础,当小肠紧张性降低时,肠腔扩张,肠内容物的混合和转运减慢;相反,当小肠紧张性增高时,食糜在小肠内的混合和转运过程就加快。

(2)节律性分节运动

由环状肌的舒缩来完成,在食糜所在的一段肠管上,环状肌在许多点同时收缩,把食糜分割成许多节段;随后,原来收缩处舒张,而原来舒张处收缩,使原来的节段分为两半,相邻的两半则合拢为一个新的节段。如此反复进行,食糜得以不断地分开,又不断地混合。分节运动的向前推进作用很小,它的作用在于:①使食糜与消化液充分混合,便于进行化学性消化;②使食糜与肠壁紧密接触,为吸收创造条件;③挤压肠壁,有助于血液和淋巴的回流。

(3)蠕动

蠕动是一种把食糜向着大肠方向推进的作用。蠕动由环状肌完成。由于小肠的蠕动很弱,通常只进行一段短距离后即消失,所以食糜在小肠的推进速度很慢,为 1~2cm/min。

2.进入小肠的消化液

(1)胰液

胰液是由胰腺的外分泌腺部分分泌,所分泌的胰液进入胰管,流经胰管与胆管合并而成的胆总管后于十二指肠的总胆管开口进入小肠。胰液为无色、无嗅的弱碱性液体,pH 值为 7.8~8.4,含水量类似于唾液;无机物主要为碳酸氢盐,其作用是中和进入十二指肠的胃酸,使肠细胞膜免受强酸的侵蚀,同时也提供了小肠内多种消化酶活动的最适 pH 值;有机物则为由多种酶组成的蛋白质。①胰淀粉酶:为 α 淀粉酶;②消化脂类的酶:胰液中消化脂类的酶有胰脂肪酶、磷脂酶 A2、胆固醇脂酶和辅助酶;③胰蛋白酶类:胰液中的蛋白酶基本上分为两类,即内肽酶和外肽酶。胰蛋白酶、糜蛋白酶和弹性蛋白酶属于内肽酶,外肽酶主要有羟基肽酶 A 和羟基肽酶 B。胰腺细胞最初分泌的各种蛋白酶都是以无活性的酶原形式存在的,进入十二指肠后被肠致活酶所激活。

除上述 3 类主要的酶外,胰腺中还含有核糖核酸酶和脱氧核糖核酸酶。胰腺中的所有酶类的最适 pH 值为 7.0 左右。

(2)胆汁

胆汁是由肝细胞合成的,储存于胆囊,经浓缩后由胆囊排出至十二指肠。胆汁是一种金黄色或橘棕色有苦味的黏稠液体,其中除含有水分和钠、钾、钙、碳酸氢盐等无机成分外,还含有胆盐、胆色素、脂肪酸、磷脂、胆固醇和细胞蛋白等有机成分。胆盐是由肝脏利用胆固醇合成的胆汁酸与甘氨酸或牛磺酸结合形成的钠盐或钾盐,是胆汁参与消化与吸收的主要成分。一般认为,胆汁中不含消化酶。胆汁的作用是激活胰脂肪酶,催化脂肪分解加速;胆汁中的胆盐、胆固醇和软磷脂等都可作为乳化剂,使脂肪乳化成细小的微粒,增加了胰脂肪酶的作用面积,使其对脂肪的分解作用大大加速;胆盐与脂肪的分解产物如游离脂肪酸、甘油一酯等结合成水溶性复合物,促进了脂肪的吸收;通过促进脂肪的吸收,间接帮助了脂溶性维生素的吸收。此外,胆汁还是体内胆固醇和胆色素代谢产物排出体外的主要途径。

(3)小肠液

小肠液是由十二指肠腺细胞和肠腺细胞分泌的一种弱碱性液体,pH 值约为 7.6。小肠液中的消化酶包括氨基肽酶、α 糊精酶、麦芽糖酶、乳糖酶、蔗糖酶;主要的无机物为碳酸氢盐;小肠液中还含有肠致活酶,可激活胰蛋白酶原。

(五)大肠

人体的大肠内没有重要的消化活动。大肠的主要功能在于吸收水分,大肠还为消化后的食物残渣提供临时储存场所。一般地,大肠并不进行消化,大肠中物质的分解也多是细菌作用的结果,细菌可以利用肠内较为简单的物质合成 B 族维生素和维生素 K,但更多的是细菌对食物残渣中未被消化的碳水化合物、蛋白质与脂肪的分解,所产生的代谢产物也大多对人体有害。

1.大肠的运动

大肠的运动少而慢,对刺激的反应也较为迟缓,这些有利于对粪便的暂时储存。

(1)袋状往反运动

由环状肌无规律的收缩所引起,可使结肠袋中的内容物向两个方向做短距离位移,但并不向前推进。

(2)分节或多袋推进运动

由一个结肠袋或一段结肠收缩完成,把肠内容物向下一段结肠推动。

(3)蠕动

由一些稳定向前的收缩波组成,收缩波前方的肌肉舒张,后方的肌肉收缩,使这段肠关闭、合并、排空。

2.大肠内的细菌活动

大肠中的细菌来自空气和食物,它们依靠食物残渣而生存,同时分解未被消化吸收的蛋白质、碳水化合物和脂肪。蛋白质首先被分解为氨基酸,氨基酸或是再经脱羧产生胺类,或是再经脱氧基形成氨,这些可进一步分解产生苯酸、吲哚、甲基吲哚和硫化氢等,是粪便臭味的主要来源;碳水化合物可被分解产生乳酸、醋酸等低级酸以及 CO_2、沼气等;脂肪则被分解产生脂肪酸、甘油、醛、酮等。这些成分大部分对人体有害,有的可以引起人体结肠癌。可溶性膳食纤维可加速这些有害物质的排泄,缩短它们与结肠的接触时间,有预防结肠癌的作用。

二、食物的吸收

吸收是指食物成分在消化道(主要)上皮细胞吸收进入血液或淋巴从而进入肝脏的过程。

(一)吸收部位

食物吸收的主要部位是小肠上端的十二指肠和空肠。回肠主要是吸收功能的储备,用于代偿时的需要,而大肠主要是吸收水分和盐类。在小肠内壁上布满了环形褶皱、绒毛和微绒毛。经过这些环状褶皱、绒毛和微绒毛的放大作用,使小肠的吸收面积可达 $200m^2$;且小肠的这种结构使其内径变细,增大了食糜流动时的摩擦力,延长了食物在小肠内的停留时间,为食物在小肠内的吸收创造了有利条件。

(二)吸收形式

小肠细胞膜的吸收作用主要依靠被动转运与主动转运来完成。

1.被动转运

被动转运过程主要包括被动扩散、易化扩散、滤过、渗透等作用。

(1)被动扩散

通常物质透过细胞膜,总是和它在细胞膜内外的浓度有关。不借助载体,不消耗能量,物质从浓度高的一侧向低的一侧透过称被动扩散。由于细胞膜的基质是类脂双分子层,脂溶性物质更易进入细胞。物质进入细胞的速度决定于它在脂质中的溶解度和分子大小,溶解度越大,透过越快;如果在脂质中的溶解度相等,则较小的分子透过较快。

（2）易化扩散

指非脂溶性物质或亲水物质 Na+、K+、葡萄糖和氨基酸等,不能透过细胞膜的双层脂类,需在细胞膜蛋白质的帮助下,由膜的高浓度一侧向低浓度一侧扩散或转运的过程。与易化扩散有关的膜内转运系统和它们所转运的物质之间具有高度的结构特异性,即每一种蛋白质只能转运具有某种特定化学结构的物质。易化扩散的另一个特点是所谓的饱和现象,即扩散通量一般与浓度梯度的大小成正比,当浓度梯度增加到一定限度时,扩散通量就不再增加。

（3）滤过作用

消化道上皮细胞可以看作是滤过器,如果胃肠腔内的压力超过毛细血管时,水分和其他物质就可以滤入血液。

（4）渗透

渗透可看作是特殊情况下的扩散。当膜两侧产生不相等的渗透压时,渗透压较高的一侧将从另一侧吸引一部分水过来,以求达到渗透压的平衡。

2.主动转运

在许多情况下,某种营养成分必须要逆着浓度梯度（化学的或电荷的）的方向穿过细胞膜,这个过程称主动转运。营养物质的主动转运需要有细胞上载体的协助。所谓载体,是一种运输营养物质进出细胞膜的脂蛋白。营养物质转运时,现在细胞膜同载体结合成复合物。复合物通过细胞膜转运入上皮细胞时,营养物质与载体分离而释放入细胞中,而载体又转回到细胞膜的外表面。主动转运的特点是:载体在转运营养物质时,需要有酶的催化和提供能量,能量来自三磷酸腺苷的分解;这一转运系统可以饱和,且最大转运量可被抑制;载体系统有特异性,即细胞膜上存在着几种不同的载体系统,每一系统只运载某些特定的营养物质。

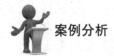 **案例分析**

消化系统能自我调节,适应各种食物混合物。人们有时担心有些食物混合起来不好消化,比如蔬果和肉。支持"食物组合"说法的人认为消化道不能同时进行某些消化工作,但是这样低估了消化系统的能力,事实上不论什么食物都会被酶分解成它们的基本组成分子。研究消化的科学家认为消化道会分析食物的成分,并分泌出适量的消化液来消化这些成分。在这方面胰腺有味敏感,它能惊人准确地调节酶释放量。

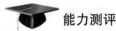

视野拓展

胆囊为什么容易发炎?

胆囊是胆囊管末端的扩大部分,可容胆汁 30~60ml。胆汁进入胆囊或自胆囊排出都要经过胆囊管,胆囊管长 3~4cm,直径为 2~3mm,胆囊管内黏膜又形成 5~7 个螺旋状皱襞,使得管腔较为狭小,这样很容易使胆石、寄生虫嵌入胆囊管。嵌入后,胆囊内的胆汁就排不出来,这样,多余的胆汁在胆囊内积累,长期滞留和过于浓缩,对胆囊黏膜直接刺激而引起发炎。供应胆囊营养的血管是终末动脉,当胆囊的出路阻塞时,由于胆囊黏膜仍继续分泌黏液,造成胆囊内压力不断增高使胆囊膨胀、积水,胆囊壁的血管因此受压而缺血、坏死。当胆囊缺血时,胆囊抵抗力下降,细菌就容易生长繁殖。胆囊有储藏胆汁和浓缩胆汁的功能,因此胆囊与胆汁的接触时间比其他胆道长,而且,接触的胆汁浓度亦高,当此时人的胆道内有细菌时,就会发生感染,形成胆囊炎的机会当然也就增多了。

特别提示

重点掌握主要消化器官功能、大分子营养物质在消化酶的作用下消化吸收的生理过程。

项目小结

本项目主要讲述食物在体内消化吸收的生理过程、营养素在体内经各种消化液的作用发生的化学变化。

能力测评

一、理解思考

1.简述食物在体内消化吸收的生理过程。

2.胆汁的作用有哪些?

二、实用练习

腹泻病人如何安排饮食?

项目三

能 量

项目目标

通过学习,了解能量的来源与消耗、不同人群每日能量的供给标准等,掌握能量评价及计算方法。

- 了解能量的来源、消耗及食物的卡价
- 掌握不同人群每日能量的需要量及膳食供给标准
- 学会热能的测定及计算

人体每天都要从食物中不断获得能量才能维持一切生理活动,如生长发育、维持体温、从事各种体力活动等;即使处于安静状态也要消耗一定的能量,如心脏的跳动、血液循环、肌肉收缩等。因此说能量是人类赖以生存的物质基础,一切生物均需要能量来维持生命。

模块 能量的测定与计算

模块概览

本模块主要讲述能量的来源与消耗、能量的单位、食物卡价、能量代谢状况的评价等内容,学会本内容,对能量的测定与计算将有重要的意义。

任务一 能量的测定

任务描述

本任务要求学生了解能量的单位、能量的来源、食物的卡价、人体对能量的消耗等基础知识,掌握不同人群每日能量需要量,学会对人体能量代谢状况进行评价。

任务分析

完成本任务,要学习糖类、脂类、蛋白质在体内氧化后的产热数值,掌握能量在体内消耗的几个方面,对不同人群每日能量需要量的数值要熟记于心,能根据能量代谢状况评价做膳食营养建议。

新陈代谢是一切生命活动的基本特征。人体在生命活动过程中不断从外界环境中获取食物,从中获得人体必需的营养物质,其中包括碳水化合物、脂类和蛋白质,一般称之为三大营养素。三大营养素经消化转变成可吸收的小分子物质被吸收入血,这些小分子物质在这一方面经过代谢构成机体组成成分或更新衰老的组织,另一方面经过分解代谢释放出所蕴藏的化学能。这些化学能经过转化便成为生命活动过程中各种能量的来源,所以分解代谢是放能反应,而合成代谢则需要供给能量,因此是吸能反应。而机体在物质代谢过程中所伴随的能量释放、转移和利用则构成了整个能量代谢过程,是生命活动的基本特征之一。

一、能量单位

"能"(energy)在自然界有多种形式,如太阳能、化学能、机械能、电能,它们之间可以相互转换。为了计量上的方便,国际上制定统一的单位,即焦耳(Joule,J)或卡(calorie)。1Kcal 指 1000g 纯水的温度由 15℃上升到 16℃所需要的能量,而 1 焦耳则指用 1 牛顿(N)力把 1kg 物体移动 1m 所需要的能量。1000J 等于 1"千焦耳"(Kilo joule,KJ),1000KJ 等于 1"兆焦耳"(mega joule,MJ)。两种能量单位的换算如下:

$$1Kcal = 4.184KJ \qquad 1KJ = 0.239Kcal$$
$$1000Kcal = 4.184MJ \qquad 1MJ = 239Kcal$$

二、能量来源

人体在生命活动过程中都需要能量,如物质代谢的合成和分解反应、心脏跳动、肌肉收缩、腺体分泌等。而这些能量来源于食物。已知,生物的能量来源于太阳的辐射能。其中,植物借助叶绿素的功能吸收、利用太阳辐射能,通过光合作用将二氧化碳和水合成碳水化合物;植物还可以吸收、利用太阳辐射能合成脂类、蛋白质。而动物在食用植物时,实际上是从植物中间接吸收、利用太阳辐射能,人类则是通过摄取动、植物性食物获得所需的能量。动、植物性食物中所含的营养素可分为五大类:碳水化合物、脂类、蛋白质、矿物质和维生素,如果加上水,则为六大类。其中,碳水化合物、脂类和蛋白质经体内代谢可释放能量。三者统称为"产能营养素"或能源物质。

(一)碳水化合物

碳水化合物是机体的重要能量来源。我国人民所摄取食物中的营养素,以碳水化合物所占的比重最大。一般来说,机体所需能量的50%以上是由食物中的碳水化合物提供的。食物中的碳水化合物经消化产生的葡萄糖被吸收后,有一部分以糖原的形式贮存在肌肉和肝脏中。肌糖原是骨骼肌中随时可动用的贮备能源,用来满足骨骼肌在工作的情况下的需要。肝糖原也是一种贮备能源,贮存量不大,主要用于维持血糖水平的相对稳定。

脑组织消耗的能量相对较多,在通常情况下,脑组织消耗的能量均来自碳水化合物在有氧的条件下的氧化,因而脑组织对缺氧非常敏感。另外,脑组织细胞贮存的糖原又极少,代谢消耗的碳水化合物主要来自血糖,所以脑功能对血糖水平有很大依赖性。

(二)脂类

机体的脂类分为组织脂质和贮存脂质两部分。组织脂质主要包括胆固醇、磷脂等,是组织、细胞的组成成分,在人体饥饿时也不减少,但不能成为能源。贮存脂质主要是脂肪,也称甘油三酯或中性脂肪。在全部贮存脂质中,脂肪约占98%,其中一部分是来自食物的外源性脂肪,另一部分是来自体内碳水化合物和氨基酸转化成的内源性脂肪。脂肪含能量最高,是体内各种能源物质的主要贮存形式。在正常情况下,人体所消耗的能源物质中有40%~50%来自体内的脂肪,其中包括从食物中摄取的碳水化合物所转化成的脂肪;在短期饥饿情况下,则主要由体内的脂肪供给能量。脂肪酸可直接供给很多组织利用,也可在肝脏转化成丙酮酸再供给其他组织利用。不但骨骼肌、心肌等可利用脂肪酸和酮体,在饥饿时也可利用酮体。所以,脂肪也是重要的能源物质,但它不能在机体缺氧条件下供给能量。

(三)蛋白质

蛋白质是由氨基酸构成的,在机体蛋白质代谢中,也主要是利用氨基酸进行合成和分解代谢。体内氨基酸有两个来源:一是来自食物蛋白质消化所产生的氨基酸,由小肠吸收入血;二是在机体新陈代谢过程中,组织、细胞蛋白质分解所产生的氨基酸。这两部分氨基酸主要用于合成细胞成分以实现自我更新,也用于合成酶、激素等生物活性物质。氨基酸也可以作为能源物质,但这是用较高的代价而取得的。氨基酸在体内经过脱氨基作用或氨基转换作用,分解为非氮成分和氨基。其中非氮成分(α-酮酸)具有氧化功能,氨基则经过处理后主要由肾脏排出体外。人体在一般情况下主要利用碳水化合物和脂肪氧化供能。但在某些特殊情况下,机体所需能源物质供给不足,如长期不能进食或消耗量过大时,体内的糖原和贮存脂肪已大量消耗之后,将依靠组织蛋白质分解产生氨基酸来获得能量,以维持必要的生理功能。

进食是周期性的,而能量消耗则是连续不断的,因而贮备的能源物质不断被利用,又不断补充。当机体处于饥饿状态时,碳水化合物的贮备迅速减少,而脂肪和蛋白质则作为长期能量消耗时的能源。

三、食物的卡价

人体所需要的能量来源于动物性和植物性食物中的碳水化合物、脂类和蛋白质三种产能营养素。每克产能营养素在体内氧化所产生的能量值称为"食物的热价"或"食物的能量卡价",亦称"能量系数"。

(一)食物在体外的燃烧热

物质燃烧时所释放出的热,称为燃烧热。食物可在动物体内氧化,也可在动物体外燃烧。体外燃烧和体内氧化的化学本质是一致的。每克产能营养素在体外燃烧时所产生的能量值称为"物理卡价"。食物的燃烧热通常采用"弹式热量计"测定。"弹式热量计"的基本构造是两个空心金属球(或带盖小钢罐),即钢弹。钢弹内安放能放电的电极及其引出的导线。操作时先将定量的食物或产能营养素置于钢弹内电极附近,然后紧闭钢弹,从气口充入纯氧至一定压力;置钢弹于定量的特制水箱内,水箱中置一精密温度计。导线通电后可使弹珠内食物或产能营养素样品在纯氧的环境中充分燃烧,所产生的热量经过钢弹传导给水箱中的水,于是水温上升,再根据样品的重量、水箱中的水量和水温上升的度数推算出所产生的燃烧热。

(二)食物在体内的燃烧热

产热营养素在体内的燃烧(生物氧化)过程和在体外燃烧过程不尽相同。体内氧化是在酶的作用下缓慢进行的,所产生的热量(即能量)也不完全相同。食物中每克碳水化合物、脂肪、蛋白质在体外弹式热量计内充分氧化燃烧,分别产生能量为17.15KJ、39.54KJ、18.2KJ,但这些营养素在体内消化过程中并不能100%吸收,一般混合膳食中碳水化合物的吸收率为98%、脂肪为95%、蛋白质为92%,所以3种产热营养素在体内氧化实际产生能量为

1g 碳水化合物:17.15KJ×98%=16.81KJ(4.0kcal)

1g 脂肪:39.54KJ×95%=37.56KJ(9.0kcal)

1g 蛋白质:18.2KJ×92%=16.74KJ(4.0kcal)

人体需要的能量来自于食物中的三大产热营养素碳水化合物、脂肪、蛋白质,经消化道吸收后,在组织细胞内进行生物氧化反应,释放出能量,再转变成机体所

需要的各种"能"。其中约 50% 以上转变成维持体温的能量,其余 50% 转变成化学能、机械能、神经传导能等,这些统称为"生理氧化能"。

四、人体能量消耗

能量从一种形式转化为另一种形式的过程中,其遵循能量守恒定律,能量既不增加也不减少,在整个能量转化过程中,机体所利用的蕴藏于食物中的化学能与最终转化成的能量是一致的,在理想的状态下,个体的能量需要量等于其消耗量。

人体的能量消耗主要体现在以下几个方面:

(一)基础代谢与基础代谢率

基础代谢(Basal Metabolism ,BM)是指人体维持生命的所有器官所需要的最低能量需要,基础代谢的测定一般都在清晨进餐之前进行。

基础代谢率(Basal Metabolic Rate ,BMR)是指人体在清醒而又极端安静的状态下,无骨骼肌活动、无事物及精神紧张等因素影响和一定环境温度下机体的能量消耗。

影响基础代谢率的因素很多。

1.体表面积

基础代谢率的高低与体重并不成正比关系,而与体表面积基本上成正比,体表面积越大,散热面积也越大。

2.年龄

在人的一生中,婴幼儿阶段是整个代谢最活跃的阶段,其中包括基础代谢率。到青春期又出现一个较高代谢的阶段,成年后,随着年龄的增长代谢缓慢,其中也存在个体差异。

儿童青少年生长发育所需热能占总热能的比例:学龄前 15%~16%;小学阶段 10%;中学阶段 13%~15%。以成人(20~39 岁)男子体重为 65 公斤、女子体重为 55 公斤的热能供给量为基础,超此年龄逐步递减,标准为:40~49 岁减 5%;50~59 岁减 10%;60~69 岁减 20%;70 岁以上减 30%。

3.性别

在年龄与体表面积相同的条件下,女性的基础代谢率一般低于男性,因女性体内脂肪含量相对较高,而脂肪的代谢率低于肌肉组织。

4.内分泌

内分泌对细胞的代谢及调节都有较大影响,如甲状腺功能亢进可使基础代谢率明显升高,高于正常值的 40%~50%;相反,患黏液水肿时基础代谢率低于正常值。去肾上腺素可使基础代谢率下降 25%。

5.季节与劳动强度

基础代谢率在不同季节和不同劳动强度人群中存在一定差异,高温或低温环境都可导致基础代谢率增高,因为高温下人体需要散热出汗,低温环境则散热增多。冬天基础代谢率高于夏天,劳动强度高者基础代谢率高于低者。

(二)体力活动

人们每天的工作和生活包括多种活动,体力活动包括体力与脑力劳动及体育活动,是人体消耗能量的主要因素。体力活动不仅消耗机械能,还要消耗修复与合成细胞内物质的能量。人们的活动和劳动方式不同消耗的能量也不同。世界卫生组织把成人职业劳动强度分为轻、中、重体力活动3个等级。

1.轻体力活动

75%的时间坐或站立,25%的时间活动,如办公室工作、修理电器钟表、售货员、教师等。

2.中等体力活动

25%的时间坐或站立,75%的时间从事特殊职业活动,如学生日常活动、机动车驾驶、厨师等。

3.重体力活动

40%的时间站立或坐,60%的时间从事特殊职业活动,如装卸工、采矿、非机械化农业劳动等。

(三)食物热效应

食物的热效应(Thermic Effect of Food,TEF)是指由于进食而引起能量消耗增加的现象。

过去称食物的特殊动力作用。进食碳水化合物时可使能量消耗增加5%~6%,进食脂肪时增加4%~5%,进食蛋白质时增加30%~40%,一般混合膳食约增加基础代谢的10%。食物的热效应对于人体是一种损耗而不是一种收益,当只够维持基础代谢的食物摄入后,消耗的能量多于摄入的能量,此项而外的能量不是无中生有,而是来源于体内的营养贮备。为了保存体内的营养贮备,进食时必须考虑食物的热效应额外消耗的能量,使摄入的能量与消耗的能量保持平衡。

(四)生长发育及其他因素

处在生长中的婴幼儿、儿童、青少年,其一天的能量消耗还应包括生长发育所需要的能量;怀孕期的妇女由于子宫内胎儿的发育,需要间接地承担并提供胎儿不同阶段生长发育需要的能量。基础代谢还受情绪、精神状态、外界温度等因素的影响,例如脑力劳动者紧张工作,可使大脑的活动加剧,能量代谢增加3%~4%。当然与体力劳动相比较,脑力劳动消耗的热能仍然相对少。

五、人体能量的需要量及膳食参考摄入量(见表3-1)

能量的供给应根据人体对能量的需要而定。世界卫生组织衡量人类营养供给状况,最初就是以能量供应是否满足人体需要为标准。如果膳食安排不当,能量供耗长期不平衡,无论是能量不足或能量过剩均会影响人体健康。当提供给人体的能量不能满足人体需要时,体内脂肪将被动用,长期供应不足就要动用体内的蛋白质,从而出现体重下降、精神萎靡、皮肤干燥、贫血、乏力、免疫力下降等营养不良的症状。人体摄入的热能如果长期高于实际消耗,过剩的能量会转化为脂肪,造成体态臃肿、动作迟缓、心肺负担加重、血脂和血胆固醇增高,易发生脂肪肝、糖尿病及心血管疾病。人的体重正常可以反映出人体能量供耗的平衡。

表 3-1 中国成年居民膳食能量推荐摄入量

年龄(岁)	推荐人群	能量 RNI(kcal/d)		蛋白质 RNI(g/d)		脂肪能量占总能量的
		男	女	男	女	百分比(%)RNI
18~	轻体力活动	2400	2100	75	65	
	中体力活动	2700	2300	80	70	20~30
	重体力活动	3200	2700	90	80	
孕妇	早期				+5	
	中期		+200		+15	20~30
	晚期				+20	
乳母			+500		+20	
50~	轻体力活动	2300	1900	75	65	
	中体力活动	2600	2000	80	70	20~30
	重体力活动	3100	2200	90	80	
60~	轻体力活动	1900	1800	75	65	
	中体力活动	2200	2000			20~30
70~	轻体力活动	1900	1700	75	65	
	中体力活动	2100	1900			20~30
80~		1900	1700	75	65	20~30

注:①RNI:推荐摄入量。

②成年人按1.16g/(kg·d)计。

③老年人按1.27g/(kg·d)或蛋白质占总能量的15%计。

④1kcal=4.184kJ。

六、能量代谢状况的评价

人体能量代谢评价可分量与质两个方面。

(一)量的方面

主要评价能量的摄入量与消耗量或需要量与供给量是否平衡,如果摄入量长期小于消耗量可导致体重低于正常值以及消瘦、生理功能紊乱、抗病能力降低,严重影响未成年人的生长发育。体重为能量平衡常用的观察指标。

1.标准体重

$$标准体重(kg)=身高(cm)-105$$

凡是超过标准体重10%者为偏重,超过20%以上者为肥胖;低于标准体重10%者为偏瘦,低于20%以上者为消瘦。

注意:上述计算方法只适用于成年人。对儿童、老年人,或者身高过于矮小的人士并不适用。

2.世界卫生组织计算方法

$$男性:(身高cm-80)×70\%=标准体重$$
$$女性:(身高cm-70)×60\%=标准体重$$

标准体重正负10%为正常体重,标准体重正负10%~20%为体重过重或过轻,标准体重正负20%以上为肥胖或体重不足

3.体质常数

通常成年人(18~65岁)的衡量可用体质常数(Body Mass Index,BMI),即实际体重公斤数除以身高米数平方得出的数字,这是国际上常用的衡量人体胖瘦程度以及是否健康的一个标准。当我们需要比较及分析一个人的体重对于不同高度的人所带来的健康影响时,BMI值是一个中立而可靠的指标。体质常数测评见表3-2。

$$体质常数(kg/m^2)=实际体重(kg)/身高平方(m^2)$$

表3-2 体质常数测评

BMI 分类	WHO 标准	亚洲标准	中国参考标准
体重过低	<18.5	<18.5	<18.5
正常范围	18.5~24.9	18.5~22.9	18.5~23.9
超重	≥25	≥23	≥24
肥胖前期	25.0~29.9	23~24.9	24~26.9
I度肥胖	30.0~34.9	25~29.9	27~29.9

BMI 分类	WHO 标准	亚洲标准	中国参考标准
II 度肥胖	35.0~39.9	≥30	≥30
III 度肥胖	≥40.0	≥40.0	≥40.0

（二）质的方面

主要评价 3 种产能营养素的分配是否合理。人体需要的能量来自于食物中的产能营养素碳水化合物、脂肪、蛋白质，只有膳食平衡、三者之间保持比例合适，才能达到科学、合理、均衡的营养。蛋白质和脂肪代谢过程复杂，最终产物是含氮化合物和酮体，如果膳食结构不合理，过多地食用动物蛋白质和脂肪，会破坏 3 大产能营养素之间的平衡，造成代谢紊乱。但过多摄入碳水化合物在体内也会转化为脂肪。所以摄取食物应遵循膳食供给量标准，蛋白质、脂肪、碳水化合物提供的能量比例应分别为 10%~15%、20%~30%、60%~70%。

任务二　能量的计算

任务描述

本任务要求学生了解能量计算的基本方法，学会计算热原质营养素每日需要量和根据劳动强度计算每日热能需要量，了解一种食物或多种食物的产热量。

任务分析

完成本任务，需要了解糖类、脂类、蛋白质在体内氧化后的产热数值，产热营养素在膳食中的热能占一日总能量的比重，不同劳动强度人群每日每公斤体重对热能的需要量等。在日常生活及营养工作中，能够根据实际情况进行能量计算。完成这些任务，对能量的测定与不同人群营养食谱的设计与分析有重要的意义。

一、热能消耗调查法

对每天各种活动及其持续的时间进行记录，根据单位时间内不同劳动状况下热能的消耗量，计算出不同活动和持续时间的热能消耗，按基础代谢的 10% 作为食物特殊动力作用的热能消耗，将上述各项相加即得出总能量消耗量；一般以 5~7

日为一个观察点,计算其平均值。几种活动的热能消耗见表3-3。

表3-3　几种活动的热能消耗(KJ/h)

活动名称	男 (体重65kg)	女 (体重55kg)	活动名称	男 (体重65kg)	女 (体重55kg)
极轻体力活动			中等体力活动		
床上休息	270.9	225.7	家庭清洁工作	777.5	627
安静坐着	348.6	288.4	走路(49km/h)	928	752.4
办公室工作	451.4	401.3	重体力活动		
安静站着	438.9	343.6	骑马、游泳	1254.0~1881.0	1003.0~1504.8
轻体力活动			极重体力活动		
家庭烹饪	526.7	426.4	足球运动	1881.0 以上	1504.8
实验室工作	576.8	576.8			

该方法由于对活动动作力度不能统一要求,故计算能量消耗时难免出现计算结果误差。

二、根据劳动强度计算每人每日热能需要量(表3-4)及所需产热营养素的量

(一)该方法是先计算出标准体重(正常成人)

$$标准体重(kg)=实际身高(cm)-105$$

(二)查表——找出相应的不同劳动人群每日每公斤体重对热能的需要量

(三)所需总热能=标准体重×每日每kg体重所需热能

表3-4　成年人每日能量供给量(kcal/kg 标准)

体型	体力活动量				
	极轻体力活动	轻体力活动	中等体力活动	重体力活动	极重体力活动
消瘦	30	35	40	45	50
正常	20~25	30	35	40	45
肥胖	15~20	20~25	30	35	35

例:一名女教师(轻体力劳动者)30 岁,身高 160cm,体重 65kg。试求每日所需能量及每日需要蛋白质、脂肪、碳水化合物的数量。

解:①求标准体重:160-105＝55(kg)

②根据体质常数(BMI),判断体重状况,是消瘦、正常还是肥胖

体质常数(kg/m^2)＝实际体重(kg)/身高平方(m^2)

$$65/(1.6×1.6)≈25.39(kg/m^2)$$

根据计算结果及参考标准见表 3-2 判断此人为超重与轻度肥胖的边缘。

③求每日所需能量

经查表 3-4 可知,轻体力劳动者(超重型体重)每日每公斤体重需要能量为 20~25kcal。

$$55×(20~25)＝1100~1375(kcal)$$

④求每日所需蛋白质、脂肪、碳水化合物的数量

已知一天能量中,蛋白质产热占 10%~15%、脂肪占 20%~30%、碳水化合物占 60%~70%。

蛋白质的需要量为 1100×15%/4≈41.25(g)

脂肪的需要量为 1100×25%/9≈30.56(g)

碳水化合物的需要量为 1100×60%/4≈165(g)

根据人体的健康状态,调整膳食结构,通过食物提供标准体重需要的能量,消耗身体多余的能量,达到减肥降脂的目的。

三、计算一种食物的产热量

(一)查食物成分表找出每 100g 该食物的可食部、蛋白质、脂肪、碳水化合物的数量

(二)计算现有食物的重量中产热营养素的数量,然后分别乘以相对应的产热系数相加即可得到该食物的能量值

例:计算 500g 牛奶的产热量

解:①经查表可知每 100g 牛奶的可食部为 100%,含蛋白质 3g、脂肪 3.2g、碳水化合物 3.4g

②计算 500g 牛奶的产热量

$$5×3×4+5×3.2×9+5×3.4×4＝272(kcal)$$

四、计算每餐能量需要量

已知某脑力劳动者每日需要 2400kcal 的能量,求早、中、晚三餐各需要多少

能量?

解:

已知三餐能量分配比例为:早餐30%,午餐40%,晚餐30%

早餐　2400×30% = 720(kcal)

午餐　2400×40% = 960(kcal)

晚餐　2400×30% = 720(kcal)

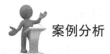 案例分析

预防肥胖是21世纪人类面临的一个挑战,中国居民膳食指南(2007)是指导广大民众合理选择食物,并进行科学运动的指导性文件,在文件中提出了指导性的建议:"食不过量,天天运动,保持健康体重。"健康体重的标准是什么? 如何计算?

视野拓展

维持体重的最佳策略是什么?

首先,维持体重的最佳策略之一是为自己量身定做食谱,记录自己的饮食情况和日常活动,监控自己身体脂肪的变化,还可以记录腰围。其二,制定体重目标可以帮你如愿以偿,如半年内体重要减轻10%;长时间保持减肥后的体重;坚持体育锻炼等。其三,没有哪一种饮食可以达到神奇的效果,也没有哪一种食物是必须要吃的,一定记住你控制能量、维持体重并不是不进食,想做一个健康的饮食计划是一辈子的事,因此必须含有你喜欢的食物、容易买到和买得起的食物。

特别提示

在能量计算模块中,对热源营养素的产热系数、一天热能在三餐中的比例、热源营养素产能在一天中能量的比值、营养成分表等要归纳总结,熟练使用。

项目小结

本项目主要讲述能量的基础知识如能量的单位、能量的来源,人体对能量消耗的几个方面,重点讲述能量的测定及能量计算的方法。

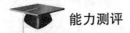 **能力测评**

一、理解思考

1.人体能量主要消耗在哪几个方面?

2.影响人体基础代谢率的因素有哪些方面?

3.如何理解食物的热效应?

二、实用练习

1.一名电脑工程师身高 180cm,体重 102kg 根据现有数据,为其测定健康状态,根据热能消耗表试为其做运动建议。

2.查阅食物成分表,计算 350g 苹果的产热量。

项目四

食物的营养价值

通过学习,使学生了解各类食物的主要营养成分及组成特点,掌握不同食物的营养价值和功能。

- 了解各类食物的主要营养成分及组成特点
- 掌握不同食物的营养价值和功能

食物是保障人类健康最基本的物质,人体所需的能量以及各种营养素都源自于食物。自然界所能提供的食物种类繁多,根据来源可将其分为植物性食物、动物性食物和调味品及饮料 3 大类。因为不同食物所具有的营养素存在差异,故了解各类食物的营养价值对保障人体健康和合理营养搭配具有重要意义。

模块一 植物性食物的营养价值

模块概览

本模块学习烹饪营养学的基础知识,学会本内容,对掌握烹饪营养学的相关原理、营养配餐实践及合理进行食物的烹调加工有重要的意义。

任务一 谷类食物的营养价值

任务描述

本任务要求学生了解谷物的主要营养成分及组成特点,掌握不同谷物的营养价值和功能,能够通过学习掌握谷物的合理利用原则。

任务分析

完成本任务,要学习不同谷物的营养价值、功能及其合理利用原则,了解谷物的主要营养成分及组成特点。

谷类包括大米、小麦、玉米、小米、高粱、荞麦等,是人体最主要、最经济的能量来源,我国居民以谷类食物为主,尤其以大米和小麦食用量最高,通常称之为主食。谷类含有多种营养素,以碳水化合物的含量最高,而且消化利用率也较高,人体所需热能有 50%~65%、蛋白质有 50%~55% 都是由谷类提供的。谷类中除了丰富的碳水化合物和蛋白质外,还含有矿物质、维生素 E 和 B 族维生素等营养素,故谷类在我国居民膳食中占据重要地位。

一、谷类基本结构

谷类虽然有多种,但其结构基本相似,都是由谷皮、糊粉层、胚乳、胚芽 4 个主要部分组成。谷皮为谷粒的最外层,主要由纤维素、半纤维素等组成,含有一定量的脂肪和维生素以及较多的矿物质;糊粉层介于谷皮与胚乳之间,含有丰富的蛋白质、脂肪、磷、B 族维生素等营养物质,但在进行谷类食物的碾磨过程中,易与谷皮同时随加工流失到糠麸中,从而使食物的营养价值降低;胚乳是谷类的主要部分,含淀粉(约 74%)、蛋白质(10%)及很少量的脂肪、矿物质、维生素和纤维素等;胚芽位于谷粒的一端,富含脂肪、蛋白质、矿物质、B 族维生素和维生素 E,由于胚芽质地较软而有韧性,不易粉碎,加工时易与胚乳分离而损失。

二、谷类的主要营养成分及组成特点

谷类可因种类、品种、产地、生长条件和加工方法的不同,营养素含量亦有很大差别。

(一)碳水化合物

谷类食物中碳水化合物含量一般在 70% 左右,主要以淀粉为主,集中在胚乳的淀粉细胞内,是人类最理想、最经济的能量来源,我国居民膳食生活中 50%~70% 的能量来自谷类的碳水化合物。一般而言,碳水化合物的含量在稻米中较高,小麦粉次之,玉米中较低。其淀粉的特点是能被人体以缓慢、稳定的速率消化、吸收与分解,最终产生供人体利用的葡萄糖,而且其能量的释放缓慢,不会使血糖突然升高,这无疑对人体健康是有益的。它所含的纤维素、半纤维素在膳食中具有重要的功能,特别是膳食纤维在糙米中的含量要远远高于精白米面。膳食纤维虽不被人体消化、吸收以及利用,但它特殊的生理功能却备受关注,它能吸收水分,增加肠内容物的容量;能刺激肠道,增加肠道的蠕动,加快肠内容物的通过速度,利于清理肠道废物,减少有害物质在肠道的停留时间,可预防或减少肠道疾病,故而提倡摄入适当的粗杂粮有益于身体健康。谷粒不同部位营养素的分布见表4-1。

表4-1 谷粒不同部位营养素的分布(质量分数/%)

部位	蛋白质	硫胺素	核黄素	尼克酸	泛酸	吡哆醇
谷皮	19	33	42	86	50	73
胚乳	70~75	3.0	32	12	43	4
胚芽	8	64	26	2	7	21

(二)蛋白质

谷类蛋白质含量一般在7.5%~15%之间,其中稻谷中的蛋白质含量低于小麦粉,小麦胚粉含量最高,每100克中蛋白质含量为36.4克。一般谷类食物蛋白质中的必需氨基酸组成较不平衡,如赖氨酸含量少,苏氨酸、色氨酸、苯丙氨酸、蛋氨酸含量也偏低,因此谷类食物蛋白质的生物学价值不及动物性蛋白质。要提高谷类食物蛋白质的营养价值,常采用赖氨酸强化的方法,如以赖氨酸强化面粉生产面条、面包等以解决赖氨酸缺乏的问题;另外,可采用蛋白质互补的方法提高其营养价值,即将两种或两种以上的食物同时食用,使食物中的必需氨基酸得以相互补充,如将谷类和豆类同食可弥补其中缺少的赖氨酸和蛋氨酸。谷类蛋白质含量虽不高,但在我们的食物总量中谷类所占的比例较高,因此,谷类亦是膳食中蛋白质的重要来源。如果每人每天食用300~500g粮谷类,就可以得到35~50g蛋白质,这个数字相当于一个正常成人一天需要量的一半或以上。

(三)脂肪

谷类食物中脂肪含量普遍较低,为1%~4%,以小麦胚粉中最高,其次是玉米和小米,小麦粉较低,稻米最低。谷类脂肪组成主要为不饱和脂肪酸,质量较好,且主要集中在糊粉层和胚芽,因此在谷类加工时易损失或转入副产品中。在食品加工业中常将其副产品用来提取与人类健康有关的油脂,如从米糠中提取米糠油、谷维素和谷固醇,从小麦胚芽和玉米中提取胚芽油等。这些油脂含不饱和脂肪酸可高达80%,主要为亚油酸和油酸,其中亚油酸约占油脂总量的50%以上。在保健食品的开发中常以这类油脂作为功能油脂以替代膳食中富含饱和脂肪酸的动物油脂,可明显降低血清胆固醇,有防止动脉粥样硬化的作用。

(四)维生素

谷类中的维生素主要以B族维生素为主,如硫胺素(VB_1)、核黄素(VB_2)、烟酸(VPP)、泛酸(VB$_3$)、吡哆醇(VB$_6$)等含量较高,是我国居民膳食维生素 B$_1$ 和烟酸的主要来源。此外,黄色玉米和小米中还含有丰富的类胡萝卜素,小麦胚芽中含有较多的维生素 E 等。谷类食物中的维生素主要分布在糊粉层和胚芽中,可随加工程度的深入而损失,加工越精细损失越大。精白米、面中的 B 族维生素可能只有原来的 10%～30%,因此,长期食用精白米、面,同时又不注意其他副食的补充,易引起机体维生素 B$_1$ 不足或缺乏,导致易患脚气病,主要损害神经血管系统,特别是孕妇或乳母若摄入 VB$_1$ 不足或缺乏,可能会影响到胎儿或婴幼儿健康。除此之外,还应注意以玉米为主食的地区,居民容易发生癫皮病,究其原因是因为玉米中的烟酸虽然较多,但主要为结合型,不易被人体吸收利用,故应适当补充以避免此类疾病的发生。

(五)矿物质

谷类含矿物质 1.5%～3%,包括钙、磷、钠、镁等微量元素,并多以植酸盐的形式集中在谷皮和糊粉层中,加工易损失且消化吸收率较低。常见谷物的营养价值见表 4-2。

表 4-2　常见谷物的营养价值比较(每 100g 食物含量)

名称	热能(kcal)	蛋白质(g)	脂肪(g)	碳水化合物(g)	维生素 B$_1$(mg)	维生素 B$_2$(mg)	维生素 E(mg)	钙(mg)	铁(mg)
小麦粉(标准粉)	344	11.2	1.5	73.6	0.28	0.08	1.80	31	3.5
小麦粉(特一粉)	350	10.3	1.1	75.2	0.17	0.06	0.73	27	2.7
粳米(特等)	334	7.3	0.4	75.7	0.08	0.04	0.76	24	0.9
玉米面(黄)	341	8.1	3.3	75.2	0.26	0.09	3.80	22	3.2
大麦(元)	307	10.2	1.4	73.3	0.43	0.14	1.23	66	6.4
小米	358	9.0	3.1	75.1	0.33	0.10	3.63	41	5.1
荞麦	324	9.3	2.3	73.0	0.28	0.16	4.40	47	6.2

三、谷类食品的营养价值及合理利用

谷类可通过加工生产出不同的产品,如面包、饼干、各类点心等,是加工食品的重要组成部分。针对加工中营养素损耗的问题,现已通过营养强化来改善这一现象。除此之外,还提倡适当摄入全谷物,全谷类食物是纤维和营养素的重要来源,它们能够提高人体的耐力,从而降低肥胖、糖尿病、营养不良、神经系统失常以及肠功能紊乱等疾病。

（一）合理的加工形式

谷类食物通过加工可利于人体的消化和吸收，但过度的加工可导致其中的蛋白质、脂肪、矿物质以及维生素的大量损失，且加工精度越高，营养素的损失就越多，影响最大的为矿物质和维生素。故而，为了保持良好的感官性状和较高的消化吸收利用率，又能最大限度地保留其中的营养素，应进行合理的粗加工，从而确保谷类食物的营养价值。

（二）合理的烹饪方法

在谷类食物的烹饪过程中可使一些营养素损失，如在大米的淘洗过程中，维生素 B_1 可损失 30%~60%，维生素 B_2 和烟酸可损失 20%~30%，矿物质损失可高达 70%，且淘洗次数越多、浸泡时间越长、水温越高，谷类中的营养素损耗就越多。此外，烹调方法不当也可导致营养素的损失，如在谷物加工中加入碱蒸煮，以及通过油炸的方式进行烹饪，可使其中的营养素损失较多。因此，在谷类食物的烹饪过程中应采取合理的烹饪形式进行加工制作，从而避免营养素的损耗。

（三）合理的储存条件

谷物在储存过程中，若储存条件不当，如水分含量较高、空气湿度较大、环境温度较高时，会使谷粒中的酶活性增大，呼吸作用加强，从而易于霉菌等有害物质的生长，导致食物霉变，失去营养价值，重则还可导致食品安全事件的发生。故粮谷类食品应在避光、通风、阴凉、干燥的环境中储存，在确保食品质量和安全性的同时，避免食品中营养素的损失和营养价值的降低。

（四）合理的食物搭配

由于食物中限制氨基酸的存在，使得必须通过食物互补的形式来提高食物的整体营养价值，如可将赖氨酸含量较低的谷类和赖氨酸含量较高的豆类以及动物性食物混合食用，以提高谷类食物蛋白质的营养价值。

任务二　豆类及其制品的营养价值

任务描述

本任务要求学生了解豆类及其制品的主要营养成分及组成特点，掌握豆类及其制品的营养价值和功能，能够通过学习掌握豆类的合理利用原则。

任务分析

完成本任务,要学习不同豆类及其制品的营养价值、功能及其合理利用原则,了解豆类的主要营养成分及组成特点。

豆类一般分为大豆类和其他豆类。大豆类按照种皮的颜色又分为黄、黑、青、褐和双色5种大豆,其他豆类包括蚕豆、豌豆、绿豆、芸豆、小豆等。豆制品则是以大豆或其他豆类作为原料制作的发酵或非发酵的半成品食物,包括豆浆、豆腐、豆腐干、豆酱、腐竹等。豆类及其制品中富含人体所需的蛋白质、脂肪、碳水化合物、矿物质等营养素,是我国居民膳食中优质蛋白质的重要来源。

一、豆类的主要营养价值

（一）蛋白质

豆类是蛋白质含量较高的食品之一,蛋白质含量为 20%～40%,其中大豆类最高,可高达 35%～40%;其他豆类,如扁豆、赤小豆、绿豆等食物的蛋白质含量在 20%～25%;豆制品蛋白质含量相差较大,高者可达 20%,如素鸡、豆腐干,低者只有 2%左右,如豆浆、豆腐脑。豆类蛋白质中含有人体所需的全部氨基酸,且数量充足,比例合适,属于完全蛋白质。但豆类中也存在限制性氨基酸、蛋氨酸,因此,豆类及其制品的蛋白质利用率相对也较低,可与谷类混合食用以提高其营养价值。

（二）脂肪

豆类及其制品的脂肪含量存在差异,其中以大豆类最高,在 15%～20%,以黄豆和黑豆较高;其他豆类较低,如绿豆、扁豆、赤小豆在 1%以下;豆制品脂肪含量亦差别较大,以豆腐、豆腐干等较高,豆浆等较低。大豆中脂肪组成以不饱和脂肪酸为主,约占总脂量的 85%,其中亚油酸占 52%～57%,亚麻酸占 2%～10%,此外,还有 1.6%左右的磷脂。由于大豆中所含的不饱和脂肪酸较高,故此类食品是高血压、动脉粥样硬化等疾病患者的理想食物,大豆油是目前我国居民的主要烹调食用油。

（三）碳水化合物

大豆中碳水化合物的含量在 25%～30%,其他豆类碳水化合物含量较大豆高很多,如绿豆、赤小豆、芸豆等碳水化合物含量在 60%以上。豆制品依据加工方法和水分含量的差异,碳水化合物含量普遍偏低,高者在 10%左右,如豆腐干;低者在 5%以下,如豆浆中仅含 1%。大豆中的碳水化合物一半为可供利用的阿拉伯糖、半乳糖和蔗糖,淀粉含量较少;另外一半为人体不能消化吸收的寡糖,存在于大豆细胞壁上,如棉子糖和水苏糖。

(四)矿物质

豆类矿物质含量为 2%～4%,包括钠、钾、钙、镁、铁、锌等。大豆中矿物质含量略高于其他豆类,为 4%左右,其他豆类为 2%～3%,豆制品则多在 2%以下。相对而言,大豆类食物中钾、铁等矿物质含量较为丰富,而其他豆类则略低。

(五)维生素

豆类中的维生素主要有胡萝卜素、维生素 B_1、维生素 B_2、烟酸、维生素 E 等,种皮颜色较深的豆类,胡萝卜素含量较高,如黄豆、黑豆、青豆等。其中干豆类几乎不含维生素 C,但经发芽做成豆芽后,其含量明显提高,如黄豆芽,每 100 克含有 8 毫克的维生素 C。常见豆类营养价值见表 4-3。

表 4-3　常见豆类营养价值比较(每 100g 食物量)

种类	蛋白质 (g)	脂肪 (g)	糖类 (g)	纤维 (g)	钙 (mg)	磷 (mg)	铁 (mg)	VA (ug)	VB$_1$ (mg)	VB$_2$ (mg)	烟酸 (mg)
大豆	35.0	16.0	34.2	15.5	191	465	8.2	37	0.41	0.20	2.1
豌豆	20.3	1.1	65.8	10.4	97	259	4.9	42	0.49	0.14	2.4
蚕豆	21.6	1.0	61.5	1.7	31	418	8.2	—	0.09	0.13	1.9
绿豆	21.6	0.8	62.0	6.4	81	337	6.5	22	0.25	0.11	2.0
豇豆	19.3	1.2	65.6	7.1	40	344	7.1	10	0.16	0.08	1.9
扁豆	25.3	0.4	61.9	6.5	137	218	19.2	5	0.26	0.45	2.6
红小豆	20.2	0.6	63.4	7.7	74	305	7.4	13	0.16	0.11	2.0

(六)豆类中其他营养成分

大豆中存在众多特殊的营养成分,可分为植物化学物和抗营养因子,近年来的研究表明其中的一些生物活性物质,如大豆异黄酮、大豆皂苷、大豆甾醇、大豆卵磷脂、大豆低聚糖等具有较高的医学价值及人体保健效果,被广泛运用于功能食品的开发中。此外,在大豆、菜豆、芸豆、四季豆等豆类食物中,还存在蛋白酶抑制剂这样的抗营养因子,若生食大豆会抑制蛋白酶的活性,影响人体对蛋白质的消化和吸收,引起胰腺肿大等不良反应;其他抗营养因子还包括植酸、红细胞凝集素、胀气因子等,生食可使人体产生不适,但通过一定的热加工即可破坏其中的抗营养因子,提高食品安全性。

二、豆制品的营养价值

豆制品是以大豆、小豆、绿豆、豌豆、蚕豆等豆类为主要原料,经加工而成的食品。大多数豆制品是由大豆的豆浆凝固而成的豆腐及其再制品。

大豆制品营养价值很高,富含植物蛋白、氨基酸和维生素,所含蛋白质属于优质蛋白质,赖氨酸多,蛋氨酸少,是唯一能代替动物蛋白的植物性食物,是中国人的传统食品。大豆经一系列加工制成豆制品,营养素含量也会增加,如加工过程中由于酶的作用,促使豆中更多的磷、钙、铁等矿物质被释放出来,提高了人体对大豆中矿物质的吸收率;发酵豆制品在加工过程中,由于微生物的作用可合成核黄素等。因此,豆制品不但与豆类一样富有营养,还更易于消化、吸收,营养价值也随之提高。豆制品的食用对疾病有一定疗效,但有肾脏疾病如肾病综合征,急、慢小球肾炎,肾功能衰竭的患者以及痛风、皮肤病患者不可过多食用。常见豆制品营养价值见表4-4。

表4-4　常见豆制品营养价值比较(每100g)

名称	蛋白质(g)	脂肪(g)	膳食纤维(g)	碳水化合物(g)	胡萝卜素(ug)	VB$_1$(mg)	VB$_2$(mg)	烟酸(mg)	VE(mg)	钙(mg)	铁(mg)	锌(mg)	磷(mg)	硒(ug)
豆浆	1.8	0.7	1.1	1.1	90	0.02	0.02	0.1	0.80	10	0.5	0.24	30	0.14
豆腐脑	1.9	0.8	—	0		0.04	0.02	0.4	10.46	18	0.9	0.49	5	微量
豆腐(南)	6.2	2.5	2.6	—		0.02	0.04	1.0	3.62	116	1.5	0.59	90	2.62
豆腐(北)	12.6	4.8	2.0	—	30	0.05	0.03	0.3	6.70	138	2.5	0.36	158	1.55
腐乳(白)	10.9	8.2	0.9	3.9	130	0.03	0.04	1.0	8.40	61	3.8	0.69	74	1.51
油豆腐	17.0	17.6	0.6	4.3	30	0.05	0.04	0.3	24.7	147	5.2	2.03	238	0.63
千张	24.5	16.0	1.0	5.5	30	0.04	0.05	0.2	23.38	313	6.4	2.52	309	1.75
臭豆腐	11.6	7.9	0.8	3.1	120	0.02	0.03	0.6	9.18	75	6.9	0.96	126	0.48
素鸡	16.5	12.5	0.9	4.2	60	0.02	0.03	0.4	17.80	319	5.3	1.74	180	6.73
绿豆芽	2.1	0.1	0.8	2.1	20	0.05	0.06	0.5	0.19	9	0.6	0.35	37	0.5

三、豆类及其制品的合理利用

(一)合理加工与烹调

豆类为植物性食物中相对营养价值较高的食物,不同的加工与烹调方法对大豆蛋白质的消化率有明显的影响,如整粒熟大豆的蛋白质消化率仅为65%,但将其加工成豆浆后消化率可达85%,而做成豆腐后可提高至92%~96%。大豆中存在的抗营养因子使大豆很难被分解为人体可吸收利用的各种营养素,但经过加热煮熟后,这些抗营养因子即被破坏,消化率也会随之提高,故大豆及其制品应经过充分的热加工煮熟后才可食用。

(二)合理的加工处理

由于豆类中的膳食纤维含量较为丰富,特别是豆皮,因此国外有人将豆皮经过处理后磨成粉,作为高纤维食材用于烘焙食品。据报道,食用含丰富膳食纤维的豆类食品可明显降低血清胆固醇,对冠心病、糖尿病及肠癌等疾病有一定的预防及治疗效果。

(三)合理的混合搭配

豆类蛋白质中存在蛋氨酸含量较低的现象,为豆类及其制品的限制性氨基酸,故在饮食搭配中,可与谷类食物同时混合食用,从而能较好地发挥蛋白质的互补效果,提高豆类和谷类食物的蛋白质利用率。

任务三 蔬果类的营养价值

任务描述

本任务要求学生了解蔬果类食物的主要营养成分及组成特点,掌握此类食品的营养价值和功能,掌握蔬果类食物的合理利用原则。

任务分析

完成本任务,要学习不同蔬果类食物的营养价值、功能及其合理利用原则,了解蔬果类食物的主要营养成分及组成特点。

蔬果类食物品种繁多,其中所含的营养素也各不相同,但此类食物中矿物质、维生素以及膳食纤维的含量普遍较高,除此之外,还富含水分、多种有机酸、芳香类物质以及植物化学物,使其具有较好的感官性状和营养价值,能够起到调节人体酸碱平衡、增进食欲、促进消化、改善人体胃肠功能的诸多作用。

一、蔬菜的营养价值

蔬菜根据其物质的结构和可食部位的不同,分为叶菜类、根茎类、瓜茄类、鲜豆类和菌藻类等,其所含的营养素因其种类的不同,差异较大。

（一）主要营养成分及组成特点

1.叶菜类

叶菜类食物品种丰富,主要包括白菜、韭菜、菠菜、苋菜、甘蓝等,是我国居民主要的蔬菜类食物来源之一。其中所含的营养素主要包括类胡萝卜素、维生素 B_2、维生素 C、叶酸、膳食纤维以及矿物质钾、钙、镁等,且颜色较深的深绿和橙色蔬菜中维生素含量较为丰富,特别是类胡萝卜素的含量较高。绿叶蔬菜中钙、铁含量一般较为丰富,如菠菜、雪里蕻、油菜、苋菜等,但蔬菜中存在的草酸不仅影响蔬菜本身钙、铁含量,还会影响其他食物中钙、铁的吸收。通常含草酸较高的叶菜类食物有菠菜、苋菜等。叶菜类食物中维生素 C 的含量多在 35 毫克/100 克左右,尤其在甘蓝、西兰花、菜花等蔬菜中含量较高,每 100 克在 50 毫克以上;维生素 B_1、维生素 B_2、烟酸和维生素 E 的含量普遍较谷类和豆类低,究其原因,是与其中的水分含量有关联。此类食物中蛋白质含量较低,一般在 1%~2%,脂肪含量不足 1%,碳水化合物含量为 2%~4%,膳食纤维含量在 1.5%,而膳食纤维对人体健康的有益作用近年来已得到广泛认可。

2.根茎类

根茎类食物主要包括胡萝卜、白萝卜、山药、藕、马铃薯、芋头、葱、姜、蒜等。此类食物中蛋白质含量为 1%~2%,脂肪不足 0.5%,碳水化合物含量相差较大,低者为 3%左右,高者可达 20%以上,膳食纤维的含量较叶菜类食物低,约为 1%,矿物质硒的含量以大蒜、洋葱、芋头、马铃薯等最高,胡萝卜中含胡萝卜素最高,每 100 克胡萝卜中可达 4130 微克。因为不同食物中所含的营养素种类和含量不同,故为了提高营养素的摄入水平,应做到食物多样。

3.瓜茄类

瓜茄类食物主要包括冬瓜、南瓜、黄瓜、丝瓜、苦瓜、茄子、辣椒、番茄等。因瓜茄类食物中所含水分较多,故其营养素含量则相对较低。此类食物中蛋白质含量为 0.4%~1.3%,脂肪含量较低,碳水化合物含量在 0.5%~9%,膳食纤维含量在 1%左右。瓜茄类食物中以南瓜、番茄和辣椒中的胡萝卜素含量最高,以辣椒、苦瓜中的维生素 C 含量较高。而番茄中的维生素 C 含量虽然不高,但其受到了有机酸的保护,损失较少,且日常饮食中摄入量较高,是人体维生素 C 的良好来源。番茄中富含丰富的番茄红素,是一种较好的抗氧化物质,适量摄入能提高人体的免疫力、增强人体的抗氧化能力,从而达到促进健康的目的。辣椒中还含有丰富的硒、铁和锌等矿物质,是一种营养价值较高的蔬菜。

4.鲜豆类

鲜豆类食物包括毛豆、四季豆、扁豆、豇豆、芸豆、豌豆等,与其他蔬菜类食物相比,营养素含量相对较高。鲜豆类食物中的蛋白质含量一般在 2%~14%,其中毛豆可高达 12% 以上；脂肪含量除毛豆外均在 0.5% 以下；碳水化合物含量在 4% 左右；膳食纤维含量在 1% ~ 3%。此外，鲜豆类食物中还富含丰富的钾、钙、镁、铁、锌、硒等矿物质，铁的含量以刀豆、蚕豆、毛豆较高，每 100 克中含量在 3 毫克以上；锌的含量以芸豆、豌豆、蚕豆较高，每 100 克中含量超过 1 毫克；硒的含量以龙豆、毛豆、豆角、蚕豆较高，每 100 克中的含量在 2 微克以上。

5.菌藻类

菌藻类食物包括菌类和藻类两种。食用菌是指供人类食用的真菌，共有 500 多个品种，常见的有蘑菇、香菇、银耳、木耳等。藻类是无胚、自养、以孢子进行繁殖的低等植物，可供人类食用的主要有海带、紫菜、发菜等。菌藻类食物中的发菜、香菇、蘑菇中富含蛋白质，蛋白质含量可高达 20% 以上，必需氨基酸含量较高且组成均衡；脂肪含量较低；碳水化合物含量差别较大，干品在 50% 以上，如蘑菇、香菇、银耳、木耳等，鲜品较低，如金针菇、海带等，不足 7%，此外，蘑菇、香菇、银耳等菌藻类中还有多糖类物质，使其具有提高人体免疫力和抗肿瘤的作用；胡萝卜素含量差别较大，在紫菜和蘑菇中含量较为丰富；维生素 B_1 和维生素 B_2 含量也较高；微量元素中的矿物质尤其以铁、锌、硒含量较为丰富，约是其他食物的数倍；在海产品中还含有丰富的碘，如海带、紫菜等，每 100 克海带（干）中碘含量可达 36 毫克；除此之外，海藻中丰富的多不饱和脂肪酸，如 DHA，是目前保健品中 DHA 的良好来源。

（二）蔬菜类食物的合理利用

1.合理选择

蔬菜类食物中含有丰富的维生素，其维生素含量与品种、新鲜程度和颜色有关，一般叶部含量较根茎部高，嫩叶比枯叶高，深色菜叶比浅色菜叶高。因此，在选择食物时，应注意选择新鲜、色泽深的蔬菜。

2.合理的加工与烹调

蔬菜类食物中所含的维生素和矿物质易溶于水，所以在日常的洗涤和切配中容易流失，故应做到先洗后切，以减少蔬菜与水和空气的接触面积，避免损失，且洗好的蔬菜放置时间不宜过长，以避免维生素氧化破坏，尤其要避免将切碎的蔬菜长时间地浸泡在水中。在蔬菜的烹饪过程中，为了避免营养素的损耗，应采用旺火快炒的形式，有实验证实，蔬菜煮 3 分钟，其中的维生素 C 损失 5%，煮 10 分钟损失可高达 30%。此外，为了避免营养素的损失，还可以在烹饪过程中加少量淀粉勾芡，或者加入适量的醋，因为维生素 C 在酸性溶液中相对较为稳定，故此方法可有效地保护蔬菜中的维生素 C，从而避免营养素的过量损失。

二、水果的营养价值

水果从状态上可分为鲜果和干果，从形态和特征或果树的种类上可分为仁果类、核果类、浆果类、柑橘类、瓜果类和热带水果等。仁果类多指含有果芯小型种子的水果,如苹果、梨子、山楂等;核果类多指内果含有木质化的硬核,核中有仁,如桃、李、梅、杏等;浆果类多指多汁、种子小而多,种子散布在果肉中的水果,如葡萄、草莓、桑葚、石榴、无花果等;柑橘类较为常见,如甜橙、柚子等;瓜果类如西瓜、甜瓜、哈密瓜等;热带和亚热带水果如香蕉、菠萝、杧果、荔枝等。新鲜水果的营养价值和新鲜蔬菜相似,主要含有矿物质、维生素和膳食纤维,是此类营养素的重要来源之一。

(一)主要营养成分及组成特点

新鲜水果含水分较多,营养素含量相对较低,蛋白质和脂肪含量均不超过 1%。

1.碳水化合物

水果中所含碳水化合物在 6%~28% 之间,主要是果糖、葡萄糖、蔗糖等,除此之外,水果中还富含纤维素、半纤维素和果胶。水果含糖量较蔬菜多,但因其种类和品种不同而存在较大的差异,仁果类如苹果、梨子中果糖含量较高,核果类如桃、李、柑橘以含蔗糖为主,浆果类葡萄、草莓中以含葡萄糖和果糖为主。随着水果成熟度的改变,水果的甜度也会随之改变,如水果在成熟过程中,淀粉逐渐转化为可溶性糖,使得水果的甜度增加。水果中的纤维素和果胶是水果的骨架物质,是细胞壁的主要构成成分。而膳食纤维则在水果的皮层含量最多,膳食纤维和果胶不能被人体消化、吸收,但可促进肠道蠕动并有助于食物消化及粪便的排出。

2.矿物质

水果中含有的矿物质主要有钾、钠、钙、镁、磷、锌、铜等,且以钾、钙、镁、磷含量较多,它们大多以硫酸盐、磷酸盐、碳酸盐、有机酸盐和有机物结合的状态存在于植物体内,是人体获得矿物质的重要来源,能起到预防和治疗某些慢性疾病、改善人体健康水平的作用。

3.维生素

新鲜水果中所含的维生素主要为维生素 C 和胡萝卜素,而维生素 B_1 和维生素 B_2 的含量不高。水果中的维生素含量受水果的种类的影响,一般黄色和红色水果中含有较多的类胡萝卜素,如杧果、杏、枇杷等;维生素 C 在鲜枣、柠檬、猕猴桃、橘子中的含量较高,可达到 300~600 微克/100 克,现在公认维生素 C 含量最高的水果是刺梨,其他水果如山楂、柑橘中维生素 C 含量也较高;但仁果类水果中维生素 C 的含量并不高,苹果、梨子、桃、李、杏等水果中维生素 C 的含量一般不超过 5~6 毫克/100 克。

4.有机酸

水果中含有多种有机酸而使多数水果呈酸味,其中柠檬酸、苹果酸、酒石酸等相对较多,除此之外,还有少量的苯甲酸、水杨酸和草酸等。仁果类及核果类水果中主要以苹果酸为主,而葡萄中的有机酸主要为酒石酸。在同一种果实中,往往是数种有机酸同时存在,如苹果中主要为苹果酸,同时也含有少量枸橼酸和草酸。

5.植物化学物

水果中除了含有丰富的矿物质和维生素之外,还含有众多植物化学物,如单宁、多酚类化合物、黄酮类物质等。浆果类如草莓、桑葚、蓝莓、猕猴桃中富含花青素、类胡萝卜素和多酚类化合物;柑橘类水果如橘子、柠檬、葡萄柚等富含类胡萝卜素和黄酮类物质;核果类如樱桃、桃、杏、枣、龙眼等主要含有多酚类物质;仁果类如苹果、梨子、柿子、枇杷等主要含有黄酮类物质;瓜果类水果如西瓜、香瓜、哈密瓜等主要含有类胡萝卜素,其中西瓜中主要为番茄红素,哈密瓜中主要为胡萝卜素。常见蔬菜、水果营养价值见表4-5。

表4-5 常见蔬菜、水果营养价值比较(每100g)

食物名称	膳食纤维(g)	胡萝卜素(μg)	硫胺素(mg)	核黄素(mg)	维生素C(mg)	钙(mg)	磷(mg)	钾(mg)
油菜	1.1	620	0.04	0.11	36	108	39	210
胡萝卜	1.1	4130	0.04	0.03	13	32	27	190
四季豆	1.5	210	0.04	0.07	6	42	51	123
绿豆芽	0.8	20	0.05	0.06	6	9	37	68
茄子(紫长)	1.9	180	0.03	0.03	7	55	28	136
番茄	0.5	550	0.03	0.03	19	10	23	163
甜椒	21	340	0.03	0.04	72	14	20	142
黄瓜	0.5	90	0.02	0.03	9	24	24	102
南瓜	0.8	890	0.03	0.04	8	16	24	145
大葱	1.3	60	0.03	0.05	17	29	38	144
韭菜	1.4	1410	0.02	0.09	24	42	38	247
小白菜	1.1	1680	0.02	0.09	28	90	36	178
白萝卜	1.0	20	0.02	0.03	21.0	36.0	26.0	173.0
菜花	1.2	30	0.03	0.08	61	23	47	200
西兰花	1.6	7210	0.09	0.13	90.3	67	72	17

续表

食物名称	膳食纤维 (g)	胡萝卜素 (μg)	硫胺素 (mg)	核黄素 (mg)	维生素 C (mg)	钙(mg)	磷(mg)	钾(mg)
黄豆芽	1.5	30	0.04	0.07	8	21	74	160
冬瓜	0.7	80	0.01	0.01	18	19	12	78
西瓜	0.3	450	0.02	0.03	6	8	9	87
香蕉	1.2	60	0.02	0.04	8	7	28	256
杧果	1.3	897	0.01	0.04	23	7	11	138
鲜枣	1.9	240	0.06	0.09	243	22	23	375
苹果	1.2	20	0.06	0.02	4	4	12	119
梨	3.1	33	0.03	0.06	6	9	14	92
桃	1.3	20	0.01	0.03	7	6	20	166
杏	1.3	450	0.02	0.03	4	14	15	226
葡萄	0.4	50	0.04	0.02	25	5	13	104
柑橘	0.4	890	0.08	0.04	28	35	18	154

（二）水果类食物的合理利用

鲜果中水分含量较高,易于腐烂,故在储存过程中应注意低温冷藏保存,除此之外,水果还可以制作成干果、罐头、果汁、果粉和其他加工制品。其中,干果是由新鲜水果经过加工晒干制成的,如葡萄干、杏干、猕猴桃干、蜜枣等,由于加工工艺的影响,维生素损失较为严重,尤其是维生素 C。但干果便于储存和运输,并具有独特的风味特性,故具有一定的食用价值。为了能更好地摄取水果中的营养物质,应做到食用新鲜水果和现买现吃;适度清洗,避免营养素的流失;除此之外,还应注意合理储存,切勿长期存放水果,导致食物的营养价值降低。

任务四　其他植物性食物的营养价值

任务描述

本任务要求学生了解其他植物性食物的主要营养成分及组成特点,掌握此类食品的营养价值和功能,能够通过学习掌握此类食物的合理利用原则。

任务分析

完成本任务,要学习其他植物性食物的营养价值、功能及其合理利用原则,了解此类食物的主要营养成分及组成特点。

其他植物性食物主要为坚果类食物,坚果是指多种富含油脂的种子类食物,如花生、瓜子、核桃、腰果、松子、杏仁、开心果、莲子等。坚果类食物的特点是高热量、高脂肪,但所含脂肪主要为多不饱和脂肪酸,如 DHA 等,此类营养物质能促进人体大脑发育、提升智力水平。除此之外,坚果类食物中还富含维生素 E,该营养素对预防与营养相关慢性病有益,可提升机体抗氧化功能。

一、主要营养成分及组成特点

(一)蛋白质

坚果类食物的蛋白质含量为 12%~15%,其中有些蛋白质含量更高,如西瓜子和南瓜子中的蛋白质含量达 30% 以上。但坚果中存在限制性氨基酸,从而影响坚果类食物蛋白质的生物学值,如核桃的蛋白质中蛋氨酸和赖氨酸含量相对不足。

(二)脂肪

坚果中油脂含量可高达 44%~70%,脂肪酸构成主要以不饱和脂肪酸为主,且富含必需脂肪酸,是优质的植物性食物来源之一,如常见的核桃脂肪含量为 60% 以上,其中亚油酸、亚麻酸、油酸含量较高;榛子中脂肪含量为 50%~65%,其中单不饱和脂肪酸的比例较高,其对人体具有一定的保健效果。

(三)碳水化合物

坚果类食物中的碳水化合物含量依食物品种的不同而存在差异,含量较高的如栗子为 77%,其他较低的如核桃为 9%。

(四)微量营养素

坚果类食物中的矿物质含量较为丰富,主要有钾、镁、磷、钙、铁、锌、硒等,如黑芝麻中铁的含量较为丰富,腰果中主要富含硒等;坚果类食物中的维生素主要有维生素 E 和 B 族维生素,包括维生素 B_1、维生素 B_2、烟酸、叶酸等,其中黑芝麻中维生素 E 含量高达 50.4 毫克/100 克,葵花籽仁中维生素 B_1 和维生素 B_6 的含量分别为 1.89 毫克/100 克和 1.25 毫克/100 克,故适量地摄入坚果类食物能提供较为丰富的微量营养素。常见坚果类食物营养价值见表 4-6。

表4-6　常见坚果类食物营养价值比较(g/100g)

食物	总脂肪	棕榈酸	硬脂酸	油酸	亚油酸	亚麻酸
核桃	58.8	5.3	2.7	14.3	64.0	12.2
花生	44.3	12.4	3.7	38.4	37.7	0.9
葵花子	52.8	8.3	4.3	19.9	65.2	0.2
南瓜子	46.1	12.4	5.2	37.4	44.7	0.3
松子	58.5	7.8	2.9	37.7	34.7	11.0
西瓜子	44.8	9.7	6.9	11.0	71.6	0.4
榛子	50.3	4.6	1.9	23.5	49.9	3.5

二、坚果类食物的合理利用

大多数坚果可以通过烹调后直接食用,植物油多来自芝麻、葵花子、花生、核桃等。除此之外,坚果仁还经常用于煎炸、烘烤食品的加工工艺中,作为日常零食食用。坚果也是制造糖果、糕点的重要原材料,用于各种烹调食品的加香。多数坚果水分含量较低,故而易于保存。但含油脂较高的坚果中不饱和程度亦较高,易氧化或滋生霉菌而变质,故在坚果类食物的保存过程中应注意将此类食物存放于干燥阴凉处,并尽量密封保存。

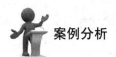
案例分析

为什么说大豆是一种优质的植物性食物?

课堂上学生提出质疑,"当我买得起肉时,我为什么每天要吃大豆呢?"答案在于大豆的营养价值及对人体健康的作用。首先大豆含有丰富的优质蛋白质,可满足人体生长发育、维护健康的需要;其次大豆富含脂肪,而且不含胆固醇,大豆纤维可降血脂、血糖,大豆含多种无机盐及维生素,在控制体重方面有重要的作用。尽管大豆被很多人认可为一种优质的食物资源,但是它们并不是"完美食品",单独食用并不是一种正确的膳食,它们缺乏蔬菜中的维生素A和维生素C。所以在食用大豆时也应注意营养配餐,充分发挥大豆的营养效能。

📖 **视野拓展**

糙米的营养价值

糙米是稻谷脱去外保护皮层稻壳后的颖果、内保护皮层完好的稻米籽粒，由于内保护皮层粗纤维、糠蜡等较多，口感较粗，质地紧密，煮起来也比较费时，但其瘦身效果显著。与普通精致白米相比，糙米维生素、矿物质与膳食纤维的含量更丰富，被视为是一种绿色的健康食品。糙米中钙的含量是白米的 1.7 倍，含铁量是 2.75 倍，烟碱素是 3.2 倍，维生素 B_1 高达 12 倍。糙米中的维生素 E 是白米的 10 倍，纤维素高达 14 倍。与全麦相比，糙米的蛋白质含量虽然不多，但是蛋白质质量较好，主要是米精蛋白，氨基酸的组成比较完全，人体容易消化吸收，但赖氨酸含量较少，含有较多的脂肪和碳水化合物，短时间内可以为人体提供大量的热量。现代营养学研究发现，糙米中米糠和胚芽部分的维生素 B 和维生素 E 能提高人体免疫功能，促进血液循环；还能帮助人们消除沮丧烦躁的情绪，使人充满活力。此外，糙米中钾、镁、锌、铁、锰等微量元素有利于预防心血管疾病和贫血症。它还保留了大量膳食纤维，可促进肠道有益菌增殖，加速肠道蠕动，软化粪便，预防便秘和肠癌。膳食纤维还能与胆汁中的胆固醇结合，促进胆固醇的排出，从而帮助高血脂症患者降低血脂。

▰ **特别提示**

在此模块的学习中，需要仔细分析每类植物性食物的营养特点，掌握合理使用的方法。

模块二 动物性食物的营养价值

▰ **模块概览**

本模块学习烹饪营养学的基础知识，学会本内容，对掌握烹饪营养学的相关原理、营养配餐实践及合理进行食物的烹调加工有重要的意义。

任务一 畜禽类及其制品的营养价值

▰ **任务描述**

本任务要求学生了解畜禽类及其制品的主要营养成分及组成特点，掌握此类食物的营养价值和功能，能够通过学习掌握畜禽类及其制品的合理利用原则。

任务分析

完成本任务,要学习畜禽类及其制品的营养价值、功能及其合理利用原则,了解此类食物的主要营养成分及组成特点。

畜禽肉类主要包括猪、牛、羊、鸡、鸭、鹅等畜禽的肌肉、内脏及其制品。肉类组成成分因动物种类、年龄、性别、肥瘦程度、解剖学部位、运动程度、饲料、营养状况不同而存在显著差异。在畜禽肉中水分含量最不稳定,它与脂肪含量密切相关,随脂肪含量升高而降低。畜禽肉类及其制品营养价值高,易消化、吸收,为膳食中优质蛋白质的主要来源。

一、主要营养成分及组成特点

(一)鲜肉的营养价值

1.蛋白质

畜禽肉蛋白质大部分存在于肌肉组织中,其含量一般在 10%～20%,属于优质蛋白质。动物体内蛋白质含量因动物的品种、年龄、肥瘦程度及部位不同而存在差异,通常牛、羊肉蛋白质含量高于猪肉;若以部位而论,蛋白质含量最高的是背脊的瘦肉,如猪里脊肉蛋白质含量为 20.2%,猪五花肉蛋白质含量仅为 7.7%。禽肉一般含蛋白质 16%～20%,其中鸭肉约含 16%,鹅肉约含 18%,鸡肉约含 20%。

畜禽肉类蛋白质营养价值高,含各种必需氨基酸,尤其富含植物性食品中所缺少的赖氨酸、蛋氨酸等必需氨基酸,因此肉类蛋白质的生物学价值皆在 80% 左右。肉品中的皮肤和筋腱主要为结缔组织,该组织中富含胶原蛋白和弹性蛋白,由于缺乏色氨酸、蛋氨酸、酪氨酸等必需氨基酸,且不易消化,故此类食物的蛋白质利用率较低,其营养价值也较低。

2.脂肪

畜禽肉中脂肪含量同样因动物的品种、年龄、肥瘦程度以及部位的不同而有较大的差异,如猪肥肉脂肪含量高达 90%,猪里脊肉为 7.9%;牛五花肉为 5.4%,瘦牛肉为 2.3%。一般而言,猪肉的脂肪含量高于牛肉、羊肉,但胆固醇含量与牛、羊肉相似。禽肉中脂肪含量因品种不同差异较大,鸡肉脂肪含量不高,如鸡胸脯肉仅含 3% 的脂肪;肥鸭、鹅肉脂肪量可高达 40%,如北京填鸭脂肪含量为 41%。畜肉脂肪中饱和脂肪酸含量较高,主要是棕榈酸和硬脂酸;禽肉脂肪含有丰富的亚油酸,其量约占脂肪总量的 1/5,且易于消化、吸收。畜禽脂肪中含有少量的卵磷脂,胆固醇含量较高,如 100 克肥畜肉含胆固醇 100～200 毫克;畜禽内脏及动物脑组织中胆固醇含量最高,每 100 克含量高达 2000～3000 毫克,故在选择食物时,应注意含胆固醇较高的内脏。

3.碳水化合物

畜禽肉类中碳水化合物含量较低,一般为 1.5%~9%,主要以糖原形式存在于肌肉和肝脏中,除此之外,还含有少量的葡萄糖和微量的果糖等。动物宰杀后贮存过程中由于酶的分解作用,糖原的含量下降,乳酸含量上升,pH 值逐渐下降。此外,禽肉中碳水化合物的含量与年龄有关,如同一品种老禽的碳水化合物含量比幼禽的要高。

4.矿物质

畜禽肉矿物质含量为 0.8%~1.2%,瘦肉中含量高于肥肉,内脏高于瘦肉。畜禽肉中铁主要以血红素铁形式存在,主要在猪肝和鸭肝中含量较高,一般在 23 毫克/100 克左右,且消化吸收率较高。畜禽肉类是人体所需锌、铜、锰、铁等多种微量元素的良好来源,人体对肉类中的各种矿物元素的消化吸收率都高于植物性食品,尤其是铁。禽肉中钙、磷、铁、锌等含量均高于猪、牛、羊肉,且硒含量明显高于畜肉。

5.维生素

畜禽肉可提供多种维生素,其中主要以维生素 A 和 B 族维生素为主。肝脏是动物组织中各种维生素含量最丰富的器官,心、肾除含蛋白质外也含有多种维生素。猪肉的维生素 B_1 含量较牛、羊肉高,牛肉的叶酸含量又高于猪。禽肉中 B 族维生素含量与畜肉相似,其中烟酸的含量较高,每 100 克禽肉中含烟酸 4~8 毫克。常见畜禽类营养价值见表 4-7。

表 4-7 常见畜禽类营养价值比较(每 100g 含量)

部位	能量 (kcal)	蛋白质 (g)	脂肪 (g)	胆固醇 (mg)	VB_1 (mg)	VB_2 (mg)	VA (μg)	钙(mg)	铁(mg)
猪肉(肥瘦)	395	13.2	37.0	80	0.22	0.16	18	6	1.6
猪肉(里脊)	155	20.2	7.9	55	0.47	0.12	5	6	1.5
猪肝	129	19.3	3.5	288	0.21	2.08	4972	6	22.6
猪肾	96	15.4	3.2	354	0.31	1.14	41	12	6.1
牛肉(里脊)	107	22.2	0.9	63	0.05	0.15	4	3	4.4
牛腩	332	17.1	29.3	44	0.02	0.06	6	6	0.6
牛臀肉	117	22.6	2.6	22	0.05	0.09	7	2	1.4
羊肉(肥瘦)	203	19.0	14.1	92	0.05	0.14	22	6	2.3

部位	能量 （kcal）	蛋白质 （g）	脂肪 （g）	胆固醇 （mg）	VB$_1$ （mg）	VB$_2$ （mg）	VA （μgRE）	钙（mg）	铁（mg）
鸡	167	19.3	9.4	106	0.05	0.09	48	9	1.4
鸡肝	121	16.6	4.8	356	0.33	1.10	10414	7	12.0
鸡肫	118	19.2	2.8	174	0.04	0.09	36	7	4.4
鸭	240	15.5	19.7	94	0.08	0.22	52	6	2.2
鸭肝	128	14.5	7.5	341	0.26	1.05	1040	18	23.1
鸭肫	92	17.9	1.3	153	0.04	0.15	6	12	4.3
鹅	245	17.9	19.9	74	0.07	0.23	42	4	3.8

（二）畜禽肉制品的营养价值

根据肉类制品的特性，大致可将其分为3大类：一是熟肉制品，即经过选料、初加工、切配以及蒸煮、酱卤、烧烤等加工处理可以直接食用的肉制品，如灌肠、酱汁肉、酱牛肉、肉松、肉干、烧鸡、火腿肠等；二是腌腊肉制品，即以鲜肉为原料，利用食盐腌渍或加入适当的佐料，再经风、晒整形加工而成，如腌肉、火腿、腊肉、熏肉、香肠、香肚等；三是肉类罐头，指各种符合标准要求的原料经处理、分选、烹调（或不经烹调）、装罐、密封、杀菌、冷却而制成的具有一定真空度的肉制品。

肉制品在加工过程中，部分营养物质可能出现损失、变性或化学转化，使肉的营养价值降低，如热加工可能破坏部分维生素；温度过高或加热时间过长可使蛋白质中的赖氨酸发生美拉德反应，而降低赖氨酸的利用率；强热处理使蛋白质之间相互生成一些不易被肠道酶类水解的化学键等。一般认为，肉类的加工、贮藏对肉类蛋白质和脂肪营养价值的影响很小，受影响最大的是B族维生素。

畜禽肉类制品有其独特的风味，有的亦属于方便食品，如香肠、火腿、罐头等，所以有其特定的市场需求。但有的肉制品如腌腊、熏、烧烤、油炸等食物中的亚硝胺类或多环芳烃类物质的含量较高，可能危害人体健康，故应控制摄入量或尽量避免此类食物的摄入。

（三）动物内脏的营养价值

动物内脏是指在食物加工过程中，经加工处理后的心脏、肝脏、肾脏、胃（又名肚）肠以及血液等食材。动物内脏是一类营养较为丰富、口味鲜美的食品，其中富含多种矿物质和维生素，如肝脏和血液中铁的含量十分丰富，高达10~30毫克/

100 克,可作为日常饮食中铁的最佳膳食来源。一般来说,心、肝、肾等内脏器官的蛋白质含量较高,而脂肪含量较少。不同内脏的蛋白质含量也存在差异,如家畜不同内脏中,肝脏含蛋白质较高,为 18%~20%,心脏、肾脏含蛋白质 14%~17%;禽类的内脏中,肝脏和心脏含蛋白质 13%~17%,且鸡肝、鸡心、鸡肫的蛋白质含量接近鸡肉,而鸭和鹅的肫、肝的蛋白质含量则高于鸭肉、鹅肉。除此之外,畜禽血液中的蛋白质含量分别为:猪血约 12%、牛血约 13%、羊血约 7%、鸡血约 8%、鸭血约 8%。动物血浆蛋白质中含有人体必需的氨基酸,营养价值较高,其赖氨酸和色氨酸含量高于面粉,可以作为蛋白强化剂添加在各种食品和菜肴中。动物内脏不仅在我国传统菜肴中应用广泛,而且在家常菜肴中应用也很普遍,是广大居民群众喜爱的食品之一,如肥鹅肝。但动物内脏中胆固醇含量亦较高,有特殊疾病的人群应注意控制摄入量,从而降低此类食物对人体健康的影响。

二、畜禽肉类的合理利用

畜禽肉蛋白质营养价值较高,属于优质蛋白质,其中所富含的赖氨酸,宜与谷类食物混合搭配,从而达到蛋白质互补的目的。就畜禽肉中的脂肪而言,畜肉中脂肪和胆固醇含量较高,且脂肪主要由饱和脂肪酸构成,食用过多易引起肥胖和高血脂症等疾病,故膳食中应控制此类食物的比例,不宜过多;但禽类肉质中脂肪主要由不饱和脂肪酸构成,对人体健康危害较小,故老年人及患有心脑血管疾病的人群宜食用此类肉质。由于畜禽类内脏中含有较为丰富的维生素、铁、锌、硒、钙等元素,特别是肝脏,维生素 A 和 B 族维生素含量较高,因此可适当食用;但其中的胆固醇含量亦较高,所以食用时应注意控制摄入量,避免过量食用危害健康。

任务二　蛋类及其制品的营养价值

任务描述

本任务要求学生了解蛋类及其制品的主要营养成分及组成特点,掌握此类食物的营养价值和功能,能够通过学习掌握蛋类及其制品的合理利用原则。

任务分析

完成本任务,要学习蛋类及其制品的营养价值、功能及其合理利用原则,了解此类食物的主要营养成分及组成特点。

蛋类主要包括鸡蛋、鸭蛋、鹅蛋、鹌鹑蛋、鸽蛋、鸵鸟蛋、火鸡蛋、海鸥蛋及其加工制成的咸蛋、松花蛋等。蛋类的营养素含量不仅丰富，而且质量也较好，属于优质蛋白质，是一类蛋白质、脂肪以及各种微量营养素含量较为丰富、营养价值较高的食品。

蛋制品是以蛋类为原料加工制成的产品，其种类较多，如皮蛋（松花蛋）、咸蛋、糟蛋、蛋白片、蛋白粉、蛋黄粉、冰蛋以及各种蛋制品饮料等。

一、蛋类的基本结构

蛋类是人类重要的食物来源之一，蛋类品种丰富，其中又以鸡蛋最为普遍，食用率最高。蛋类按其结构是由蛋壳、蛋黄、蛋白和蛋系带等部分所组成，分别具有以下的营养价值：

（一）蛋壳

蛋壳在最外层，壳上布满细孔，占全蛋重量的 11%～13%，主要由碳酸钙构成，非常容易消化、吸收，是补充钙质的最佳来源，在正常情况下，若每天摄入约 2 克研成粉状的蛋壳，可预防因钙质不足、骨量减少而导致的腰酸背痛、容易骨折或罹患骨质疏松症。蛋壳表面附着有霜状水溶性胶状黏蛋白，对微生物进入蛋内和蛋内水分及二氧化碳过度向外蒸发起到一定的保护作用。蛋壳的颜色从白色到棕色，其是由蛋壳中的原卟啉色素决定，该色素的合成因不同的品种而异，但与蛋的营养价值关系不大。

（二）蛋黄

蛋黄由无数富含脂肪的球形微胞所组成，为浓稠、不透明、半流动黏稠物，表面包围有蛋黄膜，由两条系带将其固定在蛋中央。蛋黄含有丰富的蛋白质、脂肪、钙、卵磷脂和铁质等营养成分，其中卵磷脂被肠胃吸收之后，可促进血管中胆固醇的排除，有预防动脉粥样硬化的功效。且卵磷脂经消化、吸收之后，可生成胆碱，这种物质与脑部的神经传达作用有关，可提升与促进学习、记忆能力，以及预防老年痴呆；胆碱还可抑制脂肪在肝脏中的过量存积，避免形成脂肪肝及改善肝脏机能。除此之外，蛋黄所含的铁质利用率较高，其也是最佳的天然补血食品。

（三）蛋白

蛋白亦称为蛋清，其为白色半透明黏性胶状物质。蛋白中含有一种叫白蛋白的蛋白，具有清除活性氧的作用，可增强人体免疫力，达到防癌的功效。且蛋白中的卵白蛋白经消化酶分解之后，可以产生一种溶解酶，可活化巨噬细胞，抵抗外来病菌的入侵，提高身体的免疫力。

（四）蛋系带

蛋黄左右有两条白色的索状物，就是蛋系带，它是蛋白的一部分，也是优质蛋白质的来源。除此之外,它还含有一种与燕窝中相同的物质涎酸,其具有较强的抗氧化作用,可与侵入人体的病毒结合,进而消灭病毒,防止感染的产生,并且有预防癌变的作用。

二、蛋类及其制品的主要营养成分

蛋类中的宏量营养素含量较为稳定,微量营养素含量则受到蛋类品种、饲料、季节等多方面的影响。

(一)蛋白质

蛋类蛋白质含量一般在10%以上。全鸡蛋蛋白质的含量为12%左右,蛋白中含量略低,蛋黄中较高,加工成咸蛋或松花蛋后,变化不大。鸭蛋的蛋白质含量与鸡蛋类似。蛋类蛋白质氨基酸组成与人体氨基酸模式最接近,因此生物价值也最高,可高达94%,是其他食物蛋白质的1.4倍左右。蛋类蛋白质中赖氨酸和蛋氨酸含量较高,和谷类、豆类食物混合食用,可弥补其赖氨酸或蛋氨酸不足的现象。蛋类食品中还富含半胱氨酸,加热过度使半胱氨酸部分分解产生硫化氢,与蛋黄中的铁结合可形成黑色的硫化铁,故煮蛋中蛋黄表面的青黑色和鹌鹑蛋罐头的黑色物质就来源于此。因为蛋类食品中蛋白质含量较高,且易于消化、吸收,通常被用作参考蛋白。

(二)脂类

蛋类中脂肪分布较不均衡,蛋白中含脂肪极少,98%的脂肪主要存在于蛋黄当中,蛋黄中的脂肪几乎全部以与蛋白质结合的良好乳化形式存在,因其分散成细小的颗粒,因而消化吸收率较高。鸡蛋黄中脂肪含量28%~33%,其中中性脂肪含量占62%~65%,磷脂占30%~33%,固醇占4%~5%,还有微量脑苷脂类。蛋黄中性脂肪的脂肪酸中,以单不饱和脂肪酸、油酸含量最为丰富,占50%左右,亚油酸约占10%,其余主要是硬脂酸、棕榈酸和棕榈油酸,还含微量的花生四烯酸。

蛋黄是磷脂的良好食物来源,主要为卵磷脂和脑磷脂,除此之外,还含有神经鞘磷脂,其所含的卵磷脂具有降低血胆固醇的效果,并能促进脂溶性维生素的吸收。蛋中胆固醇含量极高,主要集中在蛋黄,如鸡蛋中胆固醇含量为585毫克/100克,而鸡蛋黄中胆固醇含量可高达1510毫克/100克。加工成咸蛋或松花蛋后,胆固醇含量无明显变化。

(三)碳水化合物

蛋中碳水化合物含量较低,蛋黄略高于蛋白。如鸡蛋中碳水化合物含量为1%左右,且分为两种状态存在:一部分与蛋白质相结合而存在,含量为0.5%左右;另一部分游离存在,含量约0.4%。后者中98%为葡萄糖,其余为微量的果糖、甘露糖、阿拉伯糖、木糖和核糖。这些微量的葡萄糖是蛋粉制作中发生美拉德反应的原因之一,因此生产上在干燥工艺之前采用葡萄糖氧化酶除去蛋中的葡萄糖,使其在加工储藏过程中不易发生褐变。在蛋类加工成咸蛋或松花蛋等制品后其碳水化合物含量略有升高。

(四)矿物质

蛋中的矿物质主要存在于蛋黄部分,蛋白部分含量较低。蛋黄中含矿物质1.0%~1.5%,其中以磷、钙、钾、钠含量较高,如磷为240毫克/100克、钙为112毫克/100克。除此之外,蛋黄中还含有丰富的铁、镁、锌、硒等矿物质。蛋黄中所含铁元素较多,但以非血红素铁形式存在,并与卵黄高磷蛋白结合。由于卵黄高磷蛋白对铁的吸收具有干扰作用,故而蛋黄中铁的生物利用率较低,仅为3%左右。

(五)维生素

蛋中维生素含量十分丰富,且品种较为完全,包括所有的 B 族维生素、维生素A、维生素 D、维生素 E、维生素 K 和微量的维生素 C,其中绝大部分维生素 A、维生素 D、维生素 E 和大部分维生素 B_1 都存在于蛋黄当中。鸭蛋和鹅蛋的维生素含量总体而言高于鸡蛋,每 100 克鸭蛋黄、鹅蛋黄中的维生素 A 含量可高达 1500 微克。此外,蛋中的维生素含量受到禽类品种、季节和饲料中维生素含量的影响。常见蛋类营养价值见表4-8。

表4-8　常见蛋类营养价值比较(每100g 含量)

名称	蛋白质(g)	脂肪(g)	糖类(g)	热量(kcal)	胆固醇(mg)	视网醇(g)	核黄素(mg)	硫胺素(mg)	钙(mg)	铁(mg)
鸡蛋	12.8	11.1	1.3	164	585	194	0.32	0.13	44	2.3
鸡蛋白	11.6	6.1	3.1	60	—		0.31	0.04	9	1.6
鸡蛋黄	15.2	28.2	3.4	328	1510	438	0.29	0.33	112	6.5
鸭蛋	12.6	13.0	3.1	186	565	261	0.35	0.17	62	2.9
咸鸭蛋	12.7	12.7	6.3	178	647	134	0.33	0.16	118	3.6
松花蛋	14.2	10.7	4.5	171	608	215	0.18	0.06	63	3.3
鹌鹑蛋	12.8	11.1	2.1	160	515	337	0.49	0.11	47	3.2

三、蛋类及其制品的合理利用

在生鸡蛋蛋白中,含有抗生物素蛋白和抗胰蛋白酶。抗生物素蛋白能与生物素在肠道内结合,影响生物素的吸收,食用者可引起食欲不振、全身无力、毛发脱落、皮肤发黄、肌肉疼痛等生物素缺乏的症状;抗胰蛋白酶能抑制胰蛋白酶的活力,妨碍蛋白质消化、吸收,故不可生食蛋白。烹调加热可破坏这两种物质,消除它们的不良影响。但是蛋类不宜过度加热,否则会使蛋白质过分凝固,甚至变硬变韧,形成硬块,反而影响食欲及消化、吸收。

蛋黄中的胆固醇含量较高,大量食用能引起高脂血症,是动脉粥样硬化、冠心病等疾病的致病因素。但蛋黄中还含有大量的卵磷脂,对心血管疾病有防治作用。因此,吃鸡蛋要适量。据研究,每人每日吃一个鸡蛋,对血清胆固醇水平无明显影响,还可发挥禽蛋其他营养成分的作用。

任务三　奶类及其制品的营养价值

任务描述

本任务要求学生了解奶类及其制品的主要营养成分及组成特点,掌握此类食物的营养价值和功能,能够通过学习掌握奶类及其制品的合理利用原则。

任务分析

完成本任务,要学习奶类及其制品的营养价值、功能及其合理利用原则,了解此类食物的主要营养成分及组成特点。

奶类是指动物的乳汁,经常食用的是牛奶和羊奶。乳类经浓缩、发酵等工艺可制成奶制品,如奶粉、酸奶、炼乳等。乳类及其制品几乎含有人体需要的所有营养素,除维生素 C 含量较低外,其他营养素含量都比较丰富,是优质蛋白质、B 族维生素、钙等营养素的良好来源,有较高的营养价值,不仅是婴儿的主要食物,也是老弱和病患者的营养食品。

一、主要营养成分及组成特点

鲜乳主要是由水、脂肪、蛋白质、乳糖、矿物质、维生素等组成的一种复杂乳胶体,水分含量占 86%~90%,因此其营养素含量与其他食物比较相对较低。某些乳制品加工时除去了大量的水分,故其营养素含量比鲜乳要高,但某些营养素受加工的影响,相对含量有所下降。

(一)蛋白质

液态奶中蛋白质含量因不同品种而存在差异,一般牛乳中的蛋白质含量比较恒定,在 3.0% 左右;羊奶中的蛋白质含量为 1.5%;人乳中蛋白质含量为 1.3%。传统上将牛奶蛋白质划分为酪蛋白和乳清蛋白两类。酪蛋白约占牛乳蛋白质的80%,乳清蛋白约占20%。乳清蛋白对热不稳定,加热时容易发生凝固并沉淀,而其中存在的微量乳球蛋白与人体免疫有关。奶类蛋白质为优质蛋白质,其消化吸收率为87%~89%,故而对人体健康有益。

（二）脂肪

鲜奶中脂肪含量一般为3%~5%,主要由甘油三酯、少量磷脂和胆固醇构成,如牛奶含脂肪2.8%~4.0%,其中磷脂含量为20~50毫克/100毫升,胆固醇含量为13毫克/100毫升。乳脂肪以微粒形式分散在乳浆中,呈高度乳化状态,容易消化、吸收,吸收率可高达97%。乳脂肪中脂肪酸组成复杂,油酸占30%,亚油酸和亚麻酸分别占5.3%和2.1%。短链脂肪酸含量也较高,这是乳脂肪风味良好且易于消化的原因。

（三）碳水化合物

乳类碳水化合物含量为3.4%~7.4%,主要形式为乳糖。人乳中乳糖含量最高,羊乳居中,牛乳最少。由于乳糖可促进钙等矿物质的吸收,也为婴儿肠道内双歧杆菌的生长所必需,其还具有调节胃酸、促进胃肠蠕动和促进消化液分泌的作用,故此类食物对肠道健康具有重要意义。

（四）矿物质

奶类中的矿物质主要包括钠、钾、钙、镁、氯、磷、硫、铜、铁等。牛奶中含钙104毫克/100毫升,且吸收率较高,是钙的良好来源。乳类中的矿物质大部分能够与有机酸结合形成盐类,少部分与蛋白质结合或吸附在脂肪球膜上。但应注意,奶类中的铁含量较低,为贫铁食物,故在婴幼儿的喂养中应注意合理补铁。

（五）维生素

奶类中含有人体所需各种维生素,其含量与饲养方式和季节有关,如放牧期牛乳中维生素 A、维生素 D、胡萝卜素和维生素 C 含量较冬、春季在棚内饲养明显增多。牛奶是 B 族维生素的良好来源,特别是维生素 B_2;但其中的维生素 D 含量较低,受季节影响,一般夏季日照多时,其含量有一定的增加。

二、乳制品的营养成分

乳制品主要包括炼乳、奶粉、酸奶等。乳制品因加工工艺不同,其营养成分有很大差异。

（一）酸奶

酸奶是在消毒鲜奶中接种乳酸杆菌并使其在控制条件下生长、繁殖、发酵而制成。牛奶经乳酸菌发酵后游离的氨基酸和肽含量会增加,因此更易消化、吸收。乳糖减少,使乳糖酶活性低的成人易于接受。维生素 A、维生素 B_1、维生素 B_2 等的含量与鲜奶含量相似,但叶酸含量却增加了 1 倍左右,胆碱也明显增加。此外,酸奶的酸度增加,有利于维生素的保护。乳酸菌进入肠道可抑制一些腐败菌的生长,调整肠道菌相,防止腐败胺类对人体的不良作用,有益于人体健康,尤其对乳糖不耐症的人群更适合。

(二)炼乳

炼乳为浓缩奶的一种,分为淡炼乳和甜炼乳。

1.淡炼乳

淡炼乳是鲜奶经低温真空条件下浓缩,除去约 2/3 的水分,再经灭菌而成。因受加工因素的影响,维生素遭受一定的破坏,因此对常用维生素加以强化,按适当的比例冲稀后,营养价值基本与鲜奶相同。淡炼乳在胃酸作用下,可形成凝块,便于消化、吸收,适合婴儿和对鲜奶过敏者食用。

2.甜炼乳

甜炼乳是在鲜奶中加入约 15% 的蔗糖后按淡炼乳制作工艺制成的,其中糖含量可达 45% 左右,利用其渗透压的作用,可抑制微生物的繁殖。因糖分过高,需经大量水冲淡,营养成分相对下降,不宜供婴儿食用。

(三)奶粉

奶粉是以生牛(羊)乳为原料,经脱水干燥制成的粉状产品。根据食用目的,可制成全脂奶粉、脱脂奶粉、配方奶粉等。

1.全脂奶粉

全脂奶粉是将鲜奶浓缩后除去 70%~80% 水分,经喷雾干燥或热滚筒法脱水制成。喷雾干燥法所制奶粉粉粒小,溶解度高,无异味,营养成分损失少,营养价值较高。热滚筒法生产的奶粉颗粒大小不均,溶解度小,营养素损失较多。一般全脂奶粉的营养成分约为鲜奶的 8 倍左右。

2.脱脂奶粉

脱脂奶粉是将鲜奶脱去脂肪,再经上述全脂奶粉制作方法制成的奶粉。此类奶粉脂肪含量仅为 1.3%,其脱脂过程使脂溶性维生素损失较多,其他营养成分变化不大。一般而言,脱脂奶粉较为适合腹泻婴儿及需要低脂膳食的人群食用。

3.配方奶粉

配方奶粉又称"母乳化奶粉",是以牛奶为基础,参照人乳组成的模式和特点,进行调整和改善,使其更适合婴儿的生理特点和需要。配方奶粉主要是减少了牛乳粉中酪蛋白、甘油三酯、钙、磷和钠的含量,添加了乳清蛋白、亚油酸和乳糖,并强化了维生素 A、维生素 D、维生素 B_1、维生素 B_2、维生素 C、叶酸和微量元素铁、铜、锌、锰等。目前,国家食品安全标准中已有多项婴儿配方奶粉标准,营养素成分明确,产品可依此制造。

(四)干酪

干酪也称奶酪,为一种营养价值很高的发酵乳制品,是在原料乳中加入适当量的乳酸菌发酵剂或凝乳酶,使蛋白质发生凝固,并加盐、压榨排除乳清之后的产品。

奶酪中的蛋白质大部分为酪蛋白,经凝乳酶或酸作用而形成凝块,但也有一部分白蛋白和球蛋白被机械地包含于凝块中。经过发酵作用,奶酪中含有肽类、氨基酸和非蛋白氮等成分。除少数品种外,大多数品种的蛋白质中包裹的脂肪成分多占奶酪固形物的45%以上,而脂肪在发酵中的分解产物使奶酪具有独特的风味特性。奶酪制作过程中大部分乳糖随乳清流失,少量在发酵中起到促进乳酸发酵的作用,对抑制杂菌的繁殖有一定作用。除此之外,奶酪中还含有原料乳中的各种维生素,其中脂溶性维生素大多保留在蛋白质凝块当中,而水溶性的维生素有部分损失,但含量仍不低于原料乳。原料乳中微量的维生素C几乎全部损失,而奶酪的外皮部分B族维生素含量高于中心部分。常见奶类及其制品营养价值见表4-9。

表4-9　常见奶类及其制品营养价值比较(每100g含量)

名称	能量(kcal)	蛋白质(g)	脂肪(g)	糖类(g)	胆固醇(mg)	维生素 B_1(mg)	维生素 B_2(mg)	维生素A(μgRE)	钙(mg)	磷(mg)	铁(mg)	锌(mg)
人乳	65	1.3	3.4	7.4	11	0.01	0.05	11	30	13	0.1	0.28
牛乳	54	3.0	3.2	3.4	15	0.03	0.14	24	104	73	0.3	0.42
鲜羊乳	59	1.5	3.5	5.4	31	0.04	0.12	84	82	98	0.5	0.29
牛乳粉	484	19.9	22.7	49.9	68	0.28	0.68	77	1797	324	1.4	3.71
酸奶	72	2.5	2.7	9.3	15	0.03	0.15	26	118	85	0.4	0.53
奶酪	328	25.7	23.5	3.5	11	0.06	0.91	152	799	326	2.4	6.97

三、乳类及其制品的合理利用

鲜奶水分含量较高,营养素种类齐全,十分有利于微生物生长繁殖,因此须经严格消毒灭菌后方可食用。消毒方法常用煮沸法和巴氏消毒法。

鲜奶应避光保存,以保护其中的维生素,经研究发现,鲜牛奶经日光照射1分钟,其B族维生素会很快消失,即使在微弱的阳光下,经6小时照射后,B族维生素也仅剩一半。故为了获取更为全面的营养,应做到新鲜食用。

任务四　水产品的营养价值

任务描述

本任务要求学生了解水产品的主要营养成分及组成特点,掌握此类食物的营养价值和功能,能够通过学习掌握水产品的合理利用原则。

任务分析

完成本任务,要学习水产品的营养价值、功能及其合理利用原则,了解此类食物的主要营养成分及组成特点。

水产品是指由水域中人工捕捞、获取的水产资源,如鱼类、软体类、甲壳类、海兽类和藻类等动植物。水产品种类繁多,全世界仅鱼类就有 2.5 万～3 万种,海产鱼类超过 1.6 万种。在种类繁多的海洋动物资源中,可供人类食用、具有食用价值的主要有鱼类、鲸类、甲壳类、软体类和海龟类。水产类食物是蛋白质、矿物质和维生素的良好来源。

一、鱼类

按照鱼的生活环境,可以把鱼类分为海水鱼(如带鱼、鳕鱼、鲱鱼等)和淡水鱼(如鲤鱼、鲫鱼、鲑鱼等)。

(一)主要营养成分及组成特点

1.蛋白质

鱼类蛋白质含量为 15%～20%,平均为 18%左右,其中鲨鱼、青鱼等含量较高,在 20%以上。鱼类蛋白质的氨基酸组成较平衡,与人体氨基酸组成较为接近,故利用率较高,生物价可达 85～90,故是人类优质蛋白质的良好来源。

2.脂肪

鱼类脂肪含量为 1%～10%,平均为 5%左右,呈不均匀分布,主要存在于皮下和脏器周围,肌肉组织中含量甚少。不同鱼种含脂肪量有较大的差异,如鳕鱼含脂肪在 1%以下,而河鳗脂肪含量则高达 10.8%。鱼类脂肪多由不饱和脂肪酸组成,一般占 60%以上,熔点较低,通常呈液态,消化率为 95%左右。一些深海鱼类脂肪含长链多不饱和脂肪酸,其中含量较高的有 DHA(二十二碳六烯酸)和 EPA(二十碳五烯酸),具有调节血脂、防治动脉粥样硬化、辅助抗肿瘤等作用。鱼类胆固醇一般为 100 毫克/100 克,但鱼子中含量较高,如鳕鱼籽胆固醇含量为 1070 毫克/

100 克。

3.碳水化合物

鱼类碳水化合物的含量较低,为 1.5% 左右,主要以糖原形式存在。但有些鱼不含碳水化合物,如草鱼、青鱼、鲢鱼、银鱼等。

4.矿物质

鱼类矿物质含量为 1%~2%,其中硒和锌的含量极为丰富,如鲤鱼、泥鳅、鲑鱼、鲈鱼、带鱼、鳗鱼中锌含量均超过 2 毫克/100 克;此外,钙、钠、氯、钾、镁等含量也较多,其中钙的含量多于禽肉,但钙的吸收率较低。海产鱼类富含碘,有的海产鱼含碘量为 500~1000 微克/公斤,而淡水鱼碘含量仅为 50~400 微克/公斤。

5.维生素

鱼类是维生素 B_2 的良好来源,维生素 E、维生素 B_1 和烟酸的含量也较高,但几乎不含维生素 C。鱼类肝脏及鱼油和鱼肝油则是维生素 A 和维生素 D 的重要来源,也是维生素 E(生育酚)的一般来源。常见水产品营养价值见表 4-10。

表 4-10　常见水产品营养价值比较(每 100g 含量)

名称	食部 (g)	热量 (kcal)	蛋白质 (g)	脂肪 (g)	胆固醇 (mg)	VB_1 (mg)	VB_2 (mg)	VA (μgRE)	钙 (mg)	铁 (mg)
草鱼	58	96	17.7	2.6	47	0.04	0.05	11	17	1.3
鲢鱼	61	104	17.8	3.6	99	0.03	0.07	20	190	1.4
鲫鱼	54	108	17.1	2.7	130	0.04	0.09	17	79	1.3
带鱼	76	127	17.6	4.9	76	0.02	0.06	29	28	1.2
小黄花鱼	63	99	17.9	3.0	74	0.04	0.04	—	78	0.9
鲈鱼	58	105	18.6	3.4	86	0.03	0.17	19	138	2.0
金枪鱼	40	101	18.6	2.9	54	0.01	0.03	20	102	1.4
黄鳝	67	89	18.0	1.4	126	0.06	0.98	50	42	2.5
鲤鱼	54	109	17.6	4.1	84	0.03	0.09	25	50	1.0
河虾	86	87	16.4	2.4	240	0.04	0.03	48	324	4.0
基围虾	60	101	18.2	1.4	181	0.02	0.07	—	53	2.0
虾皮	100	153	30.7	2.2	428	0.02	0.14	19	991	6.7
河蟹	42	103	17.5	2.6	267	0.06	0.24	389	126	2.9
鲜扇贝	35	60	11.1	0.6	140	—	0.10		142	7.2

（二）鱼类食物的合理利用

1.充分利用鱼类营养资源

鱼类中富含优质蛋白质，容易被人体消化、吸收；且含有较少的饱和脂肪酸和较多的不饱和脂肪酸，如 DHA、EPA 等营养成分，为健脑益智和健康促进的良好食物来源。

2.防止腐败变质

鱼类因水分和蛋白质含量高，结缔组织较少，较畜禽肉更易腐败变质，特别是青皮红肉鱼，如鲐鱼、金枪鱼等，其中组氨酸含量也较高，所含的不饱和双键极易被氧化破坏，能产生脂质过氧化物，对人体有害。因此打捞的鱼类需及时保存或加工处理，防止腐败变质。在烹调青皮红肉鱼时，应加入适量的雪里蕻和红果，以及通过加醋的形式来降低其中的组胺含量；保存处理一般采用低温或食盐来抑制组织蛋白酶的作用和微生物的生长繁殖，从而确保食品安全。

3.防止食物中毒

有些鱼含有极强的毒素，如河豚鱼，虽其肉质细嫩，味道鲜美，但其卵、卵巢、肝脏和血液中含有极毒的河豚毒素，若不会加工处理，可引起急性中毒而死亡，故烹调河豚鱼必须由持有相关证书的厨师来进行操作，以免误食导致食物中毒事件的发生。

二、甲壳类和软体动物类

甲壳类和软体动物类主要包括虾、蟹、贻贝、扇贝、章鱼、乌贼、牡蛎等。此类食物的蛋白质含量在15%左右，并含有全部的必需氨基酸，其中酪氨酸和色氨酸的含量比牛肉和鱼肉高。在贝类肉中还含有丰富的牛磺酸，其含量普遍高于鱼类，尤其以海螺、杂色蛤为最高，其含量为500～900毫克/100克。脂肪和碳水化合物含量较低，脂肪含量平均在1%左右，碳水化合物含量平均在3.5%左右。维生素含量与鱼类相似，其中含有较多的维生素 A、烟酸和维生素 E，维生素 B_1 含量与鱼类相似，普遍较低。矿物质多在1%～1.5%，其中钙、钾、钠、铁、锌、硒、铜等含量丰富。

水产动物的肉质一般都非常鲜美，这与其中所含的一些呈味物质有关。鱼类和甲壳类的呈味物质主要是游离的氨基酸、核苷酸等；软体类动物中的一部分，如乌贼类的呈味物质也是氨基酸，尤其是含量丰富的甘氨酸。贝类的主要呈味成分为琥珀酸及其钠盐，琥珀酸在贝类中含量很高，干贝中达0.14%，螺为0.07%，牡蛎为0.05%。此外，一些氨基酸如谷氨酸、甘氨酸、精氨酸、牛磺酸，以及腺苷、钠、钾、氯等也为其呈味成分。

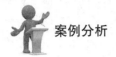

案例分析

为什么有人对牛奶消化不良？

有些人喝牛奶后出现腹痛、腹泻、恶心、呕吐、产生过多气体等现象，营养学上称之为"乳糖不耐症"。全世界有75%的人随年龄的增长逐渐丧失了制造足够乳糖酶的能力，乳糖酶是用来消化牛奶中的乳糖的。乳糖酶生成于小肠，可以使乳糖断裂为单糖部分，即生成葡萄糖和半乳糖后被人体消化吸收。牛奶是人体补充钙元素的优良来源，为了防止因饮用鲜牛奶出现"乳糖不耐症"现象，必须找到一种牛奶的代用品，可以用发酵过的奶制品代替。另外在选购鲜牛奶时，关注包装袋上的营养标签，乳糖的含量会在其产品成分中被标出。

视野拓展

营养素贮存中的差异

食物中有些营养素在体内贮存量特别大，如有些维生素会无限地在身体中积累，即使达到有毒的浓度也不会停止，而其他的营养素无论摄入量有多大只能贮存一点，很快就会被消耗殆尽，当你学习身体如何处理各种营养素和能量时，一定要注意它们是如何贮存的、在不同食物中的含量，这样你就能知道身体的摄入极限。例如，人并非每一餐都要吃脂肪，因为人体脂肪储备很充足，然而在一天里你必须间歇地吃一些糖，可以是粮食、水果、块茎类、蜂蜜、食用糖等食材提供，因为肝细胞内贮存的糖原不够全天使用，因此必须准确地了解每一类食物的营养素分布。

特别提示

在学习此模块时，需对比不同种类的动物性食物营养价值，以便在营养配餐中合理选用。

模块三　调味品及饮料的营养价值

模块概览

本模块学习烹饪营养学的基础知识，学会本内容，对掌握烹饪营养学的相关原理、营养配餐实践及合理进行食物的烹调加工有重要的意义。

任务一　调味品的营养价值

任务描述

本任务要求学生了解调味品的主要营养成分及组成特点,掌握此类食物的营养价值和功能,能够通过学习掌握调味品的合理利用原则。

任务分析

完成本任务,要学习调味品的营养价值、功能及其合理利用原则,了解此类食物的主要营养成分及组成特点。

调味品是指以粮食、蔬菜等为原料,经发酵、腌渍、水解、混合等工艺制成的各种用于烹调调味和食品加工的物质。目前,我国调味品大致可分为发酵调味品、酱腌菜类、香辛料类、复合调味品类以及盐、糖等。调味品除具有调味价值之外,大多也具有一定的营养和保健价值,其中有部分调味品因为使用量非常少,其营养价值并不十分重要;但也有部分调味品构成了日常饮食的一部分,并对维持健康起着不可忽视的作用。

一、调味品分类

(一)发酵调味品

这一类是以谷类和豆类为原料,经微生物的酿造工艺而生产的调味品,包括酱油类、食醋类、酱类、腐乳类、豆豉类、料酒类等多个门类,其中每一门类又包括天然酿造品和配制品。

(二)酱腌菜类

包括酱渍、糖渍、糖醋渍、糟渍、盐渍等各类制品。

(三)香辛料类

以天然香料植物为原料制成的产品,包括辣椒制品、胡椒制品、其他香辛料干制品及配制品等。除此之外,还包括大蒜、葱、洋葱、香菜等生鲜蔬菜类调味品。

(四)复合调味品类

包括固态、半固态和液态复合调味料,也可以按用途划分为开胃酱类、风味调料类、方便调料类、增鲜调料类等。

（五）其他调味品

包括盐、糖、调味油，以及水解植物蛋白、海带浸出物、酵母浸膏、香菇浸出物等。

（六）各种食品添加剂

这一类是指为改善食品品质和色、香、味以及防腐和加工工艺的需要而加入食品中的化学合成或天然物质，包括味精、酶制剂、柠檬酸、甜味剂、酵母、香精香料、乳化增稠剂、品质改良剂、防腐剂、抗氧化剂、食用色素等。

二、主要调味品的营养价值

调味品除去具有调味价值之外，大多也具有一定的营养价值和保健价值。同时，调味品的选择和食用习惯往往对健康也有着相当大的影响。

（一）盐

咸味是食物中最基本的味道，而膳食中咸味的来源主要是食盐，即氯化钠。钠离子可以提供最纯正的咸味，而氯离子为助味剂。钾盐、铵盐、锂盐等也具有咸味，但咸味不正且具有一定苦味。目前市场上还有低钠盐、钾盐等适用于特殊人群的烹调食用盐。

健康人群每日摄入 6g 食盐即可完全满足机体对钠的需要，如摄入食盐过量，则与高血压病的发生具有相关性。在日常饮食中，咸味和甜味可以相互抵消，在 1%~2% 的食盐溶液中添加 10% 的糖，几乎可以完全抵消咸味，因而在很多感觉到甜咸两味的食品中，食盐的浓度要比感觉到的更高。另外，酸味可以强化咸味，在 1%~2% 的食盐溶液中添加 0.01% 的醋酸就可以感觉到咸味更强。因此，在烹饪过程中加入醋调味可以减少食盐的用量，而有利于减少钠的摄入。

（二）糖和甜味剂

日常使用的食糖主要成分为蔗糖，是食品中甜味的主要来源。蔗糖可以提供纯正愉悦的甜味，也具有调和百味的作用，为菜肴带来醇厚的味觉，在炖烧菜肴中还具有促进美拉德反应而增色增香的作用。食用蔗糖主要分为白糖、红糖两类，其中白糖又分为白砂糖和绵白糖两类。白砂糖纯度最高，达 99% 以上；绵白糖纯度仅为 96% 左右，此外还含有少量还原糖类，其吸湿性较强，容易结块。红糖含蔗糖 84%~87%，其中含水分 2%~7%，有少量果糖和葡萄糖，以及较多的矿物质。烹调过程中的褐色则主要来自羰氨反应和酶促褐变所产生的类黑素。

（三）酱油和酱类调味品

酱油和酱是以小麦、大豆及其制品为主要原料，接种曲霉菌种，经发酵酿制而成，其营养成分与原料有很大关系。以大豆为原料制作的酱中蛋白质含量比较高,可达 10%~12%;以小麦为原料制作的甜面酱中蛋白质含量则在 8% 以下;若在制作过程中加入了芝麻等蛋白质含量高的原料,则蛋白质含量可达到 20% 以上。

酱油中含有少量还原糖以及少量糊精,它们也是构成酱油浓稠度的重要成分。酱油中糖的含量差异在不同品种之间较大,从 3% 以上直到 10% 左右。黄酱中含还原糖较低。以面粉为原料的甜面酱中糖含量可高达近 20%,高于以大豆为原料制作的大酱。除此之外,酱油中还含有一定数量的 B 族维生素,其中维生素 B_1 含量在 0.01 毫克/100 克左右,而维生素 B_2 含量则较高,可达 0.05~0.20 毫克/100 克;烟酸含量在 1 毫克/100 克以上。酱类中维生素 B_1 含量与原料含量相当,而维生素 B_2 含量在发酵之后显著提高,含量为 0.1~0.4 毫克/100 克;烟酸含量也较高,达 1.5~2.5 毫克/100 克。此外,经过发酵产生了原料中不含有的维生素 B_{12},对素食者预防维生素 B_{12} 缺乏有一定意义。

酱油和酱中的咸味主要来自氯化钠,酱油中所含的氯化钠为 12%~14%,酱类的含盐量通常为 7%~15%,故高血压人群的饮食当中也应控制此类调味品的摄入量。此外,酱油和酱中还含有多种酯类、醛和有机酸,是其香气的主要来源。

(四)醋类

醋类按原料可以分为粮食醋和水果醋,按照生产工艺可以分为酿造醋、配制醋和调味醋,按颜色可以分为黑醋和白醋,目前大多数食用醋都属于以酿造醋为基础调味制成的复合调味酿造醋。醋中蛋白质、脂肪和碳水化合物的含量都不高,但却含有较为丰富的钙和铁。醋的总氮含量为 0.2%~1.2%,其中氨基酸态氮占一半左右。碳水化合物含量差异较大,多数在 3%~4%,而老陈醋可高达 12%,白米醋仅为 0.2%。醋中氯化钠含量在 0~4%,多数在 3% 左右。水果醋含酸量约为 5%,还原糖为 0.7%~1.8%,总氮为 0.01% 左右。

(五)味精和鸡精

味精即谷氨酸单钠结晶而成的晶体,是以粮食为原料,经谷氨酸细菌发酵产生出来的天然物质。味精在以谷氨酸单钠形式存在时鲜味最强,以二钠盐形式存在时则完全失去鲜味,因而,它在 pH 值为 6.0 左右时鲜味最强,当 pH 值小于 6 时,鲜味下降,pH 值大于 7 时失去鲜味。味精同样含有一定的钠,使用时须注意。

目前市场上销售的"鸡精"等复合鲜味调味品中含有味精、鲜味核苷酸、糖、盐、肉类提取物、蛋类提取物、香辛料和淀粉等成分,调味后赋予食品以复杂而自然的美味,增加食品鲜味的浓厚感和饱满度。鸡精中的核苷酸类物质容易被食品中的磷酸酯酶分解,因此鸡精最好在菜肴加热完成之后再加入。

任务二 饮料的营养价值

任务描述

本任务要求学生了解饮料的主要营养成分及组成特点,掌握此类食物的营养价值和功能,能够通过学习掌握饮料的合理利用原则。

任务分析

完成本任务,要学习饮料的营养价值、功能及其合理利用原则,了解此类食物的主要营养成分及组成特点。

饮料分为软饮料和含酒精饮料,系指经包装的乙醇含量小于 0.5%的饮料制品和含酒精制品。

一、软饮料

软饮料又称为非酒精饮料,它是一种不含酒精、提神解渴的饮品。虽然少数软饮料含有 0.5%(体积分数)以下的酒精,但这部分酒精仅仅是作为调香调味之用,因此这些软饮料仍划分为非酒精饮料。目前市场中不含酒精饮料大致可分为下列几类:

(一)碳酸饮料

碳酸饮料是在液体饮料中加入二氧化碳做成的,其主要成分为糖、色素、香料等,除热量外,几乎不含营养成分。碳酸饮料中大量的二氧化碳对人体内的有益菌会产生抑制作用,容易引起腹胀,影响食欲,甚至造成肠胃功能紊乱。此外,碳酸饮料一般含有约 10%左右的糖分,一小瓶热量就达到 120 千卡,长期饮用非常容易引起肥胖。

(二)果蔬汁饮料

果蔬汁饮料主要是以水果及蔬菜类植物为原料制作而成的制品,果蔬汁饮料可分为两类:第一类是以浓缩果汁为主要原料,经过稀释后再包装销售的饮料,主要有柳橙汁、葡萄汁及柠檬汁等;第二类是以鲜水果直接榨取的原汁为主要原料,主要有西瓜汁、杧果汁、番茄汁、混合果汁等。水果、蔬菜含有丰富的维生素及矿物质,故该类饮料可提供微量的此类营养素。

(三)乳品饮料

乳品饮料为配制型含乳饮料,即以鲜乳或乳制品为原料,加入水、糖液、酸味剂等调制而成的制品。乳品饮料的营养价值较高,它除了含有维生素及矿物质外,还含有丰富的蛋白质、脂肪及钙质等营养成分。其又分为:①鲜乳:全脂鲜乳、低脂鲜乳等;②调味乳:苹果、巧克力、咖啡、麦芽调味乳等;③发酵乳:稀释发酵乳、酸奶、固状发酵乳等。

(四)机能性饮料

机能性饮料除了能满足消费者的饮用需求外,更以能为消费者补充营养、消除疲劳、恢复精神体力或帮助消化等作为目标制作而成的一种新型饮料。目前市场上的机能性饮料可依它们所强调的特色分为:①有益消化型饮料;②营养补充型饮料,常见的有含维生素 C、胡萝卜素、铁、钙、镁等矿物质的饮料;③提神、恢复体力的中药型饮料,常见的有含 DHA、必需脂肪酸的饮料和王老吉等;④运动饮料,如红牛、脉动等。

(五)茶类饮料

茶类饮料主要是用水浸泡茶叶,经抽提、过滤、澄清等工艺制成的茶汤或在茶汤中加入水、糖液、酸叶剂、食用香精、果汁或植物抽提液等调制加工而成的制品。它又包括茶汤饮料、果汁茶饮料、果味茶饮料、其他茶饮料。

(六)咖啡饮料

咖啡饮料的主要原料是咖啡豆及咖啡粉。咖啡饮料除了注重口味的地道外,更重视品牌风格的建立及包装的设计,而这都是受到了咖啡饮料的消费者对品牌忠诚度较高的影响所致。目前市场中的咖啡饮料可分为:①口味较甜的传统式调和咖啡,如卡布奇诺、拿铁、摩卡等;②风味较浓醇的单品咖啡饮料,如蓝山、曼特宁等。

(七)植物蛋白饮料

植物蛋白饮料是指用蛋白质含量较高的植物的果实、种子或核果类、坚果类的果仁等为原料,经加工制成的制品,成品中蛋白质含量不低于 0.5%(m/V),通常包括以下常见的几种:豆乳类饮料、椰子乳(汁)饮料、杏仁乳(露)饮料、其他植物蛋白饮料。

(八)包装饮用水

现代城市由于工业发达,造成环境污染,进而影响到饮用水的品质,消费者为了健康且能喝得安心,因此对于无污染的矿泉水、纯净水及蒸馏水等产生了消费的需求,使得包装饮用水的市场成长快速。

软饮料的特点是90%以上为水,糖含量在10%左右,并含有少量矿物质和维生素;浓缩果汁含水量在40%以上,含糖量在30%以上;部分饮品如蛋白饮料、乳酸菌饮料和强化维生素、矿物质饮料等有一定的营养价值。

二、含酒精饮料

含酒精饮料就是我们通常所说的酒,它是指酒精含量在 0.5%~65% 之间的饮料。酒精是以粮食、果品等含淀粉或含糖物质为原料,经发酵、蒸馏制作而成的一种无色、易燃的乙醇液体,能按任何比例与水混合。酒是一种特殊的饮料,因为酒液里含有酒精,所以它主要不是为了解渴,而是使人兴奋、麻醉,带有刺激性。酒按照生产工艺分类如下:

（一）发酵酒

发酵酒亦可称为酿造酒或原汁酒,是含有糖分和酵母的液体发酵而产生的含酒精的饮料。其生产过程包括糖化、发酵、过滤、杀菌等。发酵酒的主要酿造原料是谷物和水果,其特点是酒精含量低,一般都在 20 度以下,刺激性较弱。这类酒主要包括啤酒、葡萄酒和米酒。

啤酒是用麦芽、啤酒花、水和酵母发酵而产生的含酒精的饮品的总称。啤酒按发酵工艺分为底部发酵啤酒和顶部发酵啤酒,底部发酵啤酒包括黑啤酒、干啤酒、淡啤酒、窖啤酒和慕尼黑啤酒等十几种,顶部发酵啤酒包括淡色啤酒、苦啤酒、黑麦啤酒、苏格兰淡啤酒等十几种。葡萄酒主要以新鲜的葡萄为原料酿制而成。依据制造过程的不同,可分成一般葡萄酒、气泡葡萄酒、酒精强化葡萄酒和混合葡萄酒4 种。一般葡萄酒就是我们平常饮用的红葡萄酒、白葡萄酒和桃红葡萄酒。气泡葡萄酒以香槟酒最为著名,而且只有法国香槟地区所生产的气泡葡萄酒才可以称为香槟酒,而世界上其他地区生产的就只能叫气泡葡萄酒。酒精强化葡萄酒的代表是雪利酒和波特酒。混合葡萄酒如味美思等。

米酒主要以大米、糯米为原料,与酒曲混合发酵而制成,其代表为我国的黄酒和日本的清酒。

（二）蒸馏酒

蒸馏酒的制造一般包括原材料的粉碎、发酵、蒸馏及陈酿四个过程,这类酒因经过蒸馏提纯,故酒精含量较高,一般酒精含量在 18%~60%。按制酒原材料的不同,大约可分为以下几种:

1.中国白酒

中国白酒一般以小麦、高粱、玉米等原料经发酵、蒸馏、陈酿制成。中国白酒品种繁多,有多种分类方法。

2.白兰地酒

白兰地酒特指以葡萄为原材料制成的蒸馏酒,其他白兰地酒还有苹果白兰地、樱桃白兰地等。

３.威士忌酒

威士忌酒是用预处理过的谷物制造的蒸馏酒,这些谷物以大麦、玉米、黑麦、小麦为主,或加以其他谷物,从而使得威士忌酒具有独特风味。威士忌酒的陈酿过程通常是在经烤焦过的橡木桶中完成的,不同国家和地区有不同的生产工艺。威士忌酒以苏格兰、爱尔兰、加拿大和美国４个地区的产品最具知名度。

４.伏特加

伏特加可以用任何可发酵的原料来酿造,如马铃薯、大麦、黑麦、小麦、玉米、甜菜、葡萄甚至甘蔗,其最大的特点是不具有明显的特性、香气和味道。

５.朗姆酒

朗姆酒主要是以甘蔗为原料,经发酵蒸馏制成的,一般分为淡色朗姆酒、深色朗姆酒和芳香型朗姆酒。

６.杜松子酒

人们通常按其英文发音称之为金酒,也有叫琴酒、锦酒的,是一种加入香料的蒸馏酒,也有人用混合法制成的,因而也有人把它列入配制酒。

（三）配制酒

配制酒是以酿造酒、蒸馏酒或食用酒精为酒基,加入各种天然或人造的原料,经特定的工艺处理后形成的具有特殊色、香、味、型的调配酒。中国有许多著名的配制酒,如虎骨酒、参茸酒、竹叶青等。外国配制酒亦种类繁多,有开胃酒、利口酒等。

酒类中都含有不同数量的乙醇、糖和微量肽类或氨基酸,这些都是酒的气味和能量的来源,酒提供的能量主要取决于酒中所含乙醇的量。酒中的蛋白质主要以其降解产物形式存在,如氨基酸和肽类。矿物质的含量与酿酒的原料、水质和工艺有着密切的关系,葡萄酒、黄酒和啤酒中矿物质含量最多,其中钾的含量较为丰富,一般为０.３～０.８克/升。在啤酒和葡萄酒中还含有各种维生素,国内外食物成分数据资料表明,这些酒中含有多种Ｂ族维生素,如维生素B_1、维生素B_2、维生素B_6等。但酒类中主要含有乙醇,过量饮酒对人体健康有害,故应控制饮用量。

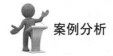

案例分析

很多人会存在这样的思维,既然调味品有营养,那么炒菜的时候加的调味品越多越好。但我认为并不是这样,很多东西过则生厌,过犹不及。调味品虽然具有一定的好处,但是营养学家通常认为食物中的营养物质不是摄入的越多就越好的。

首先在炒菜时主要的角色并不是调味品而是菜肴;其次,对于调味品我们不能过多地依赖,尽管有时调味品能够给我们带来味蕾上的享受,但食物的本味依然是人类追求且热爱的。

视野拓展

炒菜什么时候加调料最好?

美味的菜肴离不开各种调料,众所周知,盐最好要晚放,然而糖、醋、料酒等调料应该什么时候放入,才能做到美味与营养兼得呢?

食糖:在烹调中添加食糖,可提高菜肴甜味,抑制酸味,缓和辣味。如果以糖着色,待油锅热后放糖炒至紫红色时放入主料一起翻炒;如果只是以糖为调料,在炒菜过程中放入即可;而在烹调糖醋鲤鱼、糖醋藕片等菜时,应先放糖,后放盐。

料酒:料酒主要用于去除鱼、肉类的腥膻味,增加菜肴的香气。料酒应该是在整个烧菜过程中锅内温度最高时加入,腥味物质能被乙醇溶解并一起挥发掉;而新鲜度较差的鱼、肉,应在烹调前先用料酒浸一下,让乙醇浸入到鱼、肉纤维组织中去,以除去异味。

醋:不仅可以祛膻、除腥、解腻、增香,还能保存维生素,促进钙、磷、铁等溶解,提高菜肴的营养价值。做菜时放醋的最佳时间在两头,即原料入锅后马上加醋或菜肴临出锅前加醋。"炒土豆丝"等菜最好在原料入锅后加醋,可以保护土豆中的维生素,同时软化蔬菜;而"糖醋排骨""葱爆羊肉"等菜最好加两次:原料入锅后加可以祛膻、除腥,临出锅前再加一次,可以增香、调味。

特别提示

重点掌握各种调味品的特性及营养价值,在实践中合理应用。

项目小结

本项目主要讲述各种食物的营养价值。为了更好地帮助了解各类食物中所包含的营养物质,了解各种调味品中包含的营养物质,本项目进行了翔实的讲述,方便学习总结。

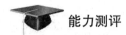 能力测评

一、理解思考

1.从哪些方面评价食物的营养价值?

2.简述鸡蛋的营养价值。

3.请说明蔬菜、水果的营养成分和营养价值。

4.调味品共分为几大类? 请简要描述。

二、实用练习

对于病人来说过多的调味是否有好处?

项目五

人群营养

通过学习,使学生了解不同年龄阶段、脑力劳动及特殊环境条件下、常见慢性病人群的营养需求,掌握不同人群营养膳食指南。

- 不同人群的营养需要
- 不同人群营养膳食指南

膳食营养是关系人民健康的大事,不同人群营养过剩与缺乏均对人体健康产生不利影响,直接造成居民身体素质下降,甚至危及生命。近几年来,在国家有关营养政策的干预下,我国居民的膳食、营养状况有了明显改善,营养不良和营养缺乏患病率得到控制。人的不同生理阶段、不同劳动强度和特殊条件下营养需求存在差异,一些与营养过剩有关的疾病如高血压、糖尿病、肥胖症等仍需要关注。由于对营养健康知识缺乏必要的了解,目前我国居民面临着营养缺乏与营养过剩的双重挑战。

模块一　不同年龄阶段人群的营养需求与膳食

模块概览

本模块主要讲述不同年龄人群的生理特点和营养需求,学会本内容,可以指导人们正确选择食物,构建合理的膳食结构。

任务一　孕妇及乳母的营养需求和膳食

任务描述

本任务要求学生了解孕妇及乳母的营养需求,掌握其膳食特点,能够指导合理营养。

任务分析

生命的发生、发展到衰老是一个连续过程,人生要经历若干个不同的生理阶段,从胎儿、婴幼儿、儿童、青少年、中年到老年,不同生理阶段,都具有不同的生理特点,也就有不同的营养需求。如果在不同生理阶段能得到合理的营养,就能造就一个健康的体魄。一个人,当他(她)还处在胎儿阶段时就必须从母体中获得自己所需的一切营养物质。孕妇的营养合理不仅有利于胎儿发育,而且也为孩子今后一生的健康素质打下了重要基础。

一、孕妇营养需求与合理膳食

当受精卵形成之后,一个新生命就开始了"十月怀胎"的旅程。在 280 天中,经过数亿万次的分裂,从仅为 0.0000005 克的受精卵长成 3000~4000 克落地即啼的"小天使",体重增加 6 亿倍以上,这奇迹般的变化,其物质基础是母亲供给营养素。也就是说,从胎儿开始,所需要的一切营养,皆由母亲供给。充足的营养不仅可以防止母亲本身的贫血、妊娠中毒症,而且对胎儿生长发育具有非常重要的作用。

(一)妊娠期及其不同阶段

孕妇体内的受精卵发育至一个成熟胎儿的过程称为妊娠期。孕妇在此期间机体要发生一系列生理变化,具体来分,怀孕 1~3 个月为妊娠初期,4~6 个月为妊娠中期,7~9 个月(分娩)为妊娠后期。

1.妊娠初期

母体的变化主要表现为消化系统功能的改变,消化液分泌量减少,食欲减退。胚胎的发育缓慢。3 个月的胎儿骨骼和牙齿开始钙化,五官四肢开始出现雏形,心脏微跳。

2.妊娠中期

孕妇体内基础代谢增强,子宫、乳房、胎盘在迅速增长。在前 5 个月中热能和蛋白质的增加全部是满足胎儿自身的迅速发育的需要。胎儿的骨骼、牙齿、五官四肢在迅速发育,5 个月的胎儿开始形成脑细胞,并且脑细胞的数量和体积不断增加,脑沟回也不断增多。

3.妊娠后期

胎儿在此阶段生长发育非常快。胎儿 8 个月后骨骼、牙齿生长突然加速,20颗乳牙已形成,第一对恒牙也在钙化,对钙、磷和维生素的需要量很大。这段时期胎儿生长不仅需要大量的营养素,而且还要部分贮存于肝脏,供出生后 6 个月内使用,如果营养跟不上,母体会自动地把自身的营养转移给胎儿。

（二）孕期各种营养需求

1.热能

孕妇除维持本身基础代谢和日常活动需要热能外,还要负担胎儿生长发育及胎盘和母体组织增长所需能量。此外,母体还要储备一定量的脂肪和蛋白质以备分娩时消耗之用。据计算,整个妊娠期热能需 75 000~80 000 千卡,平均每日比正常女子增加250~300 千卡,但各时期不是均匀增加的。妊娠前两个月时仅增加50千卡/日,3 个月时增加 150 千卡/日,4 个月后增至 350~400 千卡/日。实际上,后两个月热能增加不必太高,以免胎儿过重、过胖。

2.蛋白质

保证蛋白质供应对孕妇和胎儿极为重要。胎儿生长发育,构成组织母体子宫,乳房、胎盘发育,并为分娩过程中消耗及产后乳汁打下基础,都需要蛋白质。蛋白质供应充足,可避免或减轻妊娠贫血、营养缺乏性水肿及妊娠中毒症的发生。每日需蛋白质每千克体重 1.5 克,其中一半应为优质蛋白。

3.脂肪

在孕期应限制脂肪摄入量。因为脂肪量多,会使非生理性体重增高,孕妇体重过重,并发症的发病率会增加,而且妊娠中毒症的危险也会增加。

4.无机盐

钙是孕期营养中一种很重要的物质。在胎儿期及出生后的第一年,磷、钙供应对儿童骨骼、牙齿的发育有很大影响,故必须对孕妇、乳母注意供给充足的钙、磷以及维生素 D,以保证婴幼儿发育良好。

我国钙的参考摄入量孕期第 4~6 个月为 0.8 克,7~9 个月为 1.5 克。此量较一般国家为高,因我国膳食中钙主要来自蔬菜、豆类和谷类,其数、质都较差,难以满足需要。可以适量给孕妇补充钙制剂。孕期碘需要量增加,在饮水和食物中缺碘的孕妇甲状腺肿发病率增高,故亦应补碘,正常人每天 100~200 微克,孕妇可适当提高。孕期母体血浆容量增多,而细胞数并没有相应增加,故血红蛋白含量减少。妊娠 7~8 个月时,血红蛋白达到最低限,称为"妊娠生理性贫血",可用铁剂治疗。孕期铁需要量增加,除胎儿本身造血和肌肉组织需要外,肝脏还要储存一部分,供出生后 6 个月内消耗。母乳中铁含量极少,而 6 个月内婴儿常无贫血,皆赖出世前的储存。另外,母体也要储备相当量的铁,以补偿分娩时由失血造成的铁不足,每日需铁 18 毫克。我国膳食中铁的吸收、利用率低,完全靠食物供给,难以满足需要。每天可另补 30 毫克硫酸亚铁补剂,并最好用时进行维生素 C 强化,促进铁的吸收、利用。

5.维生素

母体维生素可经胎盘进入胎儿体内。母亲食物中缺少脂溶性维生素时,可由肝脏放出,供给胎儿;如母体摄入过多脂溶性维生素,可致胎儿中毒。水溶性维生素体内无储存,故需经常供给。孕期维生素需要量高而利用率低,可因摄入不足而致维生素不足或缺乏病。维生素 A 有助胎儿生长发育,亦可防止乳母皮肤干燥、乳头裂口等。胎儿肝内维生素 A 量与母亲摄入量成正比。乳汁的大量分泌,都需要增加维生素 B_1 的供给。维生素 B_2 与尼克酸和胎儿生长发育有关。维生素 B_6 可抑制妊娠呕吐,且与血红蛋白的合成有关。叶酸、维生素 B_{12} 能促进正常红细胞的生长,缺乏可致运动红细胞性贫血。孕期每日应摄入维生素 A3300 国际单位或胡萝卜素 6 毫克,叶酸 800 微克,维生素 B_1、B_2 各 1.8 毫克,维生素 $B_6$1.5 毫克,尼克酸 15 毫克。

（三）孕妇的合理膳食

1.孕初期(前 3 个月)

初期胎儿生长慢,各种营养素的需要与孕前基本相同。如有妊娠反应,配食原则是:易消化,少油腻,味清淡,少食多餐。在不妨碍身体健康的前提下,尽量适应孕妇的胃口,供给孕妇所喜吃的食物。为减轻恶心、呕吐,可供给干的食物,如烧饼、饼干、面包干等。呕吐严重者,多吃蔬菜、水果,或给予偏碱性食物,防止酸中毒。给予足够的 B 族维生素及维生素 C,以减轻妊娠反应。

2.孕中期(4~7 个月)

此期胎儿生长快,体重平均每天增加 10 克,故营养应随之增加。应多供给营养丰富的食物如奶、蛋、鱼、瘦肉、豆类,供给含膳食纤维丰富的蔬果,以防便秘的发生。妊娠 5 个月后,胎儿的脑开始逐渐形成,至胎儿降生时,脑细胞可达 100 亿至 140 亿个。出生后脑细胞的数量不会再增加,脑细胞的体积也不会加大,但脑重量仍在不断地增加,由出生时的 400 克左右长到成人的 1300~1400 克,到七八岁时就已为成人脑重的 90%。大脑皮层的沟回也是在胎儿期形成的,沟回越多,记忆贮量就越大,为长大聪敏的头脑提供了良好的物质基础。孕妇的营养对胎儿脑细胞数目的多少以及大脑皮质沟回的多少有直接的影响。构成大脑的 7 种主要营养成分为:脂质、蛋白质、碳水化合物、B 族维生素、维生素 C、维生素 E、钙。

脂质是脑构成的第一位重要成分。脑细胞是由 60% 的脂质和 35% 的蛋白质所构成的,其中一半以上母体自身不能制造,而必须靠膳食供给。由此可见,机体的构成,蛋白质是第一位的营养素,而对脑来说,脂质却是第一位重要的成分,它是脑细胞的建筑材料。脂质是指的结构脂肪,即多价不饱和脂肪酸,而不是使人发胖的能量脂肪。蛋白质虽不是脑的主要建筑材料,但它是大脑兴奋和起抑制作用的机构单位,必须有它,大脑才能充分发挥记忆、思考等活动的能力。碳水化合物提供脑细胞活动的能源。以上说明,脑的结构和功能,不仅取决于遗传,还很大程度上受营养物质的影响,这些营养物质均靠母体血液输送,孕妇的营养与胎儿脑结构健全与否、智力的优劣关系密切。富有脂质的食物有小米、玉米、核桃等,其中核桃仁含有磷、镁、铁、锰、钙等矿物质和维生素 A、B、E 等多种营养素,其脂肪以多价不饱和脂肪酸为主,含量高达 68%~76%,蛋白质含量达 17%~27%,是脑结构最佳的建筑材料。

3.孕末期(最后 2 个月)

此期胎儿生长更快,且胎儿体内储存的营养素最多,故孕妇膳食中必须富有各种营养素,以保证胎儿迅速生长的需要。这时期应增加饮食品种如粗粮、大豆及其制品和动物性食物并合理搭配,做到食物多样,营养丰富。此期应选用低盐饮食。孕妇不同时期膳食的构成见表 5-1。

表 5-1 孕妇不同时期膳食的构成(g/日)

食物名称	怀孕的不同时期		
	孕初期	孕中期	孕后期
米、面、杂粮、薯类	350~400	350~500	350~400
蔬菜	400~500	400~500	400~500
水果	200	200~300	250
肉、禽、鱼	100~150	100~200	100~200
蛋	50	50~100	50~100
牛奶	250	250	250
豆制品	100	100	100
植物油	15~25	15~25	10~15
坚果	10	10	10

二、乳母的营养需求及合理膳食

胎儿分娩后,产妇即进入产后期或哺乳期。一般情况下,开奶时间越早,越有利于母乳的分泌。产后 8 周内是母体生理变化最明显的时期,子宫缩小,恶露排出,乳腺开始分泌,产后皮肤排泄功能旺盛,出汗量较多,尤其在睡眠时更为明显。又由于产后卧床较多,腹肌和盆底肌肉松弛,易发生便秘。又因为活动较少,进食高蛋白、高热量食物较多,故易发生产后肥胖。

(一)乳母的营养需求

1.能量

为了母体的健康和婴儿的正常发育成长,乳母应该在原供热的基础上增加800~1000千卡,直至婴儿断奶时为止。

2.蛋白质

乳母的蛋白质营养状况直接影响乳汁的分泌能力。在正常情况下,乳母每天分泌乳汁800~900毫升,相当于母体蛋白质10~15克。所以为促进乳汁的分泌,必须供给乳母较丰富的优质蛋白质,每日需在原基础上增加25克,一般地,乳母每日蛋白质的摄入量应在90~100克。

3.无机盐

乳母对无机盐的需求主要是钙。乳汁含钙量一般是比较恒定的,正常情况每100毫升乳汁中含钙34毫克。乳汁分泌的越多,钙的需求量就越大。乳母每天通过乳汁流失的钙多达300毫克,这样每日必须补给乳母2克以上的钙以及适量的维生素D,才能维持母体内钙的平衡。除钙外还要注意对铁的补充,每日保证供给28毫克即可。

4.维生素

维生素E、B族维生素有促进乳汁分泌的作用,尤其是体内处于缺乏状态时,大量补充可使奶量增加。水溶性维生素大多数能自由通过乳腺。鉴于哺乳期对各种维生素的需要量都增加,我国规定乳母每日维生素B_2供给量为2.1毫克,维生素C100~150毫克,维生素A需要增加供给量的50%,约每日供4000国际单位,维生素B_1每日供1.8毫克(极为重要的维生素,能促进食欲和乳汁的分泌)。

5.水分

乳母每天摄入水量不少于2500毫升。

(二)乳母的膳食原则

①食用维生素A、D丰富的食物如牛奶、鸡蛋、肝脏、瘦肉、鱼、鸡等。

②食用豆类及豆制品。

③食用富含维生素C的新鲜蔬果。

④食用含钙、含碘较为丰富的海产品如海带、紫菜、虾米等。

⑤适当选用些硬果类,如芝麻、花生、核桃,含有丰富的蛋白质、无机盐及其他微量元素。

⑥选促进乳汁分泌的食物,如鲤鱼汤、鲫鱼汤、鸡汤、猪蹄、小米粥、豆腐汤、青菜汤、蘑菇、黄豆汤等。

⑦要禁食辛辣等刺激性食物。

⑧采用恰当合理的烹饪方法。炖、煮、熬、蒸方法较好,少用油炸等方法。

⑨合理安排加餐。每日在正常三餐之间要进行适当加餐,加些营养价值较高的奶、糕点、鸡蛋等。

任务二　婴幼儿的营养需求与科学喂养

任务描述

本任务要求学生了解婴幼儿的营养需求,掌握其膳食特点,能够指导合理营养。

任务分析

完成本任务,需要了解婴幼儿在不同的生理阶段生长发育的特点,认识营养供给对其健康成长的重要性。

婴幼儿期可划分为新生儿期、婴儿期和幼儿期。了解年龄的划分,有助于做好各个阶段的营养供给,保证儿童生长发育。新生儿期指出生到一个月。这时小儿从母体转入体外生活,营养来源方式从原来的通过胎盘输送获得转变为由消化器官摄入,经消化吸收过程而获营养。婴儿期(或乳儿期)指从满月到一周岁。特点是:小儿生长快,消化能力弱,易患消化不良、呕吐、腹泻等。如果营养不足,易患贫血、佝偻病等。幼儿期指1~3岁,小儿大多数断奶都在此期,因此,若这时饮食供给不当易致体重缓增和营养缺乏病。另外,这期间接触感染机会多,要注意卫生防病。

一、婴儿的营养需求

(一) 婴儿的生理特点

婴儿期是一生中生长发育最快的时期,其体重从出生时的平均3千克,至一周岁时可增加3倍到9千克;身长从生时的平均50cm至一周岁时的75cm;出生时大脑重量400克,到一周岁时增至800~900克;脑细胞的数量和体积增大;神经细胞突触增长,分支数目增多;骨骼、肌肉增大加长;体内各器官增重增大,功能逐渐完善。婴儿口腔黏膜柔软,舌短而宽,有助于吸吮奶头。新生儿出生后3~4个月唾液腺才逐渐发育完全,而且分泌量和淀粉酶含量增加,消化能力强。婴儿胃呈水平位,贲门括约肌发育不完善,而幽门肌肉发育良好,喂奶后略受震动或吞空气后,易溢奶。婴儿胃液成分与成人基本相同,有胃酸、胃蛋白酶、

胃凝乳酶和酯酶,有利于乳汁凝固消化。婴儿肠管总长度约为身长的6倍(成人为4.5倍),但肠壁腺体消化酶功能弱,消化道蠕动调节不稳定,易受气候变化、食物性质改变及肠道感染的影响出现腹泻呕吐等胃肠功能紊乱现象。婴儿在营养

需求和肠胃消化吸收能力方面存在矛盾,在安排饮食喂养时有一定难度,必须根据婴儿生理特点精心安排,以有利于消化吸收满足营养需求,预防疾病。

(二)婴儿营养需求

1.能量的消耗

能量的消耗主要用于基础代谢。生长发育所需能量约占总能量消耗的60%,1岁为55千卡/千克(体重)。食物特别动力作用婴儿期约占能量消耗的7%~8%。好哭多动的婴儿、幼儿比年龄相仿的安静孩子能量消耗高3~4倍。一岁以内活动能量消耗平均每天为15~20千卡/千克(体重)。生长发育需要能量为婴幼儿所特有的能量消耗,它与生长速率成正比,每增加1克新组织细胞需要4.4~5.7千卡能量。如能量供给不足,可导致生长发育迟缓。出生头几个月生长需耗能量的25%~30%(一岁以上占15%~16%)。排泄消耗为部分未经消化吸收的食物排出体外所需能量,约占基础代谢的10%。中国营养学会推荐的婴儿能量为:初生至6个月,不分性别,每天为120千卡/千克(体重);7~12个月,不分性别,每天为100千卡/千克(体重)。

2.蛋白质

婴儿生长发育迅速,必须有足够的蛋白质提供所需的氨基酸以合成机体的蛋白质,它一方面补充氮的损失;另一方面用于满足新生组织的需要,故婴儿蛋白质的需求量明显要高于成人。婴儿需要的必需氨基酸比成人所需8种又多一种组氨酸。婴儿对蛋白质的需求量不仅与年龄和体重有关,而且和提供蛋白质的食物有密切关系。母乳蛋白质营养价值高,所含氨基酸的数量和比例最适合婴儿的需要,而且容易消化、吸收和利用,每日每千克体重仅需2.0克;牛乳蛋白的营养价值不如人乳蛋白,每天每千克体重需3.5克。若以混合食物(含动物性蛋白和植物性蛋白)供给则为4克左右。1岁时蛋白质每日需供给35克,以后每年增加5克,到6岁时每日为55~60克。蛋白质占总热量的比例为15%,不能过低,否则会引起发育不良;若过多,增加代谢负担,也易引起便秘。

3.脂肪

婴幼儿对脂肪的需要不仅用于供给热能和脂溶性维生素,神经发育及髓鞘在形成过程中也需要脂肪中所含的不饱和脂肪酸。只有充分供给其所需的不饱和脂肪酸才能保证正常发育。

母乳所含的脂肪和不饱和脂肪酸也多于牛乳,对婴儿的生长发育更有帮助。在6个月内,每日脂肪的摄入量可占总热量的45%,6个月至一周岁为30%~40%(2岁以后为25%~30%)。

4.糖类

婴幼儿每日每千克体重所需碳化物比成人高,一岁以内为12克,2岁以上为

10 克。碳化物所提供的热能约占总热量的 5%。

5.无机盐

婴幼儿生长速度快,需多种无机盐,最重要的是钙、磷、铜、钠、钾、氯、锌、碘和镁等元素,其中摄入量比较难以满足的是钙和铁。婴幼儿骨骼和牙齿迅速发育,故需大量的钙,每日约 600 毫克,并要求钙、磷有合理的比例。婴幼儿血液不断形成,对铁的需求量也很大。母乳比牛乳含铁量多,而且吸收率也较高。婴幼儿出生后6 个月若有足够的母乳喂养,一般婴儿不会因缺铁而贫血。若过度依赖含铁不足的牛奶哺养,婴儿体内储备的铁用完后会引起婴儿缺铁性贫血。因此用牛乳喂养的婴儿在 3~4 个月后就应添加含铁的食物,如蛋黄、瘦肉末等。此外,锌、碘、镁、铜等矿物质对婴幼儿生长发育也很重要,牛乳喂养的,3 个月后应从食物中补给。

6.维生素

婴幼儿时期对维生素 D、维生素 A 的需要量比较大,如果缺乏维生素 A,会影响生长发育,导致体重不足、患干眼病等。缺维生素 D 会影响钙的吸收。为防止这两种维生素的缺乏,可服用鱼肝油丸加以补充,但不可长期超量服用,否则会引起慢性中毒,如头痛、胃痛、脱发、食欲不振、呕吐、便秘、血钙过高等。婴儿若以母乳喂养,只要乳母膳食合理一般不缺 B 族维生素和维生素 C。若人工喂乳,就必须补充蔬汁之类富含维生素 C 的辅助食品。

7.水

人工喂养的婴儿每天需水 75~100 毫升/千克(体重)。由于水可经婴儿肾、肺、皮肤途径丢失以及婴儿腹泻、呕吐,因此建议给水 150 毫升/千克/天。

(三)婴儿喂养

婴儿喂养有母乳喂养、人工喂养和混合喂养 3 种方式,而以母乳喂养最佳。

1.母乳喂养

母乳可直接哺喂,温度适宜,卫生、方便而又经济,经母乳喂养的婴儿,一般很少出现营养不良。母乳中所含的蛋白质、脂肪、糖类都适合婴儿的消化能力及需要。人乳内还含有双歧乳杆菌、免疫球蛋白和溶菌酶。双歧乳杆菌能抑制肠道致病菌生长,免疫球蛋白与肠道内细菌及疾病结合而去毒,具有保护肠黏膜的作用,溶菌酶也有杀菌作用,从而增强婴儿的抗病能力,降低发病率。因此,人乳是婴儿最适宜、最理想的天然营养食品,有条件的母亲应采用母乳喂养,一般授乳期为8~12 个月。母乳分为初乳(出生后 5~7 天内)、过渡乳(7~15 天)和成熟乳(15 天以后分泌的乳汁)。初乳富含抗体蛋白,尤其是分泌型免疫球蛋白 A,能够对抗多种肠道型细菌和速度型病毒,对预防婴儿消化道、呼吸道感染最具积极意义。

2.人工喂养

没有母乳或母乳不足而要以其他食物喂养为主的,叫人工喂养,最常用的代乳品是牛乳。从出生到 6 个月内的婴儿,每日每千克体重应喂养牛乳 100~120 毫升。到 6 个月后,婴儿逐渐添加其他蛋白质食品,牛乳每天供给量可减少到 600~700 毫升。此外,婴儿满月后,为了补充维生素 D 和 A,也可服用鱼肝油。随着婴儿的长大,人乳和牛乳所含的热能和营养素已经不能满足婴儿的需要,特别是用牛乳喂养的,必须增加些辅助食物。婴儿在 3~4 个月内,其消化能力有所增强,这时可食用一些菜汤、果汁和米汤等。5~6 个月时,婴儿淀粉酶分泌增加,可用牙龈磨碎细软食物,这时可喂适量的薄面片、烂粥,还可添加鱼泥、鸡蛋、肉泥、菜泥、肝泥等,以补充其对热能、蛋白质、维生素和无机盐的需要。婴儿在 7~8 个月时,已有了较坚硬的牙床,咀嚼能力增强,可以适当增加一些固体食品,如饼干、面包片等。但其硬度要以婴儿能用舌头碾碎为准。随着月龄增大,应逐渐增加一些柔软的半固体性食物。到 9~10 个月时,婴儿咀嚼能力和消化能力进一步增强,可增加食物的分量和改变食物的形状如肉末粥、小馄饨等。

二、幼儿的合理膳食

幼儿生长发育迅速,代谢旺盛,并呈稳步增长趋势,食物由乳汁过渡到各种食物混合的固体膳食。但咀嚼和胃、肠消化能力尚未健全,喂养不当易发生消化紊乱。

①供给高质量蛋白质,多供给动物性食品或豆类食品,食物要多样化。

②膳食宜少吃多餐,每日四餐。热能分配:早 20%~30%;上午加餐 10%-15%;午餐 40%;晚餐 20%~30%。

③烹调应使食物便于咀嚼,易消化,将食品加工成丝、丁、米状:粗粮细做,吃鱼去骨刺。总之食物应细软,避免吃整块食物,防止大豆、花生等造成气管异物。

④合理调配膳食,使之感官性状良好,色、香、味、形俱佳,并经常换花样,以提高幼儿的食欲。做到烹调中不放添加剂。

⑤培养幼儿良好的饮食卫生习惯,饭前洗手,不挑食、不偏食、不吃零食及不干净的食物。

⑥幼儿不宜吃干果、糖果、巧克力、粉霜糕饼等零食。

任务三 儿童和青少年的营养需求与膳食

任务描述

本任务要求学生了解儿童与青少年的营养需求,掌握其膳食特点,能够指导合理营养。

任务分析

完成本任务,需要了解儿童和青少年是人一生中生长发育的重要时期,提供充足的能量和足量的优质蛋白质十分重要。

儿童期所需能量和营养素虽相对低于婴幼儿,但仍高于成人。由于体力活动增多,各器官继续发育,肌肉组织增长较快,12~18岁进入青春发育期,在心理和生理上发生一系列变化,其体重、身高均急剧增长,成年人大约50%的体重和15%的身高是在青春期获得的。这是一个智力和体格生长发育的关键时期,生长速度、成熟程度以及工作、学习效率都和营养状况有密切的关系。

一、儿童的营养需求与膳食

(一)儿童时期的营养需求

儿童分为学龄前儿童和学龄儿童。其生长发育迅速,对能量和各种营养素的需求量相对高于成年人。

1.热能

儿童由于年龄不同,生长发育开始的时间和速度不同,对热能需求的个体差异很大。建议每日热能的需要量按每千克体重计7~9岁时为336千焦,10~12岁时为273千焦。

2.蛋白质

儿童处于生长发育阶段,肌肉的发育也处于高峰期,所需蛋白质也最多。由于蛋白质的利用率与其生物价有关,我国膳食中动物性蛋白含量不足,因此必须增加优质蛋白质的摄入量,使其占总热量的15%。

3.无机盐

儿童对膳食中无机盐的需要量很大,特别是钙、磷、铁及微量元素锌、碘、镁、铜等。儿童骨骼的生长速度最快,需大量的钙、磷、镁。钙的主要来源是奶,另外就是豆类和其他动物性食物,应及时补给。

4.维生素

儿童处于学习阶段,上课、写作业等学业压力较大,需要摄取含适量的维生素A和胡萝卜素的食物如乳、蛋、肝和胡萝卜等,对增强视力有益。维生素D是调节钙、磷的代谢,促进骨骼和牙齿正常生长发育必不可少的重要营养素,单靠植物性食物补给还不够,需补充鱼肝油,多晒太阳也能促进胆固醇向维生素D_3转化。

(二)儿童合理膳食

①膳食要满足儿童日益增多的热能需要和各种营养素的需要。要维持各类营

养素的数量平衡,保证均衡膳食,防止营养失衡。

②活动量大,易饥饿,应在两餐之间增加一次点心或鲜奶。

③膳食调配要合理,要注意主、副食的比例和不同品种的搭配,做到色、香、味俱全,以促进食欲。

④养成良好的饮食习惯,不挑食,不少食,不过食,不暴饮暴食,要讲究食品卫生、安全。

⑤膳食中的热能和脂肪含量要控制在需要量水平,特别要限制饱和脂肪酸摄入量,以防止肥胖。

二、青春发育期的营养需求及合理膳食

青春发育期是由儿童到成年的过渡时期,这是发育的突飞猛进阶段。一般认为 10~20 岁是性成熟阶段,决定着一生的体格、体质、心理和智力的发育。这一急骤的巨变,包括形态、生理、生化内分泌以及行为多方面的改变,这一阶段是一生中其他年龄阶段所不能比拟的,短短的 10 年就占整个人类生长时期的一半以上。在此阶段进行适当的锻炼和合理营养,将为终身健康打下基础。

(一)青春发育期的生理特点

1.内分泌变化引起机能的骤变

人类发育的速度,到青春发育期出现一个突增阶段,这是受一系列内分泌影响的,在这个阶段首先是下丘脑促性腺分泌量增加,随之,促黄体生成激素、促肾上腺素和生长青的分泌量也增加,在这些激素的的作用下,促使儿童的身高、体重、身体各部位包括大脑发育。同时也刺激了性器官及性腺激素的分泌,出现了第二特征,引起了青春发育期一系列生长发育的特征出现,在这种旺盛的新陈代谢过程中,需要补充大量的能量、蛋白质及其他营养素。

2.形态发育

这一时期,身高、体重、肩宽、骨盆等形态在快速发育,9~10 岁时,女性发育较快;14~16 岁时,男性发育快。身高突增阶段使上、下肢增长比脊柱增长快,体重增长高峰不显著,但增长时间长,幅度较大。皮下脂肪和肌肉开始加速发育,使女青年显得丰满,男青年显得茁壮。体格形态的发育直接受营养状况的影响。

3.性器官和性机能的发育

在此阶段性器官发育成熟,并伴有性机能的出现。从此阶段起男性、女性在各种技能方面也都产生了巨大的差别,表现在体力及各项生理、生化指标方面,如血压、脉搏、体温、血红蛋白、红细胞、肺活量、握力等方面都不同,到 17~20 岁男性的一切数值均高于女性。因此,虽然处在同年龄组,但对各种营养素的需求却不同。如果在这个形态、机能迅速发育的阶段不注意营养,就可能推迟发育期,还可能引

起某些疾病如甲状腺肿、骨骼发育异常等。

4.智力和心理的发育

此时期脑的重量增加是有限的,但大脑皮层的机能与结构在迅速地发育着。在 13~14 岁时,脑电波又表现出一个飞跃的现象,说明机能上的成熟,是智力发育的重要阶段,反射、感觉、记忆及思维能力在不断扩大、加深。

5.骨骼钙化是性发育的重要标志

骨骼钙化的早晚、好坏与性发育有密切的关系,资料说明骨骼钙化的程度特别是指骨、掌骨的钙化程度和第二性征的发育在时间上是吻合的。

一般认为骨骼钙化后两年左右才出现月经初潮,象征着青春期的到来。还发现男女青春期开始的骨龄也相差约两年,因此骨龄是能确切反映发育水平的指标。

(二)青春期的营养需求

1.热能

青春发育期体格发育极为迅速,18 岁的青年要比 10 岁以前的儿童身高平均增长 28~30cm,体重平均增长 20~23 千克。此时食欲旺盛,对食物的摄取量猛增,摄取量基本与发育速度和活动量的消耗相适应,一般不致因摄入热量过多而发胖,故男、女青年每日的热量需要量分别为 2600 千卡和 2500 千卡左右,16~19 岁男、女青年分别为 3000 千卡和 2700 千卡。否则会因热能供给不足而出现疲劳、消瘦、抵抗力降低从而影响体力、影响学习和劳动效率。热量来源中,首先保证充分的碳水化合物,即每日需摄入 400 克以上的粮谷;其次吃些优质蛋白质和富含脂质及高热能的硬果类食物。

2.蛋白质

蛋白质在膳食中占有重要位置,不足将会直接影响发育,特别是对保证机体的抵抗力具有更为重要的意义。蛋白质不足,影响肌蛋白的合成、更新,使肌肉萎缩,机体不能适应此阶段骤然发育的应激状态。蛋白质不足会使免疫球蛋白合成减少,对传染病抵抗力下降。蛋白质营养不良时对中枢神经系统的影响比儿童期更为明显。故必须供给充足的蛋白质。蛋白质的供给量和热能是成正比的,要占总热能的 12%~15%。一般按每千克体重 1.6~1.9 克,男青年为 80~90 克,女青年为 75~80 克,相当重劳动强度男、女成人的需要量。蛋白质的来源应多选优质蛋白如豆类及其制品和鱼、肉、蛋、奶等动物性食品。

3.无机盐和维生素

青春发育期及青少年对无机盐和维生素的需要与儿童时期近似,钙、磷、铁、碘和维生素 D 需要补充,跟儿童期所不同的是碘、铁和锌更需要增加。为预防青春期的甲状腺肿,需要补充碘。女青年月经期的失血较多,需补充铁。为预防此阶段易患的心肌炎,需补充锌和维生素 E,膳食中可选紫菜、海带、绿叶菜及动物内脏。

任务四　老年人的营养需求与膳食

任务描述

本任务要求学生了解老年人的生理变化,掌握老年人营养需求,从营养学角度认识老年人的膳食营养。

任务分析

完成本任务,要学习、了解老年人生理功能和代谢的变化,认识老年人对慢性非传染性疾病的敏感性增加,掌握老年人的营养需求,构建合理膳食。

一、老年人的生理特点

人体随年龄的增长,机体发生一系列生理的机能和形态方面的退行性变化,导致人体各种机能的降低。对内、外环境适应能力逐渐减退,胃肠道各部分的分泌能力减弱,引起胃酸缺乏或过少,消化液中各种消化酶如唾液淀粉酶、胰脂酶、胰蛋白酶、胃蛋白酶量不同程度的逐渐减少。胃肠道功能发生改变,胃的张力减弱,蠕动缓慢。口腔疾患如牙齿脱落、舌炎等引起咀嚼消化能力的降低。行动迟缓,活动量较小,以及食欲不佳。内分泌失调引起体重超重。

二、老年人的营养需求

很多营养学者公认良好的营养状况可以延年益寿,但不能理解为营养是防衰老的唯一因素。由于老年人的生理变化特点,对于营养素的要求与成年期大不相同,因此必须供给符合老人生理状况的各种营养素。

(一)热能

老年人基础代谢比青壮年降低 10%~15%,且体力活动减少,故热能供应要适当减少。如果老年人摄入能量过多,可使身体发胖,并且易导致动脉粥样硬化、糖尿病等。我国营养学会推荐以 20~39 岁、平均体重男性为 65 千克或女性为 55 千克的人群的能量供给量为基础,50~59 岁老年男女相应减少 10%,60~69 岁减少 20%,70 岁以上减少 30%。一般情况下,60 岁以上老人能量供给量男性每日为 1700~12 200 千卡,女性为每日 1700~2000 千卡。总的来说,60 岁以上的老年人总热量的摄入应控制在每日 1900~2400 千卡。

（二）蛋白质的需要

蛋白质对老年人的营养十分重要，因为老年人体内代谢过程以分解代谢为主，所以膳食中要有足够的蛋白质来补偿组织蛋白的消耗。一般认为每日老年人在膳食中摄取蛋白质不但数量要足且要求质，即摄入一定量的优质蛋白。中国营养学会推荐膳食中老年人摄入蛋白质的量为 1.27 克/千克（体重）/天。蛋白质摄入过多也不好。老年人的消化代谢能力减弱，肾脏排泄功能减退，蛋白质摄入过多将会带来负面反应，对身体健康不利。

（三）脂肪

老年人胆汁酸合成减少，胰酶活性降低，消化脂肪的能力下降，高脂肪膳食会引起消化不良。老年人血脂及血浆低密度脂蛋白升高可能与脂肪的分解代谢迟缓有关。故老年人脂肪的摄入量不宜过高，以占总热量的 20%～25% 为宜；食用油以植物性油为好。膳食胆固醇应控制在 300 毫克以内。

（四）糖类

食物中的碳水化合物是人体最重要的能源物质，易被消化、吸收，尤其是果糖在体内转变成脂肪的可能性比葡萄糖小，节省蛋白质消耗的作用比较明显，所以果糖对老年人较为合适，可食些富含果糖的食物（如各种水果或果酱、蜂蜜等）。老年人膳食中糖类的供给标准应占总热量的 55%～65% 为宜。脂肪和糖类都是机体的能源物质，维持老年人机体能量代谢的平衡，保证机体得到适宜数量的蛋白质，预防脂质和糖代谢的障碍。科学地安排膳食，找出蛋白质、脂肪、糖三者之间的最佳比例是十分重要的。许多科学家根据对老年病的研究、实验、观察，证实三大营养素按 1:0.8:3.5（重量比）的比例适合老年人的实际需要。

（五）维生素、无机盐及水的需要量

1.维生素

老年人膳食中的维生素应较丰富，大量的维生素 C 有利于脂类代谢，防止老年人血管硬化过程加速，增强老年人的抵抗力，延缓衰老过程。维生素 E 有很强的抗氧化作用，它与硒联合，保护多不饱和脂肪酸，使其不受氧化破坏，维持细胞膜的正常脂质结构和生理功能，对延缓衰老有很大作用。维生素 B_1 也要保证供给，可以促进食欲，帮助糖类代谢。

2.无机盐

增加或保证老年膳食中铁、钙和维生素 D 的供给，对预防老年性疾病有重要意义。

3.水

老年人的生理特点是结肠、直肠肌肉萎缩，肠道黏液分泌减少，排便能力较差，易使大便秘结。所以老年人每天应有适宜的饮水量,一般控制在 2000~2500 毫升即可。

三、老年人的合理膳食

①老年人的膳食强调的是均衡,必须做到膳食的合理搭配,提倡米面和杂粮混食、粗细合理搭配、粮豆搭配、谷薯搭配、蔬菜搭配、荤素搭配,只有这样才能提高主食中蛋白质的生理价值。

②多吃新鲜蔬果,以保证维生素、无机盐、膳食纤维的供给,并保障大便正常,预防便秘和肠肿瘤。

③膳食中有意识多增加海带、紫菜等海生植物性食品,对防止动脉硬化、减少脑溢血有一定作用。

④烹调加工要科学合理,注意食材要切碎煮烂,便于肠道消化。少吃油炸、过黏、过油腻和过咸的食物。

⑤每天适量饮水,食中供应汤菜,既利消化又补充水分,但不宜过多饮水。

⑥吃饭定时定量,每餐不宜过饱,尤忌暴饮暴食。如身体过于肥胖,要控制热量,合理节食。

⑦应当戒烟或少抽烟,戒烟或少喝酒,辛辣或其他刺激性食物应当戒吃或少吃。

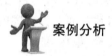 **案例分析**

1.青少年痤疮的饮食治疗

痤疮,俗称粉刺或青春痘,是青春期常见的皮肤病。随着青少年青春期的到来,对于所有营养物质的需求量比任何时期都多。青春期是青少年骨发育的决定性时期,在膳食安排时应注意含钙食物的选择。

由于青春发育期卵巢和肾上腺的机能活跃,体内雄激素急剧增加,使皮脂腺过度发育、过度分泌。由于皮脂浓而多,排出不畅,聚积在毛囊内。这时,毛囊也有过度角化,脱落的上皮细胞增多,与浓稠的皮脂混在一起,形成干酪样物,堵塞在毛囊内,如遇细菌入侵,便会引起毛囊及毛囊口周围皮肤发炎,在皮肤上形成一颗颗米粒、黄豆大的疙瘩,其顶端有一黑点,挤压时可有乳白色豆腐渣样物质排出,这就是痤疮。此外,消化不良、便秘、食用过多高脂食物和甜食、应用油脂类化妆品、接触矿物油、遗传因素、精神紧张等,均可诱发痤疮或使病情加重。由于面部、上胸部及背部的皮脂腺丰富,所以,这些部位容易发生痤疮。痤疮是青春发育期的暂时现象,随着青春发育的完成,常会自然减轻和消退。为了减少和减轻痤疮的发生,除注意皮肤的清洁、积极防治之外,合理的饮食可以预防痤疮的发生和发展。饮食上宜多吃清淡的食品,如瘦猪肉、猪肺、兔肉、鸭肉、鲫鱼、蘑菇、银耳、黑木耳、油菜、黄瓜、西红柿、黄豆、西瓜、苹果、苦瓜、苋菜等;少吃脂肪和甜食,如动物肥肉、鱼油、动物脑、蛋黄、芝麻、花生及各种糖、糖果和含糖高的甜瓜、香蕉、红薯、枣类等;少吃或不吃辛辣食品,如辣椒、大蒜、韭菜、狗肉、虾米均不宜食用;也应少抽或不抽烟,少喝或不喝酒、浓茶、咖啡;羊肉、鸡肉、龙眼、栗子、鲤鱼等也应少吃;应多吃碱性的蔬菜和水果;另外应吃含锌和维生素A及胡萝卜素的食品。早餐应多吃些含淀粉类、维生素B和无机盐的食物,晚餐应多吃些植物蛋白及脂肪含量少的食物,多吃些蔬菜、水果。

2.如何为婴幼儿选择食物?

Joey生长在一个工业城市,污染比较严重,玩具上常常落满了灰尘,生活环境中充满了从工厂里释放出来的铅。他喜欢跟工厂有关的任何东西,如宠物、玩具、旧的喷漆护栏等。他的母亲经常在早上用水龙头里最先放出的水为他冲调调奶粉。Joey成为一个谨慎、安静的孩子,说话晚、走路晚,比同龄孩子长得小,经常发生腹泻、烦躁、过敏性昏睡。后来,儿科医生查出Joey血铅中毒并为他施用清除铅的药物。Joey现在能正常地生长并且充满活力地玩耍。铅是一种不灭的金属元素,身体无法将它改变,并能干扰许多机体系统的功能,尤其是神经系统、肾脏、血液及骨髓等最敏感的系统。在怀孕期间,铅能通过胎盘造成胎儿神经系统的严重损伤。婴幼儿对铅的吸收比成人高5~10倍,所以对于婴幼儿如何选择食物是一个严峻的问题。

■ 视野拓展

1.怀孕期间如何获取叶酸?

我们常常认为营养是个人问题,只影响到个人生活,但对于孕妇来说必须意识到营养状况将会对孩子的未来的健康起到举足轻重的作用。除了其他必需的营养素,值得关注的还有叶酸和VB_6。随着胚胎的生长和发育,新细胞以惊人的速度不断形成,叶酸在预防胎儿神经管缺损中起到了重要作用。值得庆幸的是现在很多孕妇通过多种途径获取叶酸,其中以服用叶酸药片居多,尽管叶酸药片和含叶酸的强化食物以便捷的途径保证定时定量地提供孕妇所需要的叶酸,但通过食物摄取可以减少一些安全问题。叶酸也存在天然食物中,但很少的一些人知道这些营养信息,如85g肝脏中叶酸含量为185ug,125g扁豆中叶酸含量为180ug,125g鹰嘴豆中叶酸含量为145ug,125g芦笋中叶酸含量为125ug,250g蔬菜中叶酸含量为115ug。

2.晚年的健康

体育锻炼对老年人的重要性难以详尽。活跃的老年人柔韧性和耐力较好,平衡能力强,很少摔跟头,不易骨折,共给大脑的血液多,免疫系统能力较强,总体健康状况较好,比喜欢坐的同龄人更长寿。一位营养学家这样描述锻炼对老年人的重要性:目前我们知道身体活跃的老年人能使肌肉块增加或重建,即使是身体虚弱的老年人也能通过短期的、集中的锻炼使机体功能得到成倍的改善,年龄增长中除了肌肉块以外没有其他单一的特征能戏剧性地影响新陈代谢、胰岛素敏感性、能量摄入、食欲、呼吸、步行和独立性,即使是从事事业工作的人在90岁时也能获得肌肉块并且能重新获得平衡。体重训练仅仅8周后就能使步伐增添活力,任何一种锻炼即使是每天走10分钟都会带来益处。老年人可以根据自己的步调、节奏对锻炼的方式进行自由选择。老年阶段对于蛋白质的需求没有什么改变,但选择低脂、富纤维的食物对健康有益。

特别提示

不同人群营养需要存在差异,应根据就餐者的营养需求合理选择食物。

模块二　脑力劳动者和特殊环境人群的营养需求与膳食

模块概览

本模块学习烹饪营养学的辅助知识,学会本内容,对掌握烹饪营养学的相关原理、营养配餐实践有重要的意义。

任务一　脑力劳动者的营养需求与膳食

任务描述

本任务要求学生了解脑力劳动者的劳动特点及大脑代谢的特点,掌握脑力劳动者的膳食营养需求,认识健康膳食对脑力劳动者健康的影响。

任务分析

完成本任务,要学习消化系统的组成及功能,了解营养素在体内消化、吸收的生理过程。

人类的体力活动及脑力活动是生存的先决条件。人类在体力或脑力活动中，机体本身的差异(性别、年龄、体格、健康状况等)、从事工作的种类(工作性质、劳动强度、持续时间、工作日长短等)以及外界环境条件(气象条件、噪声、振动、环境污染等)的变动都会对机体产生影响，为了适应这些活动，机体常通过神经体液的调节来维持机体内的平衡与稳定。然而在这些调节过程中，机体的营养状况占有重要的地位，合理营养可保证良好的工作效率，提高劳动能力和健康水平。

机体在参加劳动时，全身各器官系统的积极活动都要消耗能量。虽然人类的劳动是脑力劳动与体力劳动的结合，但是由于骨骼肌约占体重的40%，故体力劳动时能量消耗较大。肌肉萎缩时所消耗的能量是由肌细胞中的三磷酸腺苷(ATP)分解提供的。通常情况下，当肌肉活动时，ATP以中等速度进行分解。糖、脂肪、蛋白质又可通过氧化磷酸化过程提供能量来合成ATP，以达到能量平衡。在大强度体力活动时ATP的分解则非常迅速，而氧的供应又受到限制，机体的无氧糖酵解开始参与提供肌肉所需的ATP。但是由于机体消耗ATP的速度远远超过糖酵解过程产生ATP的速度，因此引起机体的疲劳。肌肉活动的时间越长，越剧烈，恢复原有糖原储备所需的时间也越长。在营养充足的条件下，一般24小时内即可得到完全恢复。机体进行劳动时，氧消耗量增加。劳动强度越大，需氧量越多。在一般强度的劳动情况下，机体可经代偿功能由氧债的情况下逐步进入到稳定阶段。但在大强度劳动时，需氧量超过氧上限，使机体继续处于供氧不足的状态下工作，则肌肉内的糖原迅速消耗，劳动不能持久，即使当停止劳动后一段时间内，机体仍需要消耗较安静时为多的氧。此外，劳动时，机体各器官系统处于调节并能主动地进行适应的状态。如中枢神经系统，特别是大脑皮层，对劳动是机体的调解与适应过程起着决定性作用。有些重体力劳动可使眼的暗适应机能敏感性下降，而适度的轻体力劳动使眼的暗适应更为敏感。又如心血管系统也可随机体劳动而发生变化，在进行重体力劳动时心跳能达150~200次/分钟，心血输出量可达15~25升/分钟，每搏输出量可增加到150毫升。其他系统如呼吸系统机能发生明显变化，呼吸次数可随机体的劳动强度加大而增多，以此来维持机体对氧的需求。另外，血液中心的血糖及血中碱储备均可下降，并可出现低血糖。排泄系统也可随劳动发生变化，如尿量减少、汗腺分泌量加大，使机体内的无机盐、水溶性维生素、蛋白质的代谢产物和乳酸等随之流失。由此可见，在劳动时机体的能量、营养素均处于消耗状态。

一、脑力劳动者大脑的代谢

大脑是机体主要机能调节系统，负责体内外信息的接受与传递，并调节、控制着体内器官的生理过程和代谢,以适应体内外环境的变化,维持生命的正常进行。大脑具有思维、判断、记忆、联想功能并与性格、情绪、行为等有关。脑力劳动者的主要工作器官是大脑,人脑具有极为复杂的机能和旺盛的活力,其重量虽仅有1400克,不到体重的1/40,但它接受心脏血液输出量的20%左右,葡萄糖消耗量占全身的65%。大脑的耗氧量占全身总耗氧量的1/5~1/4,是全身需氧最多的器官。因此,脑力劳动者对氧的供给特别敏感,当紧张用脑时,呼吸随之加快,使氧摄入量增加,以供脑细胞的需要。按人脑平均重量1400克计算,则相当于每分钟耗氧50毫升、需葡萄糖77毫克、通过脑组织的血液量750~1000毫升,这些都说明脑代谢在全身中具有特殊性。在生长发育期间,脑所需要的氧更多,如4岁以前的儿童,脑需氧量占全身总量的一半以上。脑细胞所需的能源主要来自血液输送的葡萄糖(通过氧化磷酸化过程提供能量),当大脑活动旺盛时,对血液的需要量就迅速增大。为了满足大脑的这种需要,心跳的频率就加快,血压升高,脑部充血,以满足脑组织的需要。脑细胞对其能量来源(氧和葡萄糖)的供应失调是异常敏感的,中枢神经系统对缺氧的耐受力很差,尤其在大脑的高级中枢部位,几乎不能耐受3~5分钟的严重缺氧。

二、脑力劳动者的工作特点

脑力劳动者除了经常的高度用脑外,还具有较大的心理压力,一般缺乏体力方面的锻炼,食欲差,睡眠不好,精神上常常处于紧张状态。相当一部分人的体重要么不足,要么超重。从事写作、编辑的人和电脑工作者等用眼紧张的人员常出现视力下降、光幻觉等现象,紧张劳动后往往会发生眼内疼痛、头疼流泪、眼睑浮肿等急性症状。长期以坐着工作为主的脑力劳动者,由于躯干长期处于屈曲状态,容易出现腹压增高、腹腔静脉淤血,从而影响消化系统功能,导致骨盆肌肉松弛,引起消化不良、结肠炎、慢性肠炎、痔疮和便秘等症状。

三、脑力劳动者的膳食营养需求

脑力劳动与体力劳动不同。在中枢神经系统中,脑细胞不涉及任何机械功或外分泌作用,因此它们所做的功不像许多其他细胞那样显著。大脑具有特殊的营养需求。

(一)能量

脑细胞的代谢很活跃,而脑组织中几乎没有能源物质,所以需要不断从血液中得到氧和葡萄糖来满足脑的需要。脑功能活动所需的能量主要靠血浆氧化供给。脑力劳动者身体总热量消耗不多,进行最紧张的脑力劳动时,总热量增加量不超过基础代谢的10%。但脑的劳动强度大,是机体各个器官中耗量最多的一个,其氧代谢在安静时则为等量肌肉组织需氧量的15~20倍,这些氧几乎全用以氧化葡萄糖以合成高能磷酸键。平时脑组织90%的热能是由分解葡萄糖供应的,脑细胞中储存的糖原很少(每克脑组织中糖的含量仅0.7~1.5微克),只够几分钟使用,主要靠血液输送来的葡萄糖氧化供能。所以碳水化合物是脑力劳动者经济而方便的热源,应保证供给。

(二)蛋白质

蛋白质是构筑脑细胞的重要物质,占大脑的30%左右。大脑中蛋白质经常处于一种动态平衡之中,而脑组织在代谢中需要大量的蛋白质来更新自己。脑中蛋白质有很强的合成和降解活性,其中蛋白质—肽—氨基酸—蛋白质的循环是蛋白质不断地和周围环境保持平衡的一种基本方式。脑对蛋白质的质量要求很高。蛋白质不足,不仅影响脑的生长发育,而且对成年后脑的功能也有一定影响。维持大脑各种活动状态和参与神经传导的神经递质大都也是由蛋白质的氨基酸构成或衍生的,脑内许多神经递质的前体是氨基酸,如色氨酸,是5—羟色胺的前体,酪氨酸是多巴胺和去甲肾上腺素的前体等。蛋白质的数量不足或超出正常营养水平范围,均对大脑生化功能产生影响。蛋白质营养不良可使大脑蛋白质含量减少,皮质细胞中厚生质和染色体某些氨基酸不足也可影响神经系统功能。有些氨基酸如谷氨酸和天门冬氨酸有增强学习记忆的作用,其量不足时学习记忆功能下降。赖氨酸缺乏时,可发生神经系统紊乱。因此,脑力劳动者要供给充足的蛋白质和必需氨基酸,蛋白质对脑力劳动者有重要意义。人类的记忆、思维、语言和运动等各种能力均与脑组织的兴奋和抑制机制有密切的关系,而脑组织在代谢中需要大量的蛋白质来更新自己。实践证明,在膳食中优质蛋白质含量充足时,可使大脑皮质处于较好的生理功能状态,而当蛋白质营养不良时,则易疲劳,工作效率下降。所以从事脑力劳动和神经系统紧张工作的人员,在膳食中必须有足够量的优质蛋白。大豆蛋白含赖氨酸多,对脑营养有特殊意义;同时蛋、奶、鱼类等动物性蛋白质生物学营养价值高,易于利用,应优先选择。

(三)脂肪

脑重的60%是脂肪,它在神经系统中的成分较为复杂,其代谢过程有许多问题尚未能完全阐明。虽然脑组织中含游离脂肪酸很少,但脑本身具有合成脂肪酸的能力。神经组织中脂质的转换和食物中含脂质多少无明显的关系。大脑白质和灰质含有大量神经鞘磷脂。而必需脂肪酸参与磷脂的合成,卵磷脂和胆碱是神经递质乙酰胆碱的前体,与脑神经系统功能关系密切。脂类物质是脑组织和神经组织极为重要的物质,特别是不饱和脂肪酸和磷脂,磷脂包括卵磷脂、脑磷脂和神经鞘磷脂等。其中卵磷脂和神经鞘磷脂都含有与记忆力有关的胆碱和不饱和脂肪酸,因此脑力劳动者要多食用含磷脂较多的蛋类。

（四）碳水化合物

脑功能活动所需的能量主要靠血糖氧化供给,葡萄糖几乎是脑中全部的能源物质,维持正常脑功能需要一定的血糖浓度。血糖浓度下降时,对于认识行为就有所影响和损害。碳化物是脑组织可利用的唯一能源。据测,100 克脑组织每分钟需葡萄糖 5 毫克,成年人全脑每分钟需葡萄糖 70 毫克,一天需葡萄糖 110~130 克。粮谷类的淀粉在肠道中水解需要一定时间,可以使血糖平稳上升,并不会达到极限浓度,因而是葡萄糖的最好来源。此外,为了保证有足够的葡萄糖向脑持续供给,还要尽量注意避免饥饿和过度疲劳。低分子糖如蔗糖进食过多,易造成脑缺氧,使人出现焦躁、烦闷等精神不安状态,并增加体内维生素 B_1 和钙的消耗,从而影响记忆。富含淀粉的食物主要有粮谷和豆类、薯类等。

（五）维生素

神经细胞接受信息,再将其传递到一定的目的地,一般需要神经递质。神经递质的合成与代谢必须有各种辅酶因子参加,在参与代谢过程中辅酶因子作用的各种营养素都影响神经递质,从而影响脑的功能。水溶性维生素(如维生素 B_1、B_2、B_6、B_{12} 以及叶酸和维生素 C)以及某些脂溶性维生素(维生素 A、D、E)都可直接或间接地对神经组织和细胞的多种代谢产生各种影响。在人体和各种动物实验中,水溶性维生素严重不足时可以使记忆受损,补充维生素后,可以恢复到正常水平。多种神经生物学变化,可以伴随维生素缺乏的改善和治疗而恢复。脑细胞的活动靠血液运送氧和葡萄糖来进行能量的补给,而能量代谢与维生素 B_1、B_2 和尼克酸有密切关系。维生素 C 的代谢,对紧张脑力劳动者要求也较高,所以他们在膳食中必须供给充足的维生素 B 族和维生素 C。用眼紧张工作人员在较长时间的脑力劳动之后往往眼痛头晕,甚至会造成眼睑浮肿,因此,需要补充较多的维生素 A,而最好的食物来源来自动物肝脏和蛋黄。

（六）无机盐

人体必须从食物和饮水中摄入各种必需的无机元素。无机元素是构成机体组织和细胞以及维持酸碱平衡、神经肌肉活动、膜通透性和构成生物大分子的成分,发挥特殊的生理功能。钙是细胞液或细胞内第一、第二甚至第三级信息传递者,它能调节神经递质的释放、神经元细胞膜的兴奋性、神经元的可塑性以及锥体细胞和神经末梢细胞的生长,影响磷酸化、蛋白质水解等神经元的代谢活动。铁是几种酶蛋白的重要辅酶,如细胞色素、呼吸酶、过氧化酶等。脑中 1/3 的铁主要储存于神经胶质细胞及微胶质细胞的铁蛋白中,铁在脑中有最大氧化代谢能力。铁在脑中的浓度,仅次于肝脏。由于铁的缺乏发生贫血时,肌肉中细胞氧化能力减低46%~50%,但脑的氧化能力没有下降。铁缺乏时神经递质受体较易受影响,多巴胺受体数目减少,多巴胺不能充分与受体结合,不能发挥多巴胺的正常作用,造成行为上不正常。缺铁对认知行为有影响。锌是许多酶的组成部分,催化 DNA 与 RNA,并参加蛋白质代谢,锌缺乏可以引起神经、精神方面的损害。除以上无机元素外,铜、锰、碘等元素对脑功能也有一定的影响。对于脑来说无机盐钙十分需要,要及时补充含钙丰富的食物如虾皮、贝类、海带、豆类、新鲜蔬菜等。另外也很需要微量元素铜、锌、碘等,动物内脏、蛋黄、水产品是较多来源。

任务二 特殊环境人群的营养需求与膳食

任务描述

本任务要求学生了解消化系统的组成及功能,掌握大分子营养物质在体内的消化方式,认识食物消化、吸收过程对人体健康的影响。

任务分析

完成本任务,需要了解特殊环境的含义,认识在不同环境条件下不同人群的膳食需求,掌握适宜的营养膳食对机体健康和适应环境的作用,以达到适应环境、预防疾病的目的。

一、高温环境下的营养与膳食

高温环境可以划分为 3 种类型,即:高温、强烈辐射高温、高湿(如纺织、印染、造纸等)夏季露天作业(夏季高气温和太阳的热辐射)。

主要分以下几种情况:在有热源(每小时每立方米散热 20 千卡以上)的生产场所;在寒冷地区、常温地区,当气温或生产场所温度超过 32℃,或在炎热地区,当气温或生产场所温度超过 35℃;热辐射强度超过每分钟每平方厘米 1 千卡的工作场所;当气温达到 30℃同时相对湿度超过 80%的环境或工作场所。

(一)高温对生理功能的影响

当环境高温高于皮肤温度时,机体不能通过辐射及对流的方式散热,反而还会受到辐射和对流热的作用使皮肤温度增高。其时机体只能靠汗液的蒸发形式来散热,以维持体温的恒定。机体在排汗量增加的情况下,可因水分的丢失导致脱水,并可使一些无机盐(如钠、钾、钙等)、葡萄糖及水溶性维生素(如维生素 B_1、维生素 C 等)随汗液排出体外。这时机体易发生热痉挛、虚脱等症,这主要是因机体失钠所致。此外,长期的热环境作业使心肌处于紧张状态而呈现生理性肥大。高温环境中还可使消化系统功能紊乱,因尿液浓缩致使肾脏负担加重。甲状腺对热环境很敏感,机体受热时,甲状腺素分泌减少,可引起血清蛋白结合碘含量下降。

(二)高温环境作业人员的营养原则及膳食特点

1.营养原则

(1)提高钠、钾、镁、钙等无机盐的供给量

由于机体大量地蒸发汗液,使得机体内的无机盐损失量增加。对高温环境作业的卫生学调查结果发现,铸工的排汗量为 5.29 升,高炉炉前工排汗量可高达12.30升。汗液中含有钠量为 175～200 毫克/100 毫升,如以每个工作日出汗 5 升计,随汗损失的钠为 8.8～9.8 克。而在供给量标准中,随膳食摄入的钠(正常摄入)每日 4～8 克,因此如不及时补充机体便会出现无机盐代谢障碍。同时,高温作业钾的损失也很严重,钾缺乏的发生率比钠缺乏发生率要高。汗液中钙的排泄量可占机体钙排出量的 30%。此外也不能忽视镁、铁的损失。资料报道,高温环境中铁随汗液损失的量相当于自食物中所吸收铁的 1/3(镁的损失量与钙近似)。建议高温环境下作业人员的无机盐供给量在正常膳食基础上增加钾 5～10 毫克/日、铁 5毫克/日、钙与磷各 200 毫克/日,并可将钠的供给量提高到 15～20 克/日。至于补充的方法主要从三餐食物中补给。在劳动过程中可配一些含多种无机元素的饮料。

(2)增加维生素供给量

由于大量蒸发汗液对维生素的损失首先是维生素 C,经测定高温作业工人蒸发 5000 毫升汗液便可损失 50 毫克的维生素 C,所以建议维生素 C 的供给量应为一般人的 3～5 倍,即提高到 100～150 毫克/日为宜。另外还要补充足够的 B 族维生素,首先是维生素 B_1、维生素 B_2,维生素 B_1 可供给 5 毫克/日,维生素 B_2 可供给3～5 毫克/日。冶炼工人接触铁水、火花等强光及较强的辐射热,对机体的皮肤、眼部均有刺激,有人建议维生素 A 的需要量为 5000IU/日。

(3)增加热量、蛋白质的需要量

高温作业人员机体代谢加强,消耗能量增加,热能的需要量比一般人要增加10%～20%。蛋白质也因大量出汗而流失。失水又进一步促进蛋白质的分解,还可通过尿排出氮,故往往使机体处于氮的负平衡状态。尤其是通过汗液将损失1/3的必需氨基酸,其中赖氨酸损失最多,故必须及时补充蛋白质,每日每人约在 100 克,而且食物来源主要来自优质蛋白(豆类及动物性食物)。

2.膳食特点

(1)首先调整进餐时间

一日三餐的时间分别安排在起床、下班之后的 1～2 小时,以及上班之后的 1 个

多小时,这样有利于机体恢复应有的食欲。为了多方面刺激进餐者食欲,可采取多方措施,如提供淋浴,使体表温度快速下降;安排凉爽的就餐环境;进餐前先喝点汤或饮料;增加饭菜的花色品种,合理搭配,色、香、味、质俱佳;膳食中适当选用凉拌菜和使用酸味、辛香味的调味品如食用醋以及葱、姜、蒜等。

（2）保证膳食中营养素的充分供给

蛋白质的摄入量达到 90～120 克／人／日,要求优质蛋白占到一半。脂肪提供的热量应控制在总热量的 25%～30%。提供富含钾、钠、钙、镁的谷类、豆类、肉类和蔬菜。提供适宜的饮料,饮料中氯化钠百分含量以 0.1%～0.2% 为宜。大量出汗者(全天出汗量 3～5 升)除了膳食之外还必须饮用少量的食盐饮料。

二、低温环境中作业人员的营养与膳食

由于某些生产作业的特殊要求,使得部分人员长期或阶段性地处于低温度环境中作业。如长期处于 10℃ 以下甚至最低温度可达-40～-50℃ 环境中生活或从事寒带作业(如南北极考察)或长期在局部低温环境中从事工作的人员(如制冷液、冷库、空间开发等),机体受到寒冷的作用。低温环境中作业人员在生理状态上与普通环境中存在差异,因此对食物的要求也有一定特点。

（一）低温环境下机体生理变化的特点

在寒冷环境下,机体的基础代谢率升高。因冷刺激使甲状腺功能增强,甲状腺素分泌量增加,使体内物质氧化所释放的能量以热的形势由体内向外散发。另外低温时,机体耗氧量上升。在极地地区生活的人基础代谢比在温带居住的人高出 8%～15%,并可使心脏的搏击量和血压上升。机体在冷环境中胃液分泌量和酸度均增高,胃有较长时间处于排空状态,因此工作效率低下,易发生冻伤。

（二）低温环境生活及作业人员的营养与合理膳食

在寒冷的环境中首先要考虑热能供给问题。热能需要量可具体根据寒冷程度、防寒设施、装备以及体力活动的强度不同而异。

1.热量的供给量应提高到 5500～6000 千卡为宜

其热比关系应以脂肪占 35%～37%、碳水化合物占 48%～50%、蛋白质占 14%～15% 较为合理。

2.蛋白质的供给量应充裕

因低温可加速蛋白质的分解,并可使氨基酸的消耗量增大,从而导致机体造成氮的负平衡。

3.加大维生素的摄入量

建议寒带地区维生素的需要量应为温带地区需要量的 130%～150%。其维生素每日的供给为:维生素 A5000IU;维生素 B_1 2 毫克;维生素 B_2 2.5 毫克;维生素

C70 毫克;尼可酸 15 毫克;维生素 B_6 2 毫克以上。

4.适当增加食盐的摄取量,可使机体产热功能加强

这可能是由于钠离子从细胞内外转移时水解供给能量,并与此同时产热。在对北纬 72° 的居民调查发现平均每人每日食盐的摄入量在 21.6~27.3 克,相当于温带居民的 2 倍,但未发现有血压升高的。因此看来提高食盐的摄取量不仅对高温环境人员有益,对低温环境中的人员也有一定的重要意义。

三、高、低气压状态下工作人员的营养需求及膳食

高、低气压的状态主要是因职业工种的特殊性及生活地区所处的环境而造成的。如航空飞行、登山运动、潜水作业等特殊职业,以及高原、高山等环境,机体对高气压的耐受有一定限度,当作业环境气压变化在 20~50 毫米汞柱时尚无影响,但气压变化大于 3~4 个大气压时,可引起机体的一些障碍。高压对机体的影响主要发生在加压或加压后的减压过程,这时机体可发生神经系统及血液循环系统机能的政变。这与机体氮麻醉和高的氧分压作用有关,并也可因加压时机体外压力较大,使鼓膜内凹陷,有内耳充塞感、耳鸣、头晕等症,严重时还可压迫鼓膜,然而更大的问题在于减压过程不当而引起一系列不良后果(如潜水作业等)。另外,宇宙、高空、高原与高山都属于低气压环境。高山与高原指海拔 3000 米以上的地区。其特点是:空气稀薄,氧分压低,日照长,紫外线和红外线强烈,温差大,气温和气湿较低。这种环境及职业对机体的影响是全身性的,如呼吸系统、循环系统、消化系统、神经系统等均可受影响。在缺氧的条件下,可引起大脑皮层的广泛抑制,并可因外界气压低于体内,使腹内气体膨胀,从而导致一些消化腺分泌减少,肠胃功能减退,并可出现高山病。

高压环境中的营养首先要提供优质蛋白,但要合理控制摄入蛋白质和脂肪的量。蛋白质主要来源为动物性食物,供应必须充足。合理的膳食结构应以提供热能为主(一般每天 3600~4000 千卡),并建议其蛋白质、脂肪、碳水化合物的比例以 1∶1∶7 为宜。同时相应地要增加维生素 B_1 和维生素 C 的供给量。低气压环境对机体的影响主要表现为缺氧,机体为了维持本身的呼吸量而要从低氧空气中争取到更多的氧,因此,呼出过量的二氧化碳,而使机体正常的酸碱平衡受到影响。在较严重的缺氧情况下,食欲减退,能量供给不足,代谢率降低。因此,在高原地区生活、作业的人员其热量需要量高于其他地区。为保证机体的健康和工作能力,应及时补偿能量的消耗,以提高机体对低气压和高山气候特殊影响的耐受力和抵抗力。对于在低气压环境中生活及作业的人员的膳食来说,三大营养素中,碳水化合物相对比较重要。富含碳水化合物的膳食能使动脉含氧量增高,使机体在低氧分压条件下增加换气作用。有人提出在 6000 米以上高度,膳食中应含有 80% 的碳化

物、10%的蛋白质和10%的脂肪,以此来提高机体耐缺氧能力。由此可见,保证热能的摄取量,特别是碳水化合物的摄入量对维持机体的行为能力非常重要。在低气压的高原环境中,对蛋白质的需要量也应增加。在登山过程中往往可观察到氮的负平衡现象,但是当提高氮的供给时,即可恢复平衡。另外,在高山、高原环境中,随着高度的增加,阳光辐射越来越强,而气压则越来越低,使得机体很快发生疲劳、嗜睡、食欲减退等,增加蛋白质的供给可使机体体力恢复加快。此外,在低气压状态下,蛋白质分解代谢增强,故机体对蛋白质的需要量有所增加。随着机体对碳水化合物摄入量的增加,机体能量转化需要有维生素 B_1、维生素 C 的参与。因此对高原作业人员应同时增加维生素 B_1、维生素 C、维生素 A 和维生素 E 等的摄入量,适当减少食盐摄入量,以预防急性高山反应。

四、高原环境工作人员(含人群)的合理膳食

高原上有许多自然特点,居住在平原的人进入高原后,在低压、缺氧的条件下,人体要进行一系列适应性调节,以达到其适应高原生活的目的。机体在调节适应过程中,临床上即可出现一些症状(也称应激反应),这些反应随着每个人的年龄、性别、健康状况、精神状态等因素的不同,程度也有显著的差异。

(一)高原反应具体体现

从平原地区进入高原后,人体出现的调节性变化主要表现在以下几个方面:

1.呼吸系统的变化

在平原,正常人每分钟呼吸次数平均为18次,轻度缺氧时,首先表现为呼吸加深加快,随着缺氧加重,频率也进一步加快,人们可感到胸闷气短,经适应后,逐渐恢复到原来水平。肺通气量的加大是人体缺氧情况下的代偿适应性机能。

2.循环系统的变化

平原地区正常人每分钟脉搏为72次,是呼吸次数的4倍;当进入高原后,心脏增加收缩次数,以保证组织器官的血氧供应。初到高原时脉搏可增至80~90次每分钟,个别人可达100多次,居住一段时间后,又可恢复。血压:平原人正常收缩压为110~120毫米汞柱,舒张压为70~80毫米汞柱,初进入高原后,由于血管感受器作用和体液等影响,使皮肤、腹腔脏器等血管收缩,血压上升,从而保证心脏冠状动脉、脑血管内的血液供应,适应后亦可恢复正常。由于高原缺氧条件下体循环、肺循环和微循环的变化都比较大,血压表现也不稳定,这和微循环的功能状态是分不开的,因此不能以内地血压值作为高原标准,更不能测两次血压就确定为高血压或低血压。平原地区红细胞正常数值一般男性为450~500万/立方毫米,女性为350~450万/立方毫米;血红蛋白男性为12%~14.5%,女性为11%~13%,低于此数值即为贫血,高于此数值即为红细胞增多,并随海拔增高,其数值亦增加,据西藏

医科大学对 3658 米到 4700 米之间的调查结果,每升高 100 米时,红细胞约递增 13 万/立方毫米,血红蛋白约递增 0.36 克/升。两者在高原上的一定数量的增加仍属生理现象,对人体是有益的。如增加超过一定的限度,引起血液动力学改变,发展成为病理性变化,则出现一系列临床症状,如多血症面容、心慌气短、手指紫绀,这时要采取一定治疗措施。

3.消化系统的变化

进入高原后消化腺的分泌和胃肠道蠕动受到抑制,除胰腺分泌稍增加外,其他消化食物的唾液、肠液、胆汁等分泌物较平原时减少,胃肠功能明显减弱,因此可出现食欲不振、腹胀、腹泻或便秘、上腹疼痛等一系列消化系统紊乱症状,当在高原生活一段时间后,可逐步恢复,少数人这些症状持续较久或反复出现等。

4.神经系统的变化

中枢神经系统特别是大脑对缺氧极为敏感。脑重仅为体重的 2%左右,而脑血流量约占心输出量的 15%,脑耗氧量约为总耗氧量的 23%。脑灰质比白质耗氧多 5 倍,对缺氧的耐受性更差,急性缺氧可引起头痛,情绪激动,思维力和记忆力、判断力降低或丧失;慢性缺氧则易疲劳、嗜睡、注意力不集中、精神抑郁等。

(二)营养需求及膳食安排

1.能量代谢

人体在高原地区,无论是基础代谢状况、休息还是运动,能量消耗都高于平原。与平原地区相比,高原地区人体的基础代谢率增高,消耗能量增加;气温每降低 10℃,人体需要增加能量 3%~5%才能维持能量平衡;由于高原地区缺氧,人体呼吸加快,呼吸作用加强,从而失热增加,所以高原地区能量供应高于平原地区的 10%左右,寒冷季节增加 20%以上。

2.蛋白质、脂肪、碳水化合物代谢

由于缺氧时血糖降低,糖原分解代谢加强,糖原异生作用减弱,糖原减少,高碳水化合物膳食能使人的动脉血液含氧量增加,在高原缺氧的条件下,应增加淀粉类食物的供应;一般认为在缺氧的情况下,膳食脂肪不宜过多,以免因消耗脂类引起能量增加;高原缺氧初期含氮物质摄入量减少,而蛋白质分解代谢增强,尿素排出增加,出现负氮平衡,因此对于高原作业人员应给予充足的优质蛋白质,尤其是动物蛋白质可从肉类食物中获得,可占总能量的 25%~30%。

3.无机盐的代谢

钾的丧失和钠的滞留是引起急性高原反应的重要因素,刚进入高原的人或工作人员应补充钾盐,限制钠的摄入量。在进入高原缺氧初期,人体血红蛋白增加,对铁的需要量增加,铁的吸收率也明显增高,在膳食中应注意蔬菜、谷类和肉类的供给。

4.维生素代谢

高原缺氧影响维生素代谢,增加维生素的摄入量,尤其对于维生素 B_1、维生素 B_2 及维生素 C 和尼克酸等的需要量增加可加速对高原环境的适应,为此在膳食中应注意瘦肉、动物内脏、奶类、蛋类和蔬菜的食用。

缺氧可引起食欲下降,为此应采取促进食欲的措施,如饭菜多样化、改进烹调方法等。

当海拔增高时气压下降,水的沸点也降低(在海拔 3000 米时水的沸点降至 91℃,而至海拔 5000 米时沸点降至 85℃),这时饭菜就不易做熟,不仅影响消化、吸收,而且口味也大受影响。而且在低于沸点的温度中烹调做饭,往往需烹调更长的时间,因而破坏了更多的维生素,为此在高原应更多地采用高压锅,以保证饭菜的正常口味,促进食欲。

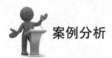

案例分析

1.高温影响食欲

某高职校食堂为了更好地为学生服务,根据夏季炎热高温的气候特点,特地调整了食谱,在菜肴方面经常变换花样,适量选用有辛辣味的调味品,有选择地增加动物性食品、豆类及其制品、深色蔬菜(菠菜、油菜、芹菜等)、海产品(海带、海蜇、虾皮、紫菜等)的数量,尤其提供了盐分略高的汤类。

2.大脑需要的营养

人脑的重量虽然只占人体重量的2%左右,但是大脑消耗的能量却占全身消耗能量的20%。人体消耗的能量主要由膳食中的糖、脂肪和蛋白质提供。但人脑在利用能源物质上与其他器官不同,它主要依靠血液中的葡萄糖氧化供给能量。大脑对血糖极为敏感,人脑每天需要消耗116~145克的糖,当血糖浓度降低时,脑的耗氧量也会下降,轻者感到头昏、疲倦,重者则会发生昏迷。因此,一定的血糖浓度对保证人脑复杂机能的完成是十分重要的。大脑活动功能、记忆力强弱与大脑中乙酰胆碱含量密切相关。实验证明,吃鸡蛋的妙处在于:当蛋黄中所含丰富的卵磷脂被酶分解后,能产生出丰富的乙酰胆碱,它们进入血液又会很快到达脑组织中,可增强记忆力。国外研究证实,每天吃一两枚鸡蛋就可以向机体供给足够的胆碱,也就是人体所需的 8 种必需氨基酸,对保护大脑、提高记忆力大有好处。

视野拓展

高原反应

我国是世界上最早认识急性高原病的国家。远在公元前328年汉成帝大将军杜钦就向当时的丞相王凤上书,建议不派专使去克什米尔及阿富汗等地。因为去这些地方要穿过皮山山脉(今喀喇昆仑山口)的大头痛山和小头痛山,会引起剧烈的头痛、头晕及呕吐。这些症状同现代急性高原病的表现一致,足见当时已对高原病有了认识。急性高原病的发病率与上山速度、海拔高度、居住时间以及体质等有关。一般来讲,平原人快速进入海拔3000m以上高原时50%~75%的人出现急性高原病,但经3~10天的习惯后症状逐渐消失。多数专家认为,本病的发生老年人低于青年人,女性低于男性。

特别提示

在一定条件下,人们不可避免地在特殊环境下(高、低温和高原等)生活和工作,甚至不可避免地接触各种有害因素,这些可引起人体代谢的改变,影响人体正常的生理过程,干扰、破坏营养物质在体内的代谢。适宜的营养和膳食可增加机体对环境的适应能力。

模块三 常见慢性病人群的营养需求与膳食

模块概览

本模块是烹饪营养学应用技术的延伸,要求依据不同人群的营养需求,合理选择食物原料,构建合理的膳食结构,预防和治疗常见生活方式疾病。

任务一 高血压与高血脂人群的营养需求与膳食

任务描述

本任务要求学生了解高血压、高血脂疾病的成因和营养需求,认识合理的饮食对高血压及高血脂疾病的预防和治疗作用,掌握其膳食的合理构成。

任务分析

完成本任务,要学习高血压及高血脂病的成因和营养需求,了解合理的膳食结构对其的防治作用。

一、原发性高血压

高血压(hypertension)是最常见的心血管病,是全球范围内的重大公共卫生问题,不仅患病率高、致残率高、死亡率高,而且可引起心、脑、肾并发症,是冠心病、脑卒中和早死的主要危险因素。

(一)定义与分类

高血压是指体循环动脉收缩期和(或)舒张期血压持续增高,当收缩压≥140mmHg 和(或)舒张压≥90mmHg 时,即可诊断为高血压。

临床上高血压分为两类:

第一类是原发性高血压,又称高血压病,是以血压升高为主要症状而病因未明确的独立疾病,占所有高血压病人的90%以上。

第二类是继发性高血压,又称症状性高血压,病因明确,是某种疾病的临床表现之一。

(二)流行病学

我国 2002 年对 15 岁以上人群抽样普查,高血压患病率为 18.8%。普查还显示,高血压的知晓率、治疗率、控制率均很低。

世界大部分地区人群高血压患病率及平均血压水平随年龄增长而增高,一般在 35 岁以后增长幅度较大,在 60 岁以前,一般男性患病率高于女性,但 60 岁以后则女性高于男性。年幼时高血压偏高者其血压随年龄增高的趋势更为明显。

高血压病患病率存在着明显的地区差异。在我国呈现自南向北逐渐升高的趋势,北方患病率高,南方为低;城市高于农村;经济发达地区高于落后地区。

(三)高血压病的营养膳食因素

1.钠

不少研究资料发现,随着膳食盐的增加血压会不断增高。24 小时尿钠每增加 100mmol/d(2300mg 钠),收缩压增加 3～6mmHg,舒张压增加 0～3mmHg。一些干预研究证实,钠摄入量每降低 100mmol/d,高血压者的收缩压下降 5.8mmHg,舒张压下降 2.5mmHg;血压正常者,收缩压和舒张压各下降 2.3/1.4mmHg。

家族性高血压和老年性高血压对盐敏感性较正常人高。过多摄入钠引起血压升高的机制可能是血液内的钠增多,保留水分也多,血容量加大,心脏负担加重,高流量血液对血管壁的压力加大,易损伤血管内膜;过多摄入钠使血管内皮细胞内水分增加,引起血管壁肿胀,管腔变小,血流阻力加大;过多摄入钠可改变血压昼高夜低的规律,是老年高血压发生脑卒中的危险因素。

2.肥胖

成年人体重增加是导致高血压的一个重要危险因素。随着体重的增加,出现高血压的趋势也增加,尤以 20～40 岁开始增加体重者危险性最大。一般来说,超重使发生高血压的危险性增加 2～6 倍。当患高血压者体重下降后,其血压也常随之下降。对患有中度高血压的人来说,降低体重常是降低血压的一种有效的治疗方式。

约 3/4 的高血压病人肥胖,而其中一半以上有胰岛素抵抗。通过降低血压,脑卒中危险性降低 40%,冠心病危险性降低 14%～30%。减肥是治疗高血压的最重要的非药物途径。

3.酒精

过量饮酒与血压升高和较高的高血压流行程度相关联。每天饮酒 3～5 杯以上的男子和每天饮酒 2～3 杯的女子尤其处于较高的危险之中,而低于上述饮酒量者则不会增加危险性。据推测,酒精在低剂量时是血管扩张剂,而在剂量较高时则为血管收缩剂。

酒精与血压相关的确切机制尚不清楚,其可能性包括:刺激了交感神经系统;抑制了血管松弛物质;钙和镁耗竭;以及血管平滑肌中细胞内钙增加。

4.钾

钾降低血压的作用在不同类型的研究中所取得的证据始终是一致的,钾通过直接的扩血管作用,以及尿钠排出作用而降低血压。

5.钙

钙摄入量低可以增强高盐膳食对血压的作用。

关于膳食钙可能影响血压的机制有许多推测。如钙可促进尿钠排出作用,这就解释了为什么盐敏感的高血压病人钙降低血压的作用较为明显。盐敏感高血压病人可以是失钙状态,从而引起继发性甲状旁腺功能亢进。钙补充可以通过纠正钙缺乏和与之相关的甲状旁腺功能亢进,从而降低血压。

6.镁

膳食镁与血压呈负相关。素食者通常摄入的镁和膳食纤维含量高,其血压比非素食者低。镁对血压作用的生理解释有:镁降低血管弹性和收缩力,这可能是由于降低了细胞内的钙。

7.脂类

饱和脂肪酸和血压呈正相关,将总脂肪摄入量从占总能量的 38%～40% 降至

20%~25%,或将多不饱和脂肪酸与饱和脂肪酸的比值从 0.2 增加到 1.0,能降低血压。n-3 和 n-6 的多不饱和脂肪酸有调节血压的作用。在高血压实验模型中,亚油酸(n-6 长链多不饱和脂肪酸)和鱼油(富含 EPA 和 DHA,两者都是 n-3 脂肪酸)都能减少血管紧张肽原酶依赖性高血压的发生,单不饱和脂肪酸(MUFA)高的膳食可降低血压。膳食胆固醇与血压有显著的正相关。

8.蛋白质

膳食蛋白质可以影响血压的根本机制尚不清楚。有人提出特殊氨基酸,如精氨酸、酪氨酸、色氨酸、蛋氨酸和谷氨酸是影响神经介质或影响血压的激素因子。因此有人推测大豆蛋白能降低血压是因大豆富含精氨酸,它是一种潜在的血管抑制剂,也是血管抑制剂 NO 的前体。一组接近绝经期的妇女,补充大豆蛋白质 6 周后,舒张压有明显降低,但是其他营养素,包括钙、镁和钾的摄入量在大豆蛋白质组也有所增加,降低可能并非大豆蛋白的单一作用。

9.膳食纤维

膳食纤维能减少脂肪吸收,减轻体重,间接辅助降压。干预研究平均补充 14g 膳食纤维,收缩压和舒张压降低约 1.6/2.0mmHg。在一些研究中,以可溶性和不溶性膳食纤维混合物作为来源,仅可溶性膳食纤维影响胃肠道功能并间接地影响胰岛素代谢,这可能是膳食纤维降低血压的机制。

(四)高血压病的饮食防治

1.减少钠盐

中国居民膳食指南提出每人每日食盐用量不超过 6g 为宜。我国居民食盐摄入量过高,平均值是世界卫生组织建议的两倍以上。我国膳食中的钠 80% 来自烹饪时的调味品和含盐高的腌制品,包括食盐、酱油、味精、咸菜、咸鱼、咸肉、酱菜等。因此限盐首先要减少烹调用调料,少食各种腌制品。需要提出的是,由于生活方式和膳食习惯的改变,要特别注意隐藏在加工食品中的食盐,如罐头、快餐食品、方便食品和各种熟食品。食品工业在食品加工过程中应减少食盐用量,包括那些日常的食品,如面包、挂面等。应逐步完善食品标签政策,加工食品应在包装上标明钠盐含量,使人们能够选择低盐食品。应从幼年起就养成吃少盐膳食的习惯。

2.减少膳食脂肪,补充适量优质蛋白质

有流行病学资料显示,即使不减少膳食中的钠和不减体重,如能将膳食脂肪控制在占总能量的 25% 以下,P/S 比值维持在 1,连续 40 天可使男性收缩压和舒张压下降 12%,女性下降 15%。鱼类特别是海产鱼所含不饱和脂肪酸有降低血脂和防止血栓的作用。肥肉和荤油为高能量和高脂肪食物,摄入过多往往会引起肥胖,并是某些慢性病的危险因素,应当少吃。中国人绝大多数以食猪肉为主,而猪肉蛋白质含量较低,脂肪含量较高,因此,应调整以猪肉为主的肉食结构,提倡多吃鱼肉、鸡肉、兔肉、牛肉,这在营养学上有重要意义。大豆蛋白对血浆胆固醇水平有显著的降低作用,应多加食用。

3.注意补充钾和钙

大部分食物都含有钾,但蔬菜和水果是钾的最好来源。含钾丰富的食物还有麸皮、赤豆、杏干、蚕豆、扁豆、冬菇、竹笋、紫菜等。奶和奶制品是钙的主要来源,其含钙量丰富,吸收率也高。发酵的酸奶更有利于钙的吸收。奶还是低钠食品,对降低血压亦有好处。奶制品还能降低血小板凝集和胰岛素抵抗。

4.限制饮酒

过量饮酒会增加患高血压卒中等危险,而且饮酒可增加服用降压药物的抗性,故提倡高血压患者应戒酒。

5.增加体力活动

有规律的有氧运动可以预防高血压的发生,有规律的运动可降低高血压病人的收缩压 5~15mmHg、舒张压 5~10mmHg。

要根据自己的身体状况,决定运动种类、强度、频度和持续运动时间。可选择步行、慢跑、太极拳、门球、气功、舞蹈等项目。运动强度须因人而异,一般来说,50%~70%的最大心率范围的运动是安全的。计算最大心率可用 220 减去年龄。中等强度的运动可用 180 减去年龄,或 60%~80%的最大心率的运动量。低等强度的运动为 40%~60%的最大心率运动量。运动频度一般要求每周 3~5 次,每次持续 20~60 分钟。

6.减轻精神压力,保持心理平衡

精神压力对血压的升高起十分重要的作用。流行病学研究显示精神紧张、压力大的职业人群血压水平较高。

二、高脂血症

血脂指的是人体血浆中的游离脂肪酸、磷脂、固醇和甘三脂等脂肪素的含量。血浆中血脂的含量健康值一般在 130mg/dl(毫克每分升)以下,凡大于 160mg/dl 的医学上称之为血液脂肪素超标,即为高血脂。高血脂与高血压、高血糖一同称为"三高",被称为人类健康的"无形杀手",对身体的损害是隐匿、逐渐、进行性和全身性的,它的直接损害是加速全身动脉粥样硬化,因为全身的重要器官都要依靠动脉供血、供氧,一旦动脉被粥样斑块堵塞,就会导致严重后果。动脉硬化引起的肾功能衰竭等,都与高血脂症密切相关。大量研究资料表明,高血脂症是脑卒中、冠心病、心肌梗死、心脏猝死独立而重要的危险因素。大量医学研究表明,高血脂的治疗方法不能仅仅通过药物层面上,还有重要的饮食调养。

高血脂症的病因,基本上可分为两大类,即原发性高血脂症和继发性高血脂症。原发性高血脂症主要由遗传因素、饮食因素、血液中缺乏负离子(负氧离子)等引起,继发性高血脂症是由于其他中间原发疾病所引起,包括:糖尿病、肝病、甲状腺疾病、肾脏疾病、胰腺疾病、肥胖症等。

(一)膳食营养因素对血脂代谢的影响

1.膳食脂肪和脂肪酸

流行病学调查均证实,膳食总脂肪摄入量是影响血浆 TC 水平的主要因素,人群血清 TC 均值分别与其膳食总脂肪和饱和脂肪酸所占能量的比例呈显著正相关。我国调查资料表明,当动物性食品和油脂消费量增加、脂肪提供的能量增加 5% 时,人群平均血胆固醇水平升高 10%。虽然含饱和脂肪酸高的食物可导致 TC 升高,但是饱和脂肪酸碳链的长度不一样,对血脂的影响也不同。

(1)饱和脂肪酸(SFA)

SFA 可以显著升高血浆 TC 和 LDL-C 的水平,但是不同长度碳链的 SFA 对血脂的作用不同。碳原子少于 12、大于或等于 18 的饱和脂肪酸对血清 TC 无影响,而含 12~16 个碳原子的饱和脂肪酸,如月桂酸(C12∶0)、肉豆蔻酸(C14∶0)、软脂酸(即棕榈酸,C16∶0)可明显升高男性和女性的血清 TC、LDL-C 水平,含 18 个碳原子的硬脂酸(C18∶0)不升高血清 TC、LDL-C 水平。中国营养学会推荐 SFA<10%总能量。

(2)单不饱和脂肪酸(MUFA)

动物实验和人群研究均证实单不饱和脂肪酸有降低血清 TC 和 LDL-C 水平的作用,同时可升高血清 HDL-C。膳食中单不饱和脂肪酸主要是油酸(C18∶1),橄榄油中油酸含量达 84%,地中海地区人群血清 TC 水平低,心血管疾病发病率较低,可能与其膳食中橄榄油摄入量高有关。花生油、玉米油、芝麻油中油酸的含量也很丰富,分别为 56%、49%、45%。茶油中油酸含量达 80%左右。美国在膳食推荐量中建议,MUFA 应增加到总能量的 13%~15%。

(3)多不饱和脂肪酸(PUFA)

PUFA 包括 n-6 的亚油酸和 n-3 及 α-亚麻酸以及长链的 EPA 和 DHA。研究表明,用亚油酸和亚麻酸替代膳食中饱和脂肪酸,可使血清中 TC、LDL-C 水平显著降低,并且不会升高 TG。临床研究表明低 SFA、高 PUFA(占总能量的 16%~20.7%)的膳食使血浆胆固醇降低 17.6%~20.0%(与基础水平相比),更重要的是胆固醇的降低与心血管疾病发病率降低(降低 16%~34%)有关。然而有研究表明,高 PUFA 的膳食可以使 HDL-C 水平降低,增加长某些肿瘤的危险。体外试验发现 PUFA 增加 LDL 氧化的作用,可能会增加心血管疾病的危险性。一些学者认为 PUFA 摄入量不应当超过总能量的 7%~10%。

膳食亚油酸和 α-亚麻酸在体内可分别转化为 n-6PUFA(如花生四烯酸)和

n-3PUFA（EPA、DHA）。它们都可转化为二十碳烷酸，从花生四烯酸转化的二十碳烷酸与由 EPA/DHA 转化来的二十碳烷酸，在生物学作用上相反，因此摄入平衡的 n-6∶n-3PUFA 是重要的，亚油酸/α-亚麻酸的比值应当＜10。增加 α-亚麻酸的摄入量或降低亚油酸的摄入量都可以实现上述的比值。但是事实上亚油酸和 α-亚麻酸都有降低冠心病危险性的作用，当然 α-亚麻酸的作用比 PEA 和 DHA 的作用要弱得多。

（4）反式脂肪酸（TFA）

反式脂肪酸是在氢化油脂中产生的，如人造黄油。典型的西餐含反式脂肪酸 15g/d，美国膳食中含 8g/d，我国传统的膳食中反式脂肪酸的含量较低。以前一些研究表明，反式脂肪酸或氢化油与天然油的不饱和脂肪酸相比有增加血浆胆固醇的作用，而与饱和脂肪酸相比能降低胆固醇，对 TG 的作用不肯定。最近进行的评估反式脂肪酸对血脂和脂蛋白的影响的研究一致表明，增加反式脂肪酸的摄入量可使 LDL-C 水平升高、HDL-C 降低，使 TC/HDL-C 比值增大、LDL-C/HDL-C 比值增加，以及使脂蛋白（a）升高，明显增加心血管疾病危险性，反式脂肪酸致动脉粥样硬化的作用比 SFA 更强。膳食中反式脂肪酸大多数来自氢化的植物油，目前认为反式脂肪酸应＜总能量的 1%。

2.膳食碳水化合物及其构成

进食大量糖类，使糖代谢加强、细胞内 ATP 增加，使脂肪合成增加。过多摄入碳水化合物，特别是能量密度高、缺乏纤维素的双糖或单糖类，可使血清 VLDL-C、TG、TC、LDL-C 水平升高。高碳水化合物还可使血清 HDL-C 下降，膳食碳水化合物摄入量占总能量的百分比与血清 HDL-C 水平负相关。我国膳食中碳水化合物的含量较高，人群中高甘油三酯血症较为常见。

膳食纤维有调节血脂的作用，可降低血清 TC、LDLD-C 水平。可溶性膳食纤维比不溶性膳食纤维的作用更强，前者主要存在于大麦、燕麦、豆类、水果中。

3.微量元素

水质的硬度与钙、镁、锌等含量有关。镁对心血管系统有保护作用，具有降低胆固醇、降低冠状动脉张力、增加冠状动脉血流量等作用。动物实验发现，缺钙可引起血清 TC 和 TG 升高，补钙后，可使血脂恢复正常。缺锌可引起血脂代谢异常，血清锌含量与 TC、LDL-C 呈负相关，而与 HDL-C 呈正相关。

铬是葡萄糖耐量因子的组成成分，是葡萄糖和脂质代谢的必需微量元素。缺铬可使血清 TC 增高，并使 HDL-C 下降，补充铬后，使血清 HDL-C 升高、TC 和 TG 水平降低，血清铬与 HDL-C 水平呈明显正相关。

4.维生素

目前认为对血脂代谢有影响的维生素主要是维生素 C 和维生素 E。维生素 C

对血脂的影响可能是通过以下机制实现的:促进胆固醇降解、转变为胆汁酸,从而降低血清 TC 水平;增加脂蛋白酯酶活性,加速血清 VLDL-C、TG 降解。维生素 C 在体内参加胶原的合成,使血管韧性增加、脆性降低,可防止血管出血。同时维生素 C 还具有抗氧化作用,防止脂质的过氧化反应。

维生素 E 是脂溶性抗氧化剂,可抑制细胞膜脂类的过氧化反应,增加 LDL-C 的抗氧化能力,减少 Ox-LDL(氧化型 LDL-C)的产生。维生素 E 能影响参与胆固醇分解代谢的酶的活性,有利于胆固醇的转运和排泄,对血脂水平起调节作用。

(二)高脂血症的饮食治疗

调整饮食和改善生活方式是各种高脂血症治疗的基础,尤其对原发性高脂血症患者,更应首先选择饮食治疗,即使在进行药物降脂治疗时,饮食疗法也要同时进行。饮食疗法能使血浆胆固醇降低,提高降脂药物的疗效,还具有改善糖耐量、恢复胰岛功能、减轻体重等多方面作用。

1.食物多样,以谷类为主,粗细搭配

粗粮中可适量增加玉米、莜面、燕麦等成分,少食单糖、蔗糖和甜食。多食新鲜蔬菜及瓜果类,保证每天摄入 400~500g,以提供充足的维生素、矿物质和膳食纤维。

2.多吃蔬菜、水果和薯类

多吃蔬菜与各种水果,注意增加深色或绿色蔬菜比例。大蒜和洋葱有降低血清 TC、提高 HDL-C 的作用,可能与其含有硫化物有关。香菇和木耳含有多糖类物质,也有降低血清 TC 及防止动脉粥样硬化的作用。

3.常吃奶类、豆类或其制品

奶类除含丰富的优质蛋白质和维生素外,含钙量较高,且利用率也很高,是天然钙质的极好来源。高血脂患者奶类以低脂或脱脂奶为宜。豆类是我国的传统食品,含丰富的蛋白质、不饱和脂肪酸、钙及维生素 B_1、维生素 B_2、烟酸等,且大豆及其制品还有降低胆固醇的作用。

4.经常吃适量鱼、禽、蛋、瘦肉,少吃肥肉和荤油

脂肪摄入量占总能量应≤30%。制备低脂肪膳食可用蒸、煮、拌等少油的烹调方法;肉汤类应在冷却后除去上面的脂肪层;不吃肥肉,剔除鸡皮;选用低脂或脱脂奶制品;少食用动物脂肪,限量食用植物油;多吃水产品尤其是深海鱼,争取每周食用 2 次或以上,以增加 n-3 多不饱和脂肪酸 EPA、DHA 摄入量。n-3 多不饱和脂肪酸能明显降低血甘油三酯、降低血浆胆固醇、增加高密度脂蛋白、抗血小板凝集。轻度血浆 TC 升高者,膳食胆固醇摄入量<300mg/d。血浆胆固醇中度和重度升高者,饮食中胆固醇摄入量<200mg/d。控制食用肥肉、动物内脏、人造黄油、奶油点心等。

5.注意能量过度摄入,并增加运动,防止超重和肥胖

吃清淡少盐的膳食,适当饮用绿茶等均可以控制血脂生成。

任务二　糖尿病人群的营养需求与膳食

任务描述

本任务要求学生了解糖尿病的发病因素,认识糖尿病对人体健康的影响。

任务分析

完成本任务,要学习与糖尿病发病有关的营养状况,了解膳食因素对糖尿病的饮食治疗作用,掌握糖尿病的营养预防及膳食构成。

糖尿病(Diabetes Mellitus)是由于胰岛素分泌和作用缺陷所导致的碳水化合物、脂肪、蛋白质等代谢紊乱、而以长期高血糖为主要表现的综合征。分原发性及继发性两类。前者占绝大多数,有遗传倾向,其基本病理生理为绝对或相对胰岛素分泌不足和胰升糖素活性增高所引起的代谢紊乱,包括糖、蛋白质、脂肪、水及电解质等,严重时常导致酸碱平衡失常,其特征为高血糖、糖尿、葡萄糖耐量减少等。

一、每日需要能量的估算

(一)标准体重计算

每日总能量是以维持标准体重计算。

(二)根据不同的体力劳动强度确定每日每千克标准体重所需能量

(见表5-2)

表5-2　不同体力劳动强度的能量需要量

劳动强度	举例	所需能量 kcal/(kg·d)		
		消瘦	正常	超重
卧床		20~25	15~20	15
轻	办公室职员、教师、售货员、钟表修理工	35	30	20~25
中	学生、司机、电工、外科医生	40	35	30
重	农民、建筑工、搬运工、伐木工、舞蹈演员	45~50	40	35

二、营养素与血糖指数

(一)碳水化合物

每人摄入的碳水化合物转化的能量应占总能量的 55%~65%。要考虑每一种含碳水化合物食品的血糖生成指数(Glycemic index,GI)。GI 是衡量食物摄入后引起血糖反应的一项有生理意义的指标,提示含有 50g 有价值的碳水化合物的食物与相等量的葡萄糖和面包相比,在一定时间内体内血糖应达水平的百分比值。高GI 食物进入胃肠后消化快,吸收完全,葡萄糖迅速进入血液;低 GI 食物在胃肠停留时间长,释放缓慢,葡萄糖进入血液后峰值低,下降速度慢。表 5-3 是中国常见食物 GI 值,要尽量选择 GI 值低的食品,以避免餐后高血糖。

表 5-3　常见食物血糖生成指数

食物名称	GI	食物名称	GI	食物名称	GI
荞麦面条	59.3	绿豆挂面	33.4	柑	43
荞麦面馒头	66.7	黄豆挂面	66.6	葡萄	43
大米饭	80.2	樱桃	22	猕猴桃	52
白小麦面面包	105.8	李子	24	杧果	55
白小麦面	88.1	柚子	25	菠萝	66
扁豆	18.5	鲜桃	28	西瓜	72
绿豆	27.2	香蕉	52	蜂蜜	73
豆腐干	23.7	苹果	36	果糖	23
炖鲜豆腐	31.9	葡萄糖	97	麦芽糖	105
乳糖	46	蔗糖	65		

(二)蛋白质

糖尿病患者每日蛋白质的需要量为 1.0g/kg,约占总能量的 15%,其中动物性蛋白质应占总蛋白质摄入量的 40%~50%。对生长发育的儿童或有特殊需要或消耗者如妊娠、哺乳、消耗性疾病患者、消瘦患者,蛋白质的比例可适当增加。

(三)脂肪

占总能量较适合的比例为 20%~25%。

（四）膳食纤维和微量元素

糖尿病患者每日的膳食纤维摄入量以 30g 左右为宜。每天应摄入具有抗氧化功能的微量营养素和维生素，包括维生素 C、维生素 E、β-胡萝卜素等和微量元素锌、铬、硒等。

任务三　肥胖症人群的营养需求与膳食

任务描述

本任务要求学生了解肥胖症的发病因素，认识肥胖症对人体健康的影响，掌握肥胖症的常用评价指标，学会营养干预。

任务分析

完成本任务，要学习与肥胖病发病有关的营养状况，了解膳食因素对肥胖病的治疗作用。

肥胖病（Obesity）是常见的代谢症群。当人体进食热量多于消耗热量时，多余热量以脂肪形式储存于体内，其量超过正常生理需要量，导致体内脂肪积聚过多达到危害程度，这样一种慢性代谢性疾病即是肥胖病。肥胖目前在全球范围内广泛流行，在欧洲、美国和澳大利亚等发达地区中，肥胖的患病率高；在我国，肥胖人数也日益增多，肥胖已经成为不可忽视的严重威胁国民健康的危险因素。肥胖可以引发多种疾病，如高血压、冠心病、心绞痛、脑血管疾病、糖尿病、高脂血症、高尿酸血症、女性月经不调等，还能增加人们患恶性肿瘤的概率。

一、肥胖的原因

（一）饮食因素

1.摄食过多

摄食过多又称过食。由于摄取的食物过多，即摄入的能量过剩，在体内，多余的能量则以脂肪的形式储存于脂肪组织中，导致体内脂肪的增加。

2.不良的进食习惯

（1）进食能量密度较高食物

食物的能量密度（Energy Density of Food）是近年来推出的用于评价食物供能多少的一个新概念，指平均每克食物摄入后可供能的热卡数。食物的能量密度与食物中各种产能营养素的关系十分密切，脂肪是重要的产能营养素之一，因此脂肪含量较高的食物往往具有较高的能量密度。

（2）不良的进食行为

饮食行为在肥胖病因中的作用近年来已备受关注。肥胖样进食（the Obese Style of Eating）几乎见于绝大多数肥胖患者，其主要特征是：进食时所选择的食物块大，咀嚼少，整个进食速度较快，以及在单位时间内吃的块数明显较多等。在这种方式下不仅进食快而且进食量也大大超过了非肥胖者。影响肥胖者进食的其他行为因素还有：吃甜食频率过高、非饥饿状况下看见食物或看见别人进食也易诱发进食动机、以进食缓解心情压抑或情绪紧张、边看电视边进食以及睡前进食等，这些进食行为的异常均可大大加速肥胖的发生发展。

（3）进餐频繁

国内外调查研究发现，在一天之中进餐 2~6 次的人，无论是男性还是女性，发生肥胖的机会和程度高于进餐次数稍少的人。另一个容易致人肥胖的不良习惯是晚上进食，有人称之为"夜食综合征"。在夜间，人的生理节律是副交感神经兴奋性增强，摄入的食物比较容易以脂肪的形式储存起来。

（二）其他因素

主要指妊娠期营养因素。妊娠期营养对胎儿的影响主要集中在两个方面：一是对出生体重的影响，二是肥胖母亲与子女肥胖的关系。有报道表明，妊娠最后三个月和生后第一个月营养较差的母亲，其子女发生肥胖者较少，而妊娠前六个月营养较差的母亲其子女肥胖的发生则较高，提示胚胎生长发育早期孕母食物摄入量对胎儿生后的营养状态存在较大影响。

二、评价肥胖病的常用指标

首先必须根据患者的年龄及身高查出标准体重（见人体标准体重表），或以下列公式计算：标准体重（kg）= ［身高（cm）-100］×0.9，如果患者实际体重超过标准体重 20% 即可诊断为肥胖症，但必须排除肌肉发达或水分潴留的因素。除根据体征及体重外，还可采用下列方法诊断：

（一）皮肤皱褶卡钳测量皮下脂肪厚度

人体脂肪常用测量部位为三角肌外皮脂厚度及肩胛角下。成人两处相加，男性≥4cm、女性≥5cm 即可诊断为肥胖。如能多处测量则更可靠。

（二）X 线片估计皮下脂肪厚度

（三）根据身高、体重，按体重质量指数即体质指数（BMI）测定

计算公式：体质指数（kg/m²）（BMI）= 实际体重（kg）/身高（m²）

该指标考虑了身高和体重两个因素，常用来对成人体重过低、体重超重和肥胖进行分类,且不受性别影响,简便、实用。但是对于某些特殊人群如运动员等,BMI就不能准确反映超重和肥胖的程度。

三、脂肪、碳水化合物与肥胖的关系

在各种膳食因素中,高脂肪、高碳水化合物膳食是肥胖的直接致病因素,越来越多的研究已经相当肯定了它们对肥胖形成的作用。

(一)脂肪与肥胖

大量的流行病研究提示膳食脂肪与肥胖关系密切。无论是发达国家还是发展中国家,随着其国民膳食中脂肪占总能量的产热百分比的增加,其国民的体重和肥胖发生率明显升高。

在饥饿时进食高脂肪膳食会导致进食量尤其是脂肪量的增加。与碳水化合物、蛋白质相比,进食后脂肪的氧化分解要慢得多,而且脂肪还抑制葡萄糖的氧化。高脂肪膳食还有良好的色、香、味以及热能密度高的特点,这些因素往往导致进食过多的高脂肪膳食。

(二)蔗糖与肥胖

高蔗糖膳食可引起高胰岛素血症。胰岛素的作用之一是促进脂肪的合成,胰岛素水平升高可导致体内脂肪积累,包括皮下脂肪和腹腔内脂肪。

四、膳食与肥胖症

膳食疗法是肥胖治疗的最基本的方法之一,无论采取其他哪种治疗方法,都必须辅助以膳食疗法;同样的,在实施膳食治疗的同时也必须辅助以运动疗法、行为疗法等其他治疗方法。一般来说,在膳食疗法开始后的 1~2 月,可减重 3~4kg,此后可与运动疗法并用,保持每月减重 1~2kg,这样可获得比较理想的治疗效果。

膳食疗法可分为 3 种类型。

(一)节食疗法

每天摄入的能量在 5020~7530kJ(1200~1800kcal),其中脂肪占总能量的20%、蛋白质占 20%~25%、碳水化合物占 55%。

(二)低能量治疗法

每天摄入的能量在 2510~4150kJ(600~1000kcal),脂肪<20%,蛋白质<20%。两种疗法主要适用于轻、中度肥胖者。肥胖者可根据自己的情况选择其中任何一种治疗方法,但是,最好在医生的指导下进行。

1.控制能量的摄入量

1kg 人体脂肪大约含有 29 290kJ(7000kcal)的能量,因此,减轻体重(脂肪)

1kg,必须大约减少 29 290kJ(7000kcal)的能量摄入。如果每天减少能量摄入 2092~2929kJ(500~700kcal),则需要 10~14 天时间,才能实现减掉 1kg 脂肪的目标。一般来说,在实际操作中,一般规定年轻男性每天能量的摄入最低限度为 6690kJ(1600kcal),年轻女性为 5860kJ(1400kcal)。

全天能量的分配:一日三餐,早餐 30%,午餐 40%,晚餐 30%。开始减肥阶段,为解决饥饿问题,可在午餐或早餐中留相当于 5%能量的食物,约折合主食 25g,在下午加餐。

2.适当的营养素分配比例

(1)供能营养素的能量分配比例

由于限制了能量的摄入,所以要保证必需的营养素供给,才能保证人体正常的生理功能。在减肥过程中,三大供能营养素的分配是至关重要的。正常平衡膳食的三大营养素分配比例是蛋白质占总热能的 12%~15%,脂肪占 25%~28%,碳水化合物占 60%,而肥胖治疗膳食的三大营养素分配原则是蛋白质占总热能的 25%,脂肪占 15%,碳水化合物占 60%。在蛋白质的选择中,动物性蛋白质可占总蛋白质的 50%左右,烹调油应选择橄榄油、茶油、葵花籽油、玉米油、花生油、豆油等。

(2)保证维生素和无机盐的供给

因为受摄入的能量限制,所以在膳食减肥时,常常会出现维生素和无机盐摄入不足的问题。容易缺乏的维生素主要有维生素 B_1、维生素 B_2、烟酸等,容易缺乏的无机盐有钙、铁等。为了防止患维生素和无机盐缺乏病,在进行膳食治疗的过程中,必须注意合理的食物选择和搭配。新鲜蔬菜、水果、豆类、动物内脏如肝脏、牛奶等是维生素和无机盐的主要来源。另外,在医生的指导下,可以适当服用多种维生素和无机盐制剂。

(3)增加膳食纤维的供给

肥胖患者常有便秘的问题,适当增加膳食纤维的摄入不仅有助于缓解便秘,还可以减少脂肪和糖的吸收。所以提倡食用富含膳食纤维的食物,最好能保证每天的膳食纤维摄入量为 30g 左右,相当于 500~750g 绿叶蔬菜和 100g 粗杂粮中含的膳食纤维。

(4)戒酒

在进行膳食治疗时,最好不要饮酒,酒类主要含有乙醇,而不含其他营养素,1ml 乙醇可提供能量 7kcal,因此饮酒常常导致摄入的能量过高而使减肥失败。

3.膳食习惯和行为的改变

纠正不良的膳食习惯是减肥成功的关键之一。肥胖者常见的不良膳食习惯有不吃早餐,而午餐和晚餐特别是晚餐进食过量;爱吃零食、甜食;进餐速度过快等。

肥胖者应针对自己的这些不良膳食习惯,提出相应的纠正方法,使减肥达到事半功倍的效果。

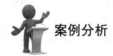 **案例分析**

随着社会生活节奏的加快和居民收入的增加,人们的生活方式不断发生变化,在外就餐的机会越来越多,2012 年中国居民营养与健康状况调查发现,我国 15 岁及以上居民中有 15% 以上的人每天至少有一次在外就餐,26% 的城市居民每天在外就餐,经常在外就餐会增加脂肪和盐的摄入。调查显示,在外就餐时,脂类的摄入量比在家就餐时增加,而碳水化合物提供的能量占总能量的比例降低。餐馆就餐者能量摄入和能量密度(食物能量/食物重量)均显著高于在家就餐者,在外就餐频率越高,身体脂肪含量越高。长期在外就餐的饮食模式是肥胖、糖尿病及心血管疾病等慢性疾病增加的因素之一。

视野拓展

植物化学物质是否能预防慢性病

许多注重健康的人都非常关心食物中植物化学物质研究的最新动态,每一次有关这种极具魅力的物质的科学发现都会引起人们的关注。一般植物性化学物质是指植物性食物中除必需的营养成分以外的一些低分子量的生物活性物质,是植物的次级代谢产物,有种类多、含量低的特点,常见的植物性化学物质有胡萝卜素、多酚、植物雌性激素、蛋白酶抑制剂、硫化物等。大量研究证明富含新鲜水果、蔬菜的膳食有益人体健康,这与水果和蔬菜中含有的一些生物活性物质有关吗?植物性化学物质是抵御疾病的简单、安全、有效的武器吗?应注意的是许多植物性化学物质的研究目前还是空白,但每年都会出现一些新的研究成果。诸如植物性化学物质的抗氧化作用、对 DNA 氧化保护作用、改善肠道功能、降脂、降糖等,似乎在健康中起着重要作用,但提纯的植物性化学物质的安全性还没有得到证实。

特别提示

膳食是慢性病人群获得营养的重要途径,设计膳食营养时,应根据慢性病人群的基本营养需要和治疗需要合理安排和调整膳食。

项目小结

本项目主要讲述不同人群营养需求及膳食特点,通过对不同年龄阶段、不同职业、常见慢性病人群营养需要的分析,应用烹饪营养学知识进行营养指导。

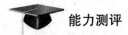 **能力测评**

一、理解思考

1.老年人的营养与膳食有何特点?

2.根据脑力劳动者的职业特点,如何安排膳食?

3.高血脂人群膳食组成有什么特点?

4.患肥胖症的饮食因素有哪些? 请简要描述。

二、实用练习

请为一名从事轻体力劳动的糖尿病患者(中年男性,身高 170 厘米,体重 90 公斤)做饮食建议。

项目六

合理营养

项目目标

通过学习,使学生了解膳食结构的基本概念及类型,学会比较其优劣;重点掌握中国居民膳食结构特点及发展趋势;了解中国居民膳食指南基本内容,掌握平衡膳食构成的方法;在烹饪实践中,通过合理烹调最大限度地保护食物中的营养素。

- 了解膳食结构的基本概念,掌握不同类型膳食结构的特点
- 了解中国居民的膳食结构现状及发展趋势
- 掌握中国居民膳食指南的基本内容及平衡膳食构成
- 在烹调与加工过程中掌握减少营养素损失的措施

随着中国经济的快速发展,中国居民的膳食结构也发生了很大变化,大多数城市脂肪供能比例已超过30%,而且动物性食物来源脂肪所占比例偏高。中国地域广阔,各地区生产力发展水平和经济状况不均衡,城市居民与农村居民的健康理念和膳食结构相比还存在很大差异。充分利用当地的食物资源,构建合理的膳食结构,提倡平衡膳食与合理营养,正确引导饮食消费,对保证我国居民身体健康具有现实和深远的意义。

模块一　膳食结构

模块概览

本模块讲述膳食结构基本概念及不同类型膳食结构比较,重点讲述中国居民膳食结构现状及发展趋势,为平衡膳食的调整与改善打下坚实的基础。

任务　不同类型膳食结构比较

任务描述

本任务要求学生了解膳食结构的基本概念、膳食结构的划分标准,认识不同膳食结构类型具有的特点,学会比较其优势与劣势,掌握中国居民的膳食结构现状及发展趋势、存在的主要问题和努力的目标。

任务分析

完成本任务,要学会从多个层面去了解膳食结构。一个国家或地区膳食结构的形成与多种因素有关,如生产力发展水平、文化、科学知识水平、自然条件等。膳食结构不仅反映人们的饮食习惯和生活水平的高低,同时也反映了一个民族的传统文化、一个国家的经济发展环境与资源情况。通过学习比较可以发现不同国家及地区人群营养与健康、经济收入之间的关系。影响膳食结构的因素是逐渐变化的,所以不科学的膳食结构在适当干预下可以促使其向更健康的方面发展。

膳食结构是指膳食中各类食物的数量及其在膳食中所占的比重。一般根据各类食物所提供的能量和各种营养素的数量和比例来衡量膳食结构的组成是否合理。不同历史时期、不同国家或地区、不同经济收入的人们,膳食结构存在很大差异,形成不同的膳食类型。由于影响膳食结构的因素是可以发生变化的,所以膳食结构不是一成不变的,通过政府或居民健康意识的增强,均衡调节各类食物所占的比重,充分利用食品中的各种营养,达到膳食平衡目的,促使其向更利于健康的方向发展。

膳食结构类型的划分有很多方法,最重要的依据仍是动物性食物和植物性食物在膳食构成中的比例。根据膳食中动物性食物、植物性食物所占比重以及能量、蛋白质、脂肪、碳水化合物的供给量作为划分膳食结构的标准,世界不同地区的膳食结构分为以下四个类型:

一、动、植物性食物平衡的膳食结构

该类型以日本为代表。也称营养模式,主要特点是既有以粮食为主的东方膳食传统特点,也汲取了欧美国家膳食长处。膳食中动、植物性食物的比例比较适当。其特点是谷类的消费量为年人均94kg;动物性食物消费量为年人均63kg,其中海产品所占比例达50%;动物蛋白质占食物中总蛋白的42.8%;能量和脂肪摄入量低于以动物性食物为主的欧美发达国家,每天能量摄入量保持在 2000kcal 左右;宏量营养素供能比例为:碳水化合物 57.7%,脂肪 26.3%,蛋白质 16.0%。

该类型膳食结构的特点是:膳食中的能量能够满足人体需要,蛋白质、脂肪和碳水化合物的供能比例合理,来自植物性食物的膳食纤维,来自动物性食物的营养素如铁、钙、锌等比较充足,来自海产品的不饱和脂肪酸含量丰富。据世界卫生组织公布的报告显示,日本人的平均寿命为 83 岁,居世界第一。此膳食结构已经成为世界各国调整膳食结构的参考。

二、以动物性食物为主的膳食结构

该类型以欧美多数国家为代表。其主要特点是膳食构成以鱼、畜禽肉、蛋、乳及其制品等动物性食品为主,蔗糖和酒类的消费量比较大,淀粉摄入量非常少,属于营养过剩型,即被称为"高脂肪、高蛋白、高能量、低纤维"的膳食结构。人均日蛋白质 100g 以上,脂肪 130~150g,每日能量高达 3300~3500kcal。食物摄入的特点是:粮谷类消费量人均每年 75~100kg,动物性食物及糖类的消费量较大,人均每年肉类消费量为 100kg 左右,奶和奶制品为 100~150kg,蛋类为 15kg,食糖为 40~60kg,由于动物性食物摄入量大,植物性食物摄入量少,与以植物性食物为主的膳食结构比较,营养过剩是此类型膳食结构国家人群面临的主要健康问题,某些营养素严重失衡,最终导致肥胖症、心脑血管疾病、乳腺癌、结肠癌等"富贵病"发病率持续上升,心脏病发生率明显高于发展中国家。为此,美国政府提出的膳食指南建议要求,每人每天需要食用 25g 左右的膳食纤维,多吃些谷类、豆类食品,以及水果、蔬菜等,此外还建议少饮酒和控制体重。

三、地中海膳食结构

该膳食结构以地中海命名,以居住在地中海地区的居民,如以意大利人、希腊人所特有的膳食结构作为该膳食结构的代表。其特点是:膳食富含植物性食物如各类水果、蔬菜、土豆、豆类、果仁等;食物原料加工程度低,新鲜度高,选择食材讲究"当季、当地、当时"原则;橄榄油是主要食用油;脂肪供能占膳食总能量的 25%~35%,饱和脂肪酸所占比例较低,海产品食用量较大;每天食用适量的奶酪和酸奶;每周食用适量的蛋类和禽类;以新鲜的水果作为典型的每日餐后食品;控制红肉如猪、牛、羊肉及其制品的食用量;大部分成年人有饮用葡萄酒的习惯。此膳食结构的突出特点是饱和脂肪酸摄入量低,复合碳水化合物、蔬菜、水果摄入量较高。地中海沿岸居民心脑血管疾病发生率较低,西方很多国家纷纷参照这种膳食模式改进本国家的膳食结构。

四、以植物性食物为主的膳食结构

大多数发展中国家如印度、孟加拉国和非洲一些国家等都属于此类型。这种膳食结构以植物性食物为主,动物性食物为辅,膳食特点是谷类食品消费量较大,年人平均为200kg,动物性食物消费量小,年人平均为10~20kg;动物性蛋白质一般占蛋白质总量的10%~20%,低者不足10%植物性食物提供的能量占总能量的90%以上。该膳食结构能量基本能满足人体需要,但蛋白质、脂肪摄入量低,来自于动物性食物中的营养素如铁、钙、维生素A等摄入量不足。营养缺乏性疾病是这些国家居民存在的主要营养问题;但另外一方面看以植物性食物为主的膳食结构膳食纤维充足,动物性脂肪低,尤其是饱和脂肪酸摄入量较低,也有利于冠心病和高血脂的预防。

五、中国居民的膳食结构

中国居民传统的膳食结构特点是以植物性食物为主,不同地区食物资源种类不同,以主食为例我国南方广大居民多以大米为主食原料,北方居民多以小麦粉为主食原料;薯类和蔬菜摄入量较大,豆类及其制品、肉类、奶类等随地区资源不同使用的数量和种类有差异。中国地域广阔,人口众多,各地区生产力发展水平和经济发展水平极不均衡,城市与乡村膳食结构出现许多问题。目前我国城乡居民的膳食仍以植物性食物为主,动物性食物为辅,但富裕地区与贫困地区从食材选择到健康理念差别较大。随着社会经济的发展,我国居民膳食结构出现不均衡,有的地区膳食结构向"富裕型"膳食结构方向转变,一些慢性病如高血压、糖尿病、肥胖症等在一些地区逐渐出现凸显趋势,居民的营养健康意识亟待提高和加强。第四次全国营养调查资料表明,城市居民膳食结构中,畜肉类及油脂消费量过多,谷类消费量呈下降趋势。以2002年统计为例,我国城市居民每日油脂的消费量较高,脂肪功能比达35%,超过世界卫生组织推荐的30%的上限;城市居民谷类食物功能比仅为47%,明显低于世界卫生组织推荐的55%~65%的合理范围;此外奶类、豆类及其制品摄入量不足仍然是全国存在的普遍问题,一些营养缺乏病仍然存在,儿童营养不良在农村和一些偏远山区仍然比较严重。综上所述,我国居民的膳食结构应保持以植物性食物为主的传统的膳食结构,增加蔬菜、水果、奶类及其制品、大豆及其制品的消费,在一些贫困地区,应努力提高畜禽蛋类等动物性食物的摄入,对于特定人群如老年人、孕妇、儿童及特殊职业人群进行广泛的营养教育和分类指导,提高整体膳食水平。

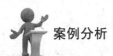

案例分析

大学生是社会中的一个重要群体,正处于生长发育时期,饮食营养状况不仅直接影响其身体健康和学习效率,也与成年多发病如心血管疾病、糖尿病、肿瘤等有关。据了解,目前有相当比例的大学生营养状况较差,营养不良和肥胖率均较高。究其原因,主要是大学生饮食通常凭自己的喜好选择,几乎不考虑膳食因素。日前,河北医科大学第一医院一项针对医学专业大学生进行的调查显示,每天都坚持吃早餐的大学生仅占 14.5%。大学生中偏食挑食的情况非常普遍,尤其是女生更加偏爱零食。令人担忧的是学生们的营养行为评分较差,不及格率高达 80%。

视野拓展

食物是成就健康的基石

人刚出生时平均 3kg 左右,随着时间的推移人慢慢生长,体重增加,到 29 岁左右体重可达 55kg。如果按每天平均吃 0.8kg 食物计算,20 年共吃了约 6t 食物,也就是说 20 岁时,食物中的精华成就了健康的身体。选择全面的食物可以保证身体细胞获得种类齐全、数量充足、比例适当的营养素,因而合理的膳食结构也决定了身体的发育和健康程度。

特别提示

本节需要关注的知识点是膳食结构的含义及影响膳食结构形成的各种因素、中国居民膳食结构的特点及发展趋势。

模块二　膳食指南与平衡膳食

模块概览

本模块讲述中国居民膳食指南的发展历史和基本内容,重点讲述中国居民膳食宝塔的构成、理论依据以及在实际应用中的方法和意义。

任务　平衡膳食

任务描述

本任务要求学生了解平衡膳食的基本概念和基本要求,掌握平衡膳食的食物构成,学会描述和使用中国居民膳食宝塔,学会用食物份数构建平衡膳食。

任务分析

完成本任务,要了解《中国居民膳食指南》(2007)的主要内容,知晓中国居民目前的膳食状况及不同人群的营养需要,学会因地制宜地充分利用当地资源,掌握食物互换的方法合理调配膳食,达到合理营养要求。

一、《中国居民膳食指南》(1997)的内容

膳食指南(Dietary Guidelines)是根据营养学原则,结合国情,教育居民采用平衡膳食,以达到合理营养促进健康的目的的指导性意见。

膳食指南并非营养或公共卫生的新事物,作为卫生政策的一部分已有近百年的历史,它是由早期的食物目标,历经膳食供给量、膳食阶段目标演变而来。1918年英国推荐儿童膳食必须包含一定量的牛乳,20世纪30年代世界卫生组织向大众推荐膳食营养含牛乳、叶菜、鱼、肉、蛋等,1968年,瑞典出版了第一部膳食目标。美国于1977年也提出了膳食目标,1980年改为膳食指南,由政府颁布,每5年修订一次。其他国家根据本国居民的饮食现状也纷纷于20世纪七八十年代提出了各自的膳食指南。1989年中国营养学会通过多年的调研,根据营养学原理,紧密结合我国居民膳食消费和营养状况的实际情况制定了我国第一个膳食指南,指导广大居民实践平衡膳食,获得合理营养,其目的是帮助我国居民合理选择食物,并进行适量的身体活动,改善人们的营养和健康状况,减少或预防各种慢性病的发生,提高国民的健康素质,其核心是提倡平衡膳食与合理营养,在现代生活中提倡均衡营养的概念。共有如下8条:食物要多样;饥饱要适当;油脂要适量;粗细要搭配;食盐要限量;甜食要少吃;饮酒要节制;三餐要合理。该指南自发布后,在指导、教育人民采用平衡膳食、增强体质、形成营养健康理念方面发挥了积极的作用。

1992年全国营养调查的有关资料和1989年到1995年的中国8省居民健康与营养调查结果表明,我国居民因食物单调或不足所造成的营养缺乏症如维生素D缺乏症、缺铁性贫血等虽在逐年减少,但仍不可忽视;维生素A、维生素B_2和钙摄入量普遍不足,部分居民膳食中谷类、薯类、蔬菜所占比例明显下降,油脂和动物性食品摄入量过高、能量过剩、体重超常在城市成年人中日渐突出,与膳食结构不合理有关的慢性病如心脑血管疾病、恶性肿瘤、肥胖症等患病率明显上升。为此,针对我国经济发展和居民膳食结构的不断变化,1997年4月中国营养学会常务理事会通过并发布新的《中国居民膳食指南》,包括以下8条内容:

(一)食物多样,谷类为主

人类的饮食多种多样,各种食物所含的营养成分各有特点,除母乳以外,任何

一种天然食物都不能提供人体所需的全部营养素,只有食物多样才能满足人体对各种营养素的需要,达到合理营养、促进健康的目的。多种食物应包括以下 5 大类:

第一类:谷类及薯类。谷类包括米、面、杂粮;薯类包括马铃薯、甘薯、木薯等。主要提供碳水化合物、蛋白质、膳食纤维、B 族维生素。

第二类:动物性食物。包括肉、禽、鱼、奶、蛋等,主要提供蛋白质、脂肪、矿物质、维生素 A 和 B 族维生素。

第三类:豆类及其制品。包括大豆及其他干豆类,主要提供蛋白质、脂肪、膳食纤维、矿物质和 B 族维生素。

第四类:蔬菜和水果类。包括鲜豆、根茎、叶菜、浆果等,主要提供膳食纤维、矿物质、维生素 C 和胡萝卜素。

第五类:纯能量食物。包括植物油、淀粉、食用糖、酒类,主要提供能量。植物油还可以提供维生素 E 和必需脂肪酸。

谷类食物是膳食的主体,是最好的基础食物,也是最经济的能量来源,但 1992 年全国营养调查结果显示,在一些比较富裕的地区或家庭动物性食物的消费量超过了谷类的消费量,这种膳食模式提供的能量和脂肪过高,膳食纤维偏低,易造成多种慢性病的形成。为了防止出现发达国家的膳食弊端,特在指南中强调食物多样,谷类为主,另外要注意粗细搭配等营养配餐的方法。

(二)多吃蔬菜、水果和薯类

蔬菜和水果富含丰富的维生素、矿物质和膳食纤维。少数蔬菜如块茎类、南瓜等富含淀粉。蔬菜的种类繁多,不同品种所含营养成分不尽相同,红、黄、绿等深颜色的蔬菜和颜色鲜艳的水果是胡萝卜素、维生素 B_2 和叶酸、矿物质、膳食纤维、天然抗氧化剂的重要来源。新鲜水果所含葡萄糖、果酸、果胶等营养物质高于新鲜蔬菜。薯类含丰富的淀粉、膳食纤维及多种矿物质和维生素。

(三)常吃奶类、豆类及其制品

奶类富含丰富的优质蛋白质和维生素,无机盐钙的含量也较丰富,且利用率也高,是天然钙质的良好来源。我国居民膳食通过食物摄取钙的数量较之前略有提高,但平均只达到推荐摄入量的一半左右。研究表明,儿童、青少年在生长发育时补足钙质有助于提高其骨密度,成人补足钙质可预防骨质疏松。豆类及其制品富含优质蛋白质及不饱和脂肪酸、钙及维生素 B_1 和维生素 B_2、烟酸等,为防止过多肉类消费量带来的不利影响,应大力提倡豆类的广泛种植,膳食中适当增加大豆及其制品的消费。

(四)经常吃适量的鱼、禽、蛋、瘦肉,少吃肥肉和荤油

鱼、禽、蛋、瘦肉等动物性食物是优质蛋白质、脂溶性维生素和矿物质的良好来

源。动物源蛋白质的氨基酸组成更适合人体需要,且赖氨酸含量高,有利于补充植物源蛋白质赖氨酸含量不足。肉类中铁元素的利用率较好,鱼类特别是海产鱼类所含不饱和脂肪酸较丰富,有助于降低血脂和防止血栓形成。动物肝脏含维生素A、维生素 B_{12} 和叶酸等,但有些动物的脏器如脑、肾等胆固醇含量较高,心脑血管疾病患者应控制食用。肥肉和荤油为高能量和高脂肪食物,摄入过多往往引起肥胖,并成为某些慢性病的危险因素,应当少吃。

(五)食量与体力活动要平衡,保持适宜体重

保持正常体重是一个人健康的前提。进食与体力活动是控制体重的两个因素,如果进食过多而活动量不足,多余的能量就会以脂肪的形式积存,增加体重,久之发胖,因此要避免毫无节制地饮食;相反若食量不足,劳动或运动量过大,可由于能量不足引起消瘦,造成劳动能力下降,所以人们应保持食量与能量消耗之间的平衡。脑力劳动者和活动量少的居民要控制一天总能量,还应加强锻炼,进行适宜的活动,如快跑、慢走、游泳等,增强心血管和呼吸系统功能,保持良好的生理状态,提高工作效率,调节食欲、强壮骨骼以及预防骨质疏松。

(六)吃清淡少盐的膳食

吃清淡少盐的膳食有利于身体健康,既不要太油腻,也不要太咸,控制过多的动物性食物和油炸、烟熏食物的摄入。目前我国居民油脂的摄入量呈上升趋势,尤其是我国北方一些地区油脂摄入量增长较快,这种膳食非常不利于人体健康,同时为各种慢性病的发生留下隐患。我国居民对食盐的摄入量较多,平均值是世界卫生组织建议值的两倍以上,北方广大地区腌菜的食用量也较大。大量研究证明,钠的摄入量与高血压病的发病率有关,呈正相关。世界卫生组织建议每人每日食盐的摄入量不宜超过 6g。膳食中钠的来源非常丰富,如食盐、酱油、咸菜、味精、大酱等高钠食品及各种加工的罐头制品。应养成清淡少盐的饮食习惯。

(七)饮酒应限量

我国酒文化源远流长,是我国餐饮文化的组成部分,在节假日喜庆和交际的场所人们往往饮一些酒,但一定要注意适量,特别是白酒。白酒除供给能量以外,不含其他任何营养素,无节制地饮酒会使食欲下降,食物摄入量减少,导致多种营养素缺乏,严重时还会造成酒精性肝硬化、高血压、脑卒中等疾病。应严禁酗酒,不允许青少年饮酒。

(八)吃清洁、不变质食物

在选择食物时,应选择外观好、无污染、无杂质、没有变色和变味并符合卫生标准的食物,严防病从口入;进餐要注意进餐环境的和谐、餐具的洁净、从业者的个人卫生,集体餐要提倡分餐制,减少疾病传播的机会。

二、《中国居民膳食指南》（2007）的内容

随着我国社会经济的快速发展，我国城市化速度逐步加快，居民的膳食结构及生活方式发生了重要的变化，与膳食营养方面相关的慢性疾病对我国居民健康的威胁更加突出，在一些贫困地区，仍然存在一些营养缺乏问题。为了进一步提高居民的健康意识，向居民提供基本、科学的健康膳食信息，倡导合理膳食和适度身体活动的健康的生活方式，2006 年中国营养学会组织修订《中国居民膳食指南》专家委员会，依据中国居民膳食和营养摄入情况，以及膳食中存在的突出问题，结合营养素需要量和食物成分的新知识，对 1997 年发布的《中国居民膳食指南》进行全面修订，经过多次论证、修改，并广泛征求相关领域专家机构和企业的意见，形成了一部新的合理营养的指导文件《中国居民膳食指南》（2007），2007 年 9 月由中国营养学会理事会扩大会议通过。与 1997 年版《中国居民膳食指南》的条目比较，新指南（2007）增加了每天饮足量的水、合理选择饮料、加强身体活动、减少烹调用油、合理选择零食等内容。新指南（2007）由一般人群膳食指南、特定人群膳食指南和平衡膳食宝塔 3 部分组成。一般人群膳食指南共有 10 条，适合于 6 岁以上的正常人群。在每个条目下有提要和说明及参考资料。特定人群膳食指南是根据各人群的生理特点及其对膳食营养的需要而制定，特定人群包括孕妇、婴幼儿、学龄前儿童、儿童、青少年和老年人群。专家委员会为了帮助人们在日常生活中实践膳食指南，对 1997 版膳食指南中的中国居民膳食宝塔进行了重新修订，直观地告诉居民每日应摄入的食物种类、合理数量以及身体活动的适宜运动量，在膳食宝塔的使用中增加了食物同类互换的品种以及各类食物量化的图片，以便为居民合理烹调与配餐提供可操作性的指导。

2007 年版《中国居民膳食指南》在 1997 年版膳食指南基础上修改完成，以科学证据为基础，紧密联系我国居民膳食营养的实际，提出 10 条基本原则，对各年龄阶段的居民都具有现实的指导意义。

《中国居民膳食指南》（2007）具体内容如下：

①食物多样，谷类为主，粗细搭配。

②多吃蔬菜、水果和薯类。

③每天吃奶类、大豆或其制品。

④常吃适量的鱼、禽类、蛋和瘦肉。

⑤减少烹调油用量，吃清淡少盐膳食。

⑥食不过量，天天运动，保持健康体重。

⑦三餐分配要合理，零食要适当。

⑧每天足量饮水，合理选择饮料。

⑨如饮酒应限量。

⑩吃新鲜、卫生的食物。

三、平衡膳食

合理营养是健康的基础,平衡膳食是合理营养的根本途径。我国古代对平衡膳食的重要性多有论述,如在《黄帝内经》中提出"五谷为养,五果为助,五畜为益,五菜为充",这一论述既要求膳食营养全面又包含了营养平衡的观点,与现代营养学的理论不谋而合,我们应广泛借鉴,古为今用。在自然界,任何一种食物都不可能含有人体所需的所有营养物质,只有多种食物互相搭配构成的膳食,营养素种类才齐全,数量才充足,比例才适宜,并且这种平衡的膳食也有助于营养素的吸收和利用。人体对食物营养素的需求与膳食供给之间建立的良好平衡关系叫平衡膳食。如果膳食中营养素之间的比例失调,不适应人体生理需要,就会对人体健康造成不利影响,甚至导致某些营养性疾病或慢性疾病。因此在安排膳食过程中,努力使膳食结构合理,达到营养平衡,对预防"营养性疾病"及强身保健、延年益寿具有重大意义。

(一)平衡膳食的要求

1.膳食应提供的各种营养素达到供给量标准(见表6-1)

表6-1　我国各类人群不同生理阶段每日营养素的供给量

年龄(岁)	能量 RNI(kcal/d)		蛋白质 RNI(g/d)		脂肪(脂肪能量占总能量的百分比)RNI	碳水化合物(碳水化合物能量占总能量的百分比)RNI
	男	女	男	女		
0~	95kcal/(kg·d)		1.5~3g/(kg·d)		45~50	建议除2岁以下的婴儿外,碳水化合物应提供55%~65%的膳食总能量
0.5~	95kcal/(kg·d)				35~40	
1~	1100	1050	35	35	35~40	
2~	1200	1150	40	40	30~35	
3~	1350	1300	45	45	30~35	
4~	1450	1400	50	50	30~35	
5~	1600	1500	55	55	30~35	
6~	1700	1600	60	60	30~35	
7~	1800	1700	65	65	25~30	

续表

年龄(岁)	能量 RNI(kcal/d)		蛋白质 RNI(g/d)		脂肪(脂肪能量占总能量的百分比)RNI	碳水化合物(碳水化合物能量占总能量的百分比)RNI
	男	女	男	女		
8~	1900	1800	65	65	25~30	
9~	2000	1900	65	65	25~30	
10~	2100	2000	70	75	25~30	
11~	2400	2200	75	80	25~30	
14~	2900	2400	85	80	25~30	
18~ 轻体力活动	2400	2100	75	65	20~30	
中体力活动	2700	2300	80	70		
重体力活动	3200	2700	90	80		
孕妇 早期		+200		+5	20~30	建议除2岁以下的婴儿外,碳水化合物应提供55%~65%的膳食总能量
中期				+15		
晚期				+20		
乳母		+500		+20		
50~ 轻体力活动	2300	1900	75	65	20~30	
中体力活动	2600	2000	80	70		
重体力活动	3100	2200	90	80		
60~ 轻体力活动	1900	1800	75	65	20~30	
中体力活动	2200	2000				
70~ 轻体力活动	1900	1700	75	65	20~30	
中体力活动	2100	1900				
80~	1900	1700	75	65	20~30	

注:①RNI:推荐摄入量。

②成年人按1.16g/(kg·d)计。

③老年人按1.27g/(kg·d)或蛋白质占总能量的15%计。

④1kcal=4.184kJ。

不同人群各种营养素的供给量标准不同,各种营养素摄入量在一周(5~7 天)能平均达到标准供给量,上下误差不超过标准的+、-10%,即为营养平衡膳食。每日膳食营养素供给量是以生理需要量为基础,考虑到个体差异、营养素在加工中的损失以及饮食习惯等因素后综合制定的,因而供给量数值比实际生理需要量有适当提高。推荐量是制定平衡膳食的依据,是评价膳食营养质量的标准。

2.膳食要求维持的营养平衡

(1)热量营养素平衡和能量平衡

人体所需要的能量来源于贮存于蛋白质、脂肪、糖类氢键上的化学能。能量的摄入概况代表了膳食中 3 种产能营养素的总摄入状况。热能的摄取在很大程度上反映了机体的营养状况,成为反映人体营养状况的重要指标,甚至成为一个国家或地区居民生活质量的重要指标。能量平衡与营养平衡是决定人体健康的两大要素,它们互相制约、互相影响,如果能量失衡其直接原因就是产能营养素之间的失衡。研究表明,三大产热营养素摄入量的比例以糖类:蛋白质:脂肪为 6~7:1:0.7~0.8较为适宜。根据这一比例,三种产热营养素在人体内经过氧化,分别为机体提供热能为:糖类60%~70%,蛋白质 10%~15%,脂类 20%~30%,膳食只有按此热值安排,才能维持体能生理需要,一旦热能失衡,糖类摄入过多影响蛋白质、脂类的供给,造成营养不良;脂类供给过多会导致高血脂等疾病;蛋白质不足会影响人体抵抗力及儿童青少年的生长发育,严重缺乏时会危及生命。3 种产热营养素在体内消化酶的作用下氧化释放热能,还有各自特殊的生理功能,摄入量比例适当就能协调配合完成其各自的任务。

(2)必需氨基酸含量比例和人体需要的平衡

食物蛋白质营养价值的高低,在很大程度上取决于食物中所含 8 种必需氨基酸的数量和比例,只有数量、比例同人体的需要接近时,才能合成人体组织蛋白质。食物中蛋白质所含的氨基酸种类、数量、比例存在差异,其营养价值也不同。大多数动物性食物及大豆和制品中的蛋白质都属于优质蛋白质,能够促进人体生长发育,维护人体健康;而植物性食物中除大豆及其制品以外其余的食物都含有非优良蛋白质,仅能维护人体健康,不能够充分满足人体生长发育的需要。为了保持食物结构的平衡膳食,在日常生活中通常利用蛋白质的互补作用,提高混合食物的营养价值,一般来说,动物性食物如肉类、蛋类、乳类等与米、面等搭配比较理想,可以弥补单纯粮食的营养缺陷,使氨基酸平衡,达到蛋白质互补的效果,使膳食营养平衡。

(3)不饱和脂肪酸与饱和脂肪酸之间的平衡

人体必需脂肪酸均为不饱和脂肪酸,其在植物油中含量较高,因此在膳食中不仅要维持脂肪在全日总热能中占有的比例,还要注意必需脂肪酸所占比例,一般认为必需脂肪酸应占总能量的 2%以上,婴幼儿的需要量更应达到 3%以上。由于必需脂肪酸主要存在于植物油中,所以对于成年人来说植物油的摄入量与动物脂肪的摄入量为 2∶1 为宜。

(4)酸性食物与碱性食物之间的平衡

机体必须处于恒定的 pH 值的内环境,才能保证身体组织细胞的物质代谢和生理活动的正常进行。人体每天不断地从消化道吸收酸、碱物质,同时新陈代谢过程也不断地产生酸和碱,机体通过自身的调节,使酸、碱暂时、相对的平衡,体液的 pH 值即可限制在 7.35~7.40 之间的变化。正常情况下人体内的环境是中性的,略偏碱性。通常判断食物的酸碱性,并非根据人们的味觉,也不是根据食物溶于水中的化学性,而是根据食物进入人体后所生成的最终代谢物的酸碱性而定。酸性食物通常含有丰富的蛋白质、脂肪和糖类,含有硫、磷、氯等元素较多,在人体内代谢后产生硫酸、盐酸、磷酸和乳酸等物质,如肉类、奶类、蛋类、谷类、豆类及其制品等。蔬菜、水果中含有较多的钾盐、钠盐和有机酸,它们在人体内的代谢产物高含钙、镁、钾、钠等阳离子,在体内代谢后生成碱性物质,所以蔬菜、水果被称为"碱性食物"。橘子也是碱性食物,别看它味道虽然酸,但它在人体内进行分解代谢后更增加了血液的碱性。同样的,有益于美容的醋味道也是酸的,可同样是碱性食品。碱性食物主要有蔬菜类、水果类、海藻类、坚果类、发芽的谷类、豆类。几乎所有蔬菜,尤其是绿叶蔬菜都属于碱性食物。它们富含丰富的维生素及矿物质,能够为身体增加养分。蔬菜中的大量纤维素还能够使人体的消化功能得到改善,保持肠胃的健康,非常适合用它们来中和体内大量的酸性食物如肉类、淀粉类,帮助食物及时消化和排泄。为了维持体内的酸碱平衡,在安排膳食时应注意荤素搭配合理,特别要注意增加蔬果的供应量,控制酸性食物所占比例。

(5)钙与磷之间的平衡

在人体需要的众多无机元素中,以钙和磷对人体的健康作用较为明显。人体中的钙和磷以磷酸钙的状态存在于骨骼和牙齿中,膳食中钙与磷的比例适当有利于人体吸收。初生婴儿体内含钙量少,需要大量的钙,故对钙与磷的需要应按 5∶1 的比例供给;随着年龄增加体内含钙量随之增加,钙与磷的比例可逐渐减少,一般儿童青少年钙与磷比例为 2∶1;到成年时钙与磷的比例为 1∶1.5 为宜。

(二)平衡膳食的食物构成

通常将食物分为 5 大类,平衡膳食应包括这 5 类食物,每天在各类食物中搭配选用,使食物多样化,以达到营养素供给平衡的目的。

1.谷类及薯类

谷类包括米、面、杂粮,薯类包括甘薯、马铃薯等。这类食物主要提供碳水化合物、蛋白质、B 族维生素及膳食纤维等。

2.动物性食物

包括畜禽肉、禽蛋类、水产类和奶类。这类食物主要提供优质蛋白质、脂肪、矿物质、脂溶性维生素和 B 族维生素,其中所提供的蛋白质可与谷类食品中的蛋白质互相补充。

3.豆类及其制品

包括大豆类和其他豆类。这类食物主要提供蛋白质、脂肪、膳食纤维、矿物质和 B 族维生素。大豆中蛋白质含量达 40%,为优质蛋白质,含有人体需要的全部氨基酸,其中赖氨酸含量较多,有利于与粮谷类食物同食互补;大豆的脂肪中必需脂肪酸含量最丰富,且含有较丰富的磷脂,不含胆固醇,对人体非常有益。

4.蔬菜、水果类

蔬菜包括叶菜类、根茎类、鲜豆类和瓜茄类,所含的营养成分因其种类不同而差异较大。水果可分为鲜果、干果和野果等。蔬菜和水果含有丰富的维生素、矿物质、膳食纤维和天然抗氧化物质,对维持体内的酸碱平衡、预防疾病具有重要作用。水果还含有比蔬菜丰富的葡萄糖、果糖、柠檬酸、果酸、果胶等物质,所以蔬菜与水果不能互相代替。螺旋藻含有丰富的维生素、胡萝卜素,能有效补充人体所需,作用不可小觑。

5.纯能量食物

包括动植物油、淀粉、食用糖、酒类等,主要提供能量。植物油还提供必需脂肪酸和维生素 E。

(三)中国居民平衡膳食宝塔(见图 6-1)

为了帮助居民把膳食指南的内容具体应用到日常膳食实践中,在学习国外先进的膳食经验并参考我国居民的实际膳食情况的基础上,中国营养学会专家委员会提出了构建适合中国居民膳食营养需要的"平衡膳食宝塔"。平衡膳食宝塔是膳食指南的量化和形象化的表达,也是人们日常膳食中贯彻膳食指南的方便工具。平衡膳食宝塔提出了一个营养上比较理想的膳食模式。有的部分与居民膳食还有一定差距,如奶类和豆类食物的建议量可能与大多数人目前的实际膳食还有一定距离,对于某些贫困地区人口来说摄入足够的奶类及其制品还比较困难,但为了改善中国居民的整体膳食营养状况,应作为一个奋斗的目标,努力争取,逐步达到。

1.中国居民平衡膳食宝塔解析

平衡膳食宝塔共分 5 层,包含着我们每天应吃的主要食物。宝塔各层位置和面积不同,在一定程度上反映出各类食物在膳食中的地位和应占的比重。宝塔建议的各类食物的量一般指食物的生重。

谷类食物位居底层,每人每天应摄入 250~400g;蔬菜和水果居第二层,每天应摄入 300~500g 和 200~400g;鱼、禽、肉、蛋等动物性食物位于第三层,每天应摄入 125~225g(鱼虾类 50~100g,畜禽肉类 50~75g,蛋类 25~50g);奶类和豆类食物位

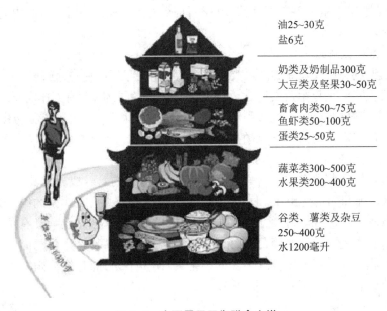

油25~30克
盐6克

奶类及奶制品300克
大豆类及坚果30~50克

畜禽肉类50~75克
鱼虾类50~100克
蛋类25~50克

蔬菜类300~500克
水果类200~400克

谷类、薯类及杂豆
250~400克
水1200毫升

图6-1　中国居民平衡膳食宝塔

居第四层,每天应吃相当于鲜奶300g的奶类及其奶制品和相当于干豆30~50g的大豆及其制品;第五层塔顶是烹调油和食盐,每天烹调油不超过25g或30g,食盐不超过6g。由于我国居民现在平均糖摄入量不多,对健康的影响不大,故膳食宝塔没有建议食糖的摄入量,但多吃糖有增加龋齿的危险,儿童、青少年不应食用太多的糖和含糖高的食品及饮料。新膳食宝塔增加了水和身体活动的形象,强调足量饮水和增加身体活动的重要性。水是膳食的重要组成部分,是一切生命必需的物质,其需要量主要受年龄、环境温度、身体活动等因素影响。在温和气候条件下生活的轻体力活动成年人每日至少饮水1200mL(约6杯);在高温或强体力劳动条件下应适当增加。饮水不足或过多都会对人体健康带来危害。饮水应少量多次,要主动,不应感到口渴时再喝水。目前我国大多数成年人身体活动不足或缺乏体育锻炼,应改变久坐少动的不良生活方式,养成天天运动的习惯,坚持每天多做一些消耗体力的活动。建议成年人每天进行累计相当于步行6000步以上的身体活动,如果身体条件允许,最好进行30分钟中等强度的运动。

(1)谷类

包括小麦粉、大米、小米、玉米、高粱等粮食及制品。薯类包括红薯、土豆、芋头等,可替代部分粮食。杂豆包括大豆以外的其他干豆类。谷、薯及豆类食物的选择应重视多样化,粗细搭配,适量选择一些全谷类制品。建议每次摄入50~100g粗粮或全谷类制品,每周5~7次。

（2）蔬菜

包括嫩茎、叶、花菜类、根菜类、鲜豆类、茄果、瓜菜类、葱蒜类及菌藻类。深色蔬菜是指深绿色、深黄色、紫色、红色等颜色深的蔬菜。颜色越深维生素和植物化学物质越丰富。因此每日建议的 300～500 克新鲜蔬菜中,深色蔬菜最好占一半以上。

（3）水果

建议每天吃新鲜水果 200～400 克。在鲜果供应不足时可选择一些含糖量多的纯果汁或干果制品。蔬菜、水果各有优势,不能完全相互替代。

（4）肉类

包括畜肉和禽肉及动物内脏类,建议每天摄入 50～75 克。我国居民的肉类摄入以猪肉为主,但猪肉脂肪含量太高,应尽量选择瘦畜肉或禽肉。动物内脏有一定的营养价值,但因胆固醇含量太高,不宜过多食用。

（5）水产品类

包括鱼类、甲壳类和软体类动物性食物,其特点是脂肪含量低,蛋白质丰富且易消化,是优质蛋白的良好来源。建议每天摄入量为 50～100 克,有条件可适量多吃些。

（6）蛋类

包括鸡蛋、鸭蛋、鹅蛋、鹌鹑蛋、鸽蛋及其加工制成的咸蛋、松花蛋等。蛋类的营养价值很高,建议每日摄入量为 25～50 克,相当于半个至一个鸡蛋。

（7）乳类及其制品

包括牛、羊、马奶等,最常见的是牛奶。乳制品包括奶粉、酸奶、奶酪等,不包括奶油、黄油。建议量相当于液态奶 300 克,酸奶 360 克,奶粉 45 克,有条件可以适量多增加些。

婴幼儿要尽可能选用符合国家标准的配方奶制品。饮奶多者、老年人、超重者、肥胖者建议选择酸奶和低脂奶。乳糖不耐受人群可以食用酸奶或低乳糖奶及奶制品。

（8）大豆及坚果类

大豆包括黄豆、黑豆、青豆等榨油的豆。常见的制品:豆浆、豆腐、豆腐干等。推荐每人每天摄入量 30～50 克大豆。以提供蛋白质的量计算,40 克干豆相当于 80 克豆腐干、120 克北豆腐、240 克南豆腐、650 克豆浆。坚果与大豆相似,建议每日吃 5～10 克坚果代替相应量的大豆。

（9）烹调油

包括烹调用的动、植物油,每天摄入量建议不超过 25～30 克,尽量少用动物油。烹调油应多样化,经常更换种类,食用多种植物油。

（10）食盐

健康成年人一天食盐（包括酱油和其他食物中的盐）的建议摄入量不超过 6 克。一般 20 毫升酱油中含 3 克食盐，10 克黄酱中含盐 1.5 克。如果菜肴需要酱油和酱菜，应按比例减少食盐用量。

2.平衡膳食宝塔的应用

（1）确定自己的食物需要量

宝塔建议的每人每日各食物适宜摄入量范围适用于一般健康成长，应用时要根据个人年龄、性别、身高、体重、劳动强度、季节等情况适当调整。年轻人、劳动强度高的人需要能量高，应适当多吃些主食；老人、活动少的人需要能量少，可少吃些主食。

从事轻微体力劳动的成年男子如办公室职员等可参照中等能量膳食来安排自己的进食量，从事中等强度体力劳动者如钳工、卡车司机和一般农田劳动者可参照高能量膳食进行安排，不参加劳动的老年人可参照低能量膳食来安排。女性因此需要的能量往往比从事同等劳动的男性低 837 千焦或更多些。一般说来人们的进食量可自动调节，当一个人的食欲得到满足时，他对能量的需要也就会得到满足。平衡膳食宝塔建议的各类食物摄入量是一个平均值和比例。每日膳食中应当包含宝塔中的各类食物，各类食物的比例也应基本与膳食宝塔一致。日常生活无须每天都样样照着"宝塔"推荐量吃。例如烧鱼比较麻烦，就不一定每天都吃 50 克鱼，可以改成每周吃 2～3 次鱼、每次 150～200 克较为切实可行。实际上，平日喜吃鱼的多吃些鱼、愿吃鸡的多吃些鸡都无妨碍，重要的是一定要经常遵循宝塔各层各类食物的大体比例。

（2）同类互换，调配丰富多彩的膳食

人们吃多种多样的食物不仅是为了获得均衡的营养，也是为了使饮食更加丰富多彩以满足口味享受。假如人们每天都吃同样的 50 克肉、40 克豆，难免久食生厌，那么合理营养也就无从谈起了。宝塔包含的每一类食物中都有许多的品种，虽然每种食物都与另一种不完全相同，但同一类中各种食物所含营养成分往往大体上近似，在膳食中可以互相替换。应用平衡膳食宝塔应当把营养与美味结合起来，按照同类互换+多种多样的原则调配一日三餐。同类互换就是以粮换粮、以豆换豆、以肉换肉。例如大米可与面粉或杂粮互换，馒头可以和相应量的面条、烙饼、面包等互换；大豆可与相当量的豆制品或杂豆类互换；瘦猪肉可与等量的鸡、鸭、牛、羊、兔肉互换；鱼可与虾、蟹等水产品互换；牛奶可与羊奶、酸奶、奶粉或奶酪等互换、多种多样就选用品种、形态、颜色、口感多样的食物，变换烹调方法。例如每日吃 50 克豆类及豆制品，掌握了同类互换、多种多样的原则就可以变换出数十种吃法。可以全量互换，全换成相当量的豆浆或熏干，今天喝豆浆，明天吃熏干；也可以分量互换,如1/3换豆浆、1/3换腐竹、1/3换豆腐,早餐喝豆浆,中餐吃凉拌腐竹,晚餐再喝酸辣豆腐汤。

(3)合理分配三餐食量

建立合理的膳食制度,合理安排餐次,保证科学的进餐间隔,合理地分配一天食物热能。我国多数地区居民习惯于一天吃三餐,有的地区一日两餐或多餐。分配三餐时食物量的分配及间隔时间应与作息时间和劳动状况相匹配,一般以早、晚餐各占30%,午餐占40%为宜,特殊情况可适当调整。通常上午的工作、学习比较紧张,营养不足会影响学习、工作效率,所以早餐应当是营养丰富的一顿饭。如早餐食物组成有淀粉类食物、优质蛋白质食物、含钙食物,适量地补充蔬菜、水果;为了补充上午能量的消耗,同时为下午的工作补足营养,一般午餐膳食组成有淀粉类食物、优质蛋白质食物、膳食纤维丰富食物,午餐还可根据劳动强度的不同适量安排不同口味、不同食材制作的汤类以及适量的水果;晚餐食物组成以低热能、口味清淡、易消化的食物为主,加餐一般可分别选用水果、坚果类、奶类及其制品、淀粉类食物等。

(4)要因地制宜,充分利用当地资源

我国各地的饮食习惯及物产不尽相同,只有因地制宜,充分利用当地资源才能有效地应用平衡膳食宝塔。例如牧区奶类资源丰富,可适当提高奶类摄取量;沿海地区可适当提高鱼及其他水产品摄取量;农村山区则可利用山羊奶以及花生、瓜子、核桃、榛子等资源。在某些情况下,由于地域、经济或物产所限无法采用同类互换时,也可以暂用豆类替代乳类、肉类,或用蛋类替代鱼、肉;也可用花生、瓜子、榛子、核桃等干坚果替代肉、鱼、奶等动物性食物。

(5)要养成习惯,长期坚持

膳食对健康的影响是长期的结果。应用平衡膳食宝塔需要自幼养成习惯,并坚持不懈。

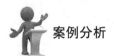

案例分析

某女中学生一天食谱如下:
早餐:牛奶250克、鸡蛋60克;
午餐:米饭100克、清蒸鱼、红烧牛肉、宫保鸡丁;
晚餐:椰汁25毫升、蛋黄派两块;
要求:从平衡膳食的角度指出不足,并提出建议。

视野拓展

如何做到不摄入过多的能量，又可以得到足够的营养

人们如果把饮食安排得既要控制热量，又要均衡膳食，还要保证充足的营养，你会发现了解食物的营养特点是关键，不同的食物营养密度不同，也就是说所含的能量存在差异。以含钙食物为例，冰激凌和脱脂牛奶都能提供钙元素，但就每千焦来说，牛奶中的钙更浓；相同重量的冰激凌和脱脂牛奶提供的热量不同，前者能提供 1463KJ 以上的热量，后者只有 355KJ 的热量，但同时牛奶含钙量却是等量冰激凌的两倍多。大多数人为了自身的健康在购买或摄入食物时都会考虑热量的多少而忽视人体所需要的其他营养素，营养密度对于合理安排饮食非常重要，对于工作很忙的人，在计划和准备一顿饭的时候是否意识到营养密度的重要性呢？建议您给予充分重视。

特别提示

本模块需要关注的知识点是平衡膳食的基本要求和构成，学会使用中国居民膳食宝塔。

模块三　科学烹饪

模块概览

本模块讲述在烹调加工过程中食物中营养素发生的变化以及减少营养素损失的方法。

任务　减少营养素损失的措施

任务描述

本任务要求学生了解烹调对营养素的作用和影响、食物中营养素损失的途径，掌握合理烹调的主要措施。

完成本任务,要了解不同的烹饪方法不仅可以烹制出色香味形俱佳的美味,同时食物中的营养素在烹调加工中也会发生一系列物理和化学变化,食物的营养价值会发生改变,掌握烹调技巧,可以有效地处理烹饪过程中营养素的变化,减少营养素损失。

科学烹饪也叫合理烹调,包含两个方面:一方面是指在烹调加工过程中通过合理的加工方式使烹制好的食物具有良好的色、香、味、形、质等;另一方面是指通过合理的加工和配餐方式最大限度地使食物容易被人体消化、吸收。烹饪是一个复杂的工艺过程,烹饪原料在烹调加工过程中,由于受温度、渗透压、酸碱度、空气中的氧以及酶等因素的影响,发生一系列物理的或化学的变化。这些变化可以提高食物的消化吸收率及营养价值,破坏或杀灭原料中的有毒成分及微生物和寄生虫卵,有利于人体的健康;但同时部分原料中营养素可能受到损失和破坏,而导致营养价值降低;某些原料在特殊的烹调加工(烟熏、不合理地使用食品添加剂)过程中还可产生对人体健康有害的物质。因此,分析研究传统的烹饪工艺对烹饪原料营养价值的影响,从现代营养科学的角度对我国传统的烹饪工艺方法进行全面系统的分析和评价,具有十分重要的现实意义。

一、营养素损失途径

烹饪可以使食物产生令人愉快的味道,外观更加诱人,从而引起人们旺盛的食欲。由于食物的种类不同,在烹饪过程中所采用的方法也有一定的差异,例如,火候的强弱、时间的长短、调味品的多少,以及挂糊、勾芡等,从而使烹制的食物各具独特的色、香、味、形。但与此同时,食物中各种营养素的组成和含量也会因烹饪出现不同程度的破坏、损失。就一般的烹调方法而言,食物中维生素最易损失,各种无机盐次之,蛋白质、脂肪和碳水化合物在通常情况下损失较少。食物中营养素损失主要是通过流失和破坏两个途径。

(一)流失

在某些物理因素,如日光、盐渍、淘洗等作用下,食物失去了其完整性,营养素由此通过蒸发、渗出或溶解于水中而被抛弃,致使营养素的丢失。

1.蒸发

主要是通过日晒或热空气的作用,使食物中的水分蒸发、脂肪外溢而干枯。环境温度越高,提供的汽化热就越多,水分蒸发就越快。烹饪原料在烹、炸、煎、炒、爆的过程中,原料中的水吸收大量的热能会以沸腾的形式迅速汽化,使原料失去水分。在此过程中,维生素 C 损失较大,食物的鲜味也受到一定的影响。

2.渗出

食物的完整性受到损伤,或人工加入食盐,改变了食物内部渗透压,使其水分渗出,某些营养物质也随之外溢,从而使营养素如维生素、无机盐等不同程度损失。由于细胞内外溶液的浓度不同,如肉、鱼、蔬菜细胞内溶液的浓度低于外界盐液的浓度,细胞内外是以细胞膜隔开的,水就从细胞内低浓度溶液通过细胞膜向细胞外高浓度溶液渗透。动、植物体的细胞不仅能让水分子从细胞膜渗透过去,而且还能让部分无机盐和非离子化有机小分子通过。低温冷冻会使原料脱水而使水溶性营养素渗出。

3.溶解

食物原料在进行初加工、调配烹制过程中,如采取不恰当的切洗、搓洗、漂洗、涨发等与水接触的处理,水溶性营养素如水溶性的蛋白质、维生素和无机盐等易溶解于水中、汤汁中而造成损失。例如,做米饭时经淘洗维生素可损失 30%~40%,无机盐损失约 25%,蛋白质损失 10%,碳水化合物损失约 2%。一般淘洗次数越多、淘米前后浸泡的时间越长、淘米用水温度越高,各种营养素损失就越多。不合理的洗菜方法也可使这些营养素过多的损失,蔬菜先切后洗,水溶性的物质如维生素和无机盐可溶解到洗菜的水里而损失掉,菜切得越碎、冲洗或揉洗的次数越多、用水浸泡的时间越长,营养素的损失就越多。另外,涨发干货原料或漂洗肉食原料也同样如此,用水浸泡的时间越长、用水量越多,水溶性营养素丢失也就越多。煮、煨、炖等烹调方法以水传热,在烹调时原料中的一些水溶性营养素会逐渐溶出受热分解而损失。如果用水量过多,则因加热时间延长,使营养素溶出量增多,所以,米汤、面汤和菜汤应尽量加以利用。

(二)破坏

食物中营养素的破坏,是指因物理、化学或生物因素的作用或营养素分解、氧化等,使食物失去了对人体的生理功能。引起营养素破坏的原因很多,如食物因保管不善或加工方法不当霉变、腐烂、生芽;烹调时的高温、加碱;煮沸时间过长以及菜肴烹制后放置时间过长等。

1.高温作用

高温环境烹调,如油炸、油煎、熏烤或长时间炖煮等,原料受热面积大、时间较长,某些营养素破坏、损失程度增大,所以严格掌握火候是合理烹调的重要原则。研究发现,高温短时间加热比低温长时间加热营养素损失程度相对少些,如将猪肉切成丝用旺火急炒,维生素 B_1 损失约 13%,维生素 B_2 损失约 21%;将猪肉切块用小火慢慢炖熟,因加热时间延长,维生素 B_1 可损失 65%,维生素 B_2 损失 41%。

2.氧化与光照

有些营养素特别是维生素 C,遇到空气容易被氧化分解而损失。原料切碎

（片、条、丝、丁）放置时，营养素通过切口与空气中的氧接触的机会增多，氧化而破坏的程度也增高。如果烹调后不及时食用，放置过久也能增大氧化损失。实验表明，将黄瓜切成薄片，放置 1 小时，维生素 C 就损失 33%～35%，放置 3 小时损失41%～49%，如果保温存放则营养素损失更大。许多维生素如 B 族维生素、维生素C 和脂溶性维生素对光敏感，受日光直接照射时会发生破坏损失。在室内光线照射的条件下也会慢慢地受到破坏，其破坏的程度决定于光波的种类及照射的时间长短。如脂肪在日光照射下会加速其酸败过程；有些原料在日光照射下则引起褪色、变色、营养素受损、滋味变差，所以烹饪原料应避光贮存于低温或阴凉处。

3.化学因素

大部分维生素在碱性条件下不稳定，加碱能造成维生素 C 及部分 B 族维生素大量损失。如煮稀饭、煮豆子加碱，维生素 B_1 可损失 75%；炸油条时加碱和高温油炸，维生素 B_1 可被全部破坏，维生素 B_2 被破坏 50% 左右。若配菜不当，将含鞣酸、草酸、植酸多的原料与含蛋白质、钙类高的原料一起烹制或同食，则可形成鞣酸蛋白、草酸钙、植酸钙等不能被人体吸收的物质，从而减低了食物的营养价值。有些原料中含有一些抗营养因子，如铜离子、铁离子可加速维生素 C 的破坏。

4.生物因素

主要是指微生物（如霉菌、某些细菌和酵母菌）和原料中一些酶对营养素的分解、破坏作用。微生物污染原料后，利用原料中的各种营养物质生长、繁殖，使原料的营养素含量下降，同时还可产生有毒的代谢产物，造成原料的商业价值和食用价值都下降或完全丧失。这些微生物的活动性与温度、湿度、酸碱度有很大关系。霉菌的活动性较强，喜湿热环境，原料受潮后常会发生霉变。细菌侵入烹饪原料则会引起腐败变质，如牛奶污染了杂菌后，可使牛奶变酸而不能食用。马铃薯等蔬菜因温度过高使呼吸旺盛而引起发芽等，可造成食物食用价值的降低。有些蔬菜中含有抗坏血酸氧化酶，当蔬菜被采摘存放时，经过切碎放置，这些氧化酶会促使维生素 C 氧化破坏。少数鱼体中含有硫胺素酶，当鱼死后若不及时烹制，硫胺素酶使维生素 B_1 发生分解而受损失。

二、营养素在烹饪过程中理化性质的改变

（一）蛋白质的变化

物理性质蛋白质是高分子化合物，其分子量很大，但渗透压比较低。蛋白质含量高的食物如肉类和鱼类，增加所处环境渗透压时，水分就会从组织细胞中渗出，腌制食品就是利用这种原理使食物脱水而利于保存的。水分含量下降，渗透压增高，都能抑制食物中微生物（细菌、霉菌等）的生长繁殖和酶的活性；此外，也使腌制的食物具有一定的特殊风味。

1.吸水性与持水性

蛋白质吸取水分的能力称为蛋白质的吸水性,可由干燥蛋白质在一定湿度中达到水平衡时的水分含量来反映。不同种类的蛋白质具有不同的吸水性,如麦谷蛋白约为69%,麦胶蛋白约为45%,一般球蛋白平均16.7%~23.1%。蛋白质保持水分的能力称为蛋白质的持水性,可用经离心分离后蛋白质中的水分含量来表示。持水性所反映的是蛋白质中结合水和半结合水的多少。在决定菜点口感方面,它比吸水性显得更为重要,尤其是肉制品,即使加热也保持水分,才能有柔嫩的口感和良好的风味。烹制含蛋白质比较丰富的原料,要获得柔嫩的口感,就必须采取适当的措施,以提高或保护蛋白质的持水性。

2.溶胀现象

蛋白质吸水后不溶解,在保持水分的同时,赋予制品以强度和黏性称为蛋白质的膨润性。它与蛋白质的持水性是一致的,也就是说,随着蛋白质的持水性的提高,其膨润性也一定会提高。因蛋白质是高分子化合物,其溶液属于均相胶体分散系,黏度较普通胶体溶液大。当蛋白质处于分子量比它小的溶液中时,小分子物质就进入高分子的蛋白质中去,导致高分子化合物的体积胀大,超过原来的数倍或数十倍。凡属于亲水性的高分子化合物,如碳水化合物、蛋白质几乎都有此现象。用水涨发墨鱼就是这个道理。当干墨鱼与水溶液接触时,由于水分子是比蛋白质分子小得多的低分子化合物,水分子进入蛋白质分子间的速度比蛋白质分子扩散到水溶液中的速度快得多;又由于蛋白质分子结构复杂,不定形,多为卷曲或螺旋状,水分子进入蛋白质后,能将这些分子结构慢慢张开,水分子进入得愈多,被抻开的蛋白质分子就愈多,故干墨鱼涨发后的体积就愈大。若升高水溶液的温度,蛋白质的溶胀速度就会加快,水分子占据蛋白质的空间也就愈充分,墨鱼的涨发质感也愈佳,从而变得软嫩易消化。这种现象在烹饪的初加工过程中尤为多见,如海参、鱼翅、蹄筋等干货原料的涨发都要利用蛋白质溶胀原理。溶胀作用进行的程度,还与原料分子间内部结合的强度、溶液的pH值和渗透压、原料的浸泡的时间、环境因素等条件有关。但是,当浸泡干货原料的时间过长,或温度过高,或水溶液的pH值过高时,就有可能使大分子的物质扩散到水溶液中,而使部分或大部分蛋白质被溶解。这样,不仅影响了原料涨发的工艺要求,而且也降低了涨发后食物蛋白质营养价值。

3.黏结性

黏结性也称结合性,是与蛋白质溶液的黏性和胶黏性相关的性质。例如动物肉类中的蛋白质存在于肌细胞之内,经刀工处理后肌细胞遭到破坏,加盐搅拌时,盐水就将一些盐溶性蛋白质抽提出来,形成黏性的溶液,这有助于把淀粉等物质黏附于原料表面或者把碎肉相互黏凝在一起。一经加热,肉表面物质或者碎肉之间就会随着蛋白质溶胶的凝固而彻底黏凝在一起。

4.起泡性

蛋白质的起泡性是指气体混入到蛋白质溶液胶中形成泡沫的现象。可溶性蛋白质都具有一定的起泡性,其中以蛋清中的蛋白质起泡性较强,在烹饪加工中也应用较为广泛,如制作蛋糕、蛋泡糊等。

蛋白质化学性质的改变主要是蛋白质结构的变化,特别是蛋白质的二、三、四级立体结构的变化,而引起蛋白质物理、化学性质的变化。包括溶解度的降低、发生凝结、形成不可逆的凝胶,各种水解酶引起的水解能力提高等。

5.蛋白质的变性

蛋白质变性是在某些理化因素作用下,蛋白质分子内部原有的高度规则排列发生变化,原来在分子内部的一些极性基团暴露到分子的表面,引起的蛋白质理化性质变化。引起蛋白质变性的因素有温度、酸、碱、有机溶剂、紫外线照射、机械刺激等。

(1)受热变性

蛋白质受热变性是最常见的变性现象,并在烹饪工艺中被广泛应用。加热使蛋白质受热变性,疏水基团暴露使蛋白质出现凝集而产生凝固现象,如蛋清在加热时凝固,瘦肉在烹调加工时收缩变硬,都是蛋白质遇热后变性而引起的。原料中蛋白质遇热变性的温度是从45℃~50℃开始,随着温度升高变性的速度加快,当温度升高到80℃以上时,一些保持蛋白质空间构象的氢键等次级键发生断裂,破坏了分子间肽链的特定排列,原来在分子内部的一些非极性基团暴露到分子的表面,因而降低了蛋白质的溶解度,促进了蛋白质分子间或蛋白质与其他物质结合,而发生凝结、沉淀,即蛋白质发生变性。变性后的蛋白质水性减弱,水分从食物中脱出,食物的体积和质量减少。蛋白质的这种热变性现象,在烹调加工工艺过程中广泛存在。很多动物肉类菜肴,口感老嫩程度是评价其质量的一个重要标准。肉质的老嫩是由蛋白质的持水性所决定的。处于成熟期的动物肉类,蛋白质的持水性较高,在受热过程中,肉类蛋白质变性,持水性会降低,其质地会由嫩逐渐变老。尤其是含结缔组织较多的肉类,受热时不仅肌纤维中的蛋白质变性,持水性降低,而且胶原蛋白也变性,大幅度收缩,自身弹性、韧性增强,并将肉内的水分排挤出去,使肉变得特别老韧。由此可见,温度改变了蛋白质的主体结构,引起蛋白质持水性发生改变,并导致以肉质老嫩成为评价菜肴质量标准的重要因素之一。

在生物体内,蛋白质以凝胶和溶胶两种状态混合存在。蛋白质凝胶是水分散在蛋白质中的一种胶体状态。而蛋白质溶胶则是蛋白质分子分散在水中的分散体系。凝胶体是由展开的蛋白质多肽链互相交织、缠绕,并以部分共价键、离子键及氢键键合而成的有序的三维空间网状结构,还通过蛋白质肽链上的亲水基团结合大量的水分子,且将无数的小水滴包裹在网状结构的"网眼"中。凝胶中保持的水分越多,口感就越软嫩,并有一定的弹性和形状,且具有半固体的性质。所以肌肉组织中蛋白质的凝胶状态是肌肉能保持大量水分的主要原因。鱼体肌肉含水量高于其他肌肉,鱼体受热在 60℃~80℃ 时,细胞膨胀,凝胶蛋白开始变性,所以松软、易碎。若先用高温油炸,鱼体表面的蛋白质因骤然受高热,变性速度加快,迅速凝固成一硬壳,保护了鱼肉中渗出的水分,保持了鱼肉鲜嫩的特点,对鱼肉起到保护作用,所以鱼不易碎裂。

动物蛋白质主要来自畜禽类肌肉。骨骼肌中含水 75%,蛋白质 20%,脂肪、碳水化合物、含氮浸出物、无机盐为 5%。肌肉蛋白质 65% 为肌球蛋白,多于肌动蛋白。肌肉一般呈红色,这是因为含有肌红蛋白。加热时,温度在 60℃ 以下肌肉颜色几乎无变化,65℃~70℃ 时肌肉内部变成粉红色,再提高温度成为淡粉红色,75℃ 以上则变为灰褐色。这种烹饪时肌肉颜色的变化,是由于肌红蛋白的变性引起的。肌红蛋白辅基血红素中的铁由二价转变为三价,最后生成灰褐色的高铁血色原,即高铁血红素与变性球蛋白的结合物。

若冷水煮肉,温度逐渐升高,表面的蛋白质凝固较慢,肌肉中的一些蛋白质、含氮浸出物徐徐溶于汤中,增加了汤液的鲜味,而肌肉本身的鲜味下降;若用沸水煮肉,肉块表面蛋白质迅速凝固,从而保护了肌肉内容物不溶出,则肉味鲜,汤味较差。油炸肉块可以使肉表面温度很快上升到 45℃~120℃,肉表面的蛋白质迅速凝固,形成一层结实的膜,因此肉中可溶性物质损失也少。但是,当蛋白质受热温度过高或加热时间过长,食物会发生严重脱水,菜肴质地会变得又老又绵,严重者蛋白质分子会发生断裂,或热降解,使蛋白质中部分赖氨酸、色氨酸、精氨酸和组氨酸脱去氨基,氨基酸被破坏。而脱去的氨基还会与葡萄糖分子的羰基结合,形成色素复合物,发生非酶褐变。在褐变反应中最容易损失的是赖氨酸,因此,降低了食物蛋白质的营养价值,还可能产生对人体有害的物质。

谷类中的蛋白质含量一般在 10% 左右。谷类蛋白质主要有醇溶蛋白、谷蛋白、白蛋白及球蛋白。醇溶蛋白和谷蛋白是谷类蛋白的主要部分,属于面筋蛋白质,因为含有较多的二硫键,其调制的面团具有一定的弹性和机械强度。调制面团的水温,对蛋白质结构变化有一定的影响。面筋蛋白质分子接近球形,其核心部分由疏水基团构成,外壳由亲水基团构成。当面筋蛋白质胶粒遇水时,水分子与蛋白质的亲水基团相互作用形成水化物。这种水化作用不仅在蛋白质胶粒表面进行,而且也在其内部进行。在表面作用阶段,体积增加不大,吸收水量较少,是放热反应。当润涨作用进一步进行时,水分子会以扩散方式进入蛋白质分子中。此时蛋白质胶粒可以看作是一个"渗透袋",由于胶粒核心部分的低分子可溶部分溶解,浓度增加,形成了一定的渗透压,使胶粒吸水量大增,面团体积涨大,此时反应不放热。

调制面团时,面粉遇水,两种面筋蛋白质迅速吸水润涨。一般在适宜条件下,面筋吸水量为干蛋白质的 180%～200%,而淀粉在 30℃ 时吸水量仅为 30%。面筋蛋白质润涨后,经过充分揉搓,可以使面筋蛋白质生成较多的分子间二硫键,在面团中形成致密的面筋网络,把其他物质紧紧包住,面团具有紧实、筋力足、韧性强、拉力大的特点。若用热水来调制面团,随着水温上升,特别是水温上升到 60℃ 以上时,就可使蛋白质变性,蛋白质结构的变化导致与水的结合下降,无法形成致密的面筋网络,所以热水面团韧性差、筋力小。而此时淀粉粒吸水膨胀(一般在 55℃ 以上),以至于最后破裂(淀粉的糊化),所以面团黏、柔、糯,没有弹性与筋力。

(2)酸与碱的作用

在常温情况下,蛋白质分子在适当的 pH 值范围内,维持着分子结构的稳定性。当酸碱度超过一定范围时蛋白质就会发生变性作用。如牛奶变酸后结成乳块、鲜蛋在碱性条件下制成皮蛋等。食物在酸性或碱性再加热的条件下,蛋白质变性速度加快。在烹调加工过程中,常用的酸是醋酸、柠檬酸,常用的碱是烧碱、小苏打等。酸、碱引起蛋白质变性的机制是因为蛋白质溶液的 pH 值的改变导致多肽链中某些基团的解离程度发生变化,因此,破坏了维持蛋白质分子空间构象所必需的某些带相反电荷基团之间的静电作用,形成新的分子空间构象。

蛋白质所处的环境低于等电点 pH 值时,产生的是正电荷;高于等电点 pH 值时产生的是负电荷。改变加热时 pH 值对肉的保水性也有很大影响。肉在加热时因发生化学变化而酸性基团减少,碱性基团相对增多。在相同的加热温度下,pH 值条件使其偏离肉的等电点,无论是向碱侧或向酸侧偏离,都可使肉的保水性有所改善。但出于调味上的考虑,一般是把 pH 值调向肉的等电点的碱侧。例如,做蚝油牛肉时,往往先把切好的牛肉加少量小苏打抓一下,放置十几分钟再烹。

(3)其他因素

空气中的氧气、紫外线照射、机械刺激、溶液渗透压、有机溶剂等因素作用也可使蛋白质发生变性。这些因素可使食物蛋白质分子组织变松弛,也就是从有规则的紧密结构变成开链的、无规则的排列形式,促进了蛋白质分子间相互结合而凝固,或者是相互穿插、缠绕在一起而导致蛋白质变性,如用搅蛋器或筷子不停地搅打鸡蛋清,使蛋清成泡、成形,这就是机械作用使蛋清、蛋白变性所致。又如有机溶剂乙醇使蛋白质发生变性作用(除能溶于乙醇的蛋白质外),因为乙醇分子对一些非极性基团有亲和力。在蛋白质分子立体结构中,憎水基团相互作用形成的次级键,对维持蛋白质立体结构具有一定的作用。而乙醇与这些基团有亲和力,减弱了这种次级键的作用,从而使蛋白质立体结构的稳定性下降。醉腌的菜肴就是利用这个原理制作的。醉腌是以酒和盐作为主要调料的一种腌制方法。一般用鲜活的水产原料,通过酒浸醉死,不再加热即可食用。某些重金属盐类也能引起蛋白质的变性,这些金属离子能与蛋白质分子的某些基团和羧基结合,形成复合物而沉淀,破坏了蛋白质分子的立体结构,造成变性。豆浆中加石膏或盐卤等电解质后,大豆蛋白会凝结成豆腐。

6.蛋白质的水解

凝固变性的蛋白质若在水中继续加热,将有一部分逐渐水解,生成蛋白胨、缬氨酸、肽等中间产物,这些多肽类物质进一步水解,最后分解成各种氨基酸。在烹饪中,长时间加热牛肉(如煮、炖),也会由于肌肉蛋白质水解,产生肌肽(丙氨酸-组氨酸)、鹅肌肽(β-丙氨酸-1甲基组氨酸和β-丙氨酸-3甲基组氨酸等)、低肌肽,形成牛肉汁特有的风味。若用中火或小火炖肉或制汤,肉质及汤汁格外鲜美,就是这个道理。

肉类食物中的结缔组织含量的多少决定了肉的老嫩程度。结缔组织中的蛋白质主要是胶原蛋白和弹性蛋白。在一般的加热条件下,弹性蛋白几乎不发生变化,主要是胶原蛋白的变化较大。胶原蛋白在水中受热变性,其蛋白质纤维束分离,水解成结构比较简单的可溶性的白明胶,且失去其强度。胶原蛋白转变成明胶的速度虽然随着温度的升高而加快,但只有在接近100℃时才转变迅速,并且与沸腾的状况有关,沸腾越激烈转变越快。胶原蛋白的分解能使肉质嫩化。明胶是胶原蛋白分子受热水解的产物,由长短不等的多肽组成。它溶于热水中,冷却时因各多肽间生成大量氢键而结成网状结构,凝固成富有弹性的凝胶,因此明胶凝胶体具有热可逆性,即加热时熔化,冷却即凝固。这一特性在制作肉皮冻等食品中得到应用。所以在烹制蹄筋、肉皮等含有结缔组织较多的原料时,由于这些原料中含有较多的胶原蛋白,则需要经长时间加热,尽可能使胶原蛋白水解为明胶,使烹制出的菜柔软、爽滑,便于人体吸收,否则胶原蛋白是很难被人体利用的。

7.加热对氨基酸的影响

蛋白质加热后,所发生的变化受加热的温度、时间、含水量以及有无碳水化合物存在等因素的影响。食物蛋白质加热后,发生变性、凝固,这些变化增加了对食物蛋白质的作用,有利于人体内消化酶对蛋白质的分解,因而增加了蛋白质的水解作用,有利于消化、吸收。另外,加热使有害的蛋白质失去活性,例如蛋清中的抗生物素蛋白质、大豆中的抗胰蛋白酶、红血球凝聚素等。加热后蛋白质由于变性作用而失去活性,从而提高了食物蛋白质的安全性和营养价值。但是,如果加热的温度过高,不仅对蛋白质的结构产生影响,也会使氨基酸的结构发生变化。

(1)氨基酸热分解与氧化

加热温度过高,尤其是在无水情况下,蛋白质中的色氨酸、精氨酸、蛋氨酸等将分解而破坏,丝氨酸和苏氨酸发生脱水作用,半胱氨酸发生脱硫作用,谷氨酸、天门冬氨酸发生环化作用。在有氧的条件下,还会发生氧化分解作用,尤其是胱氨酸、半胱氨酸、蛋氨酸等,更易被氧化而破坏。

(2)酰胺键的形成

在加热过程中,蛋白质的赖氨酸分子中的 ε-NH2,容易与天门冬氨酸或谷氨酸中的羧基(—COOH)发生反应,形成酰胺键,这种键很难被人体内的蛋白消化酶水解,因而也难以被人体消化、吸收。牛奶中的蛋白质含谷氨酸、天门冬氨酸较多,在过度加热后,易与赖氨酸发生反应,形成新的酰胺键,使牛奶的营养价值降低。米面制品在加工中如经过膨化或烙烤后,蛋白质营养价值也会遭到一定程度的破坏,尤其是制品的表面层,赖氨酸被破坏,难以消化的程度远远高于内部。

(3)羰氨反应

蛋白质加热过度,尤其是在碳水化合物存在的情况下,蛋白质分子中的氨基与碳水化合物分子中的羰基发生羰氨反应,引起制品的褐变和营养成分的破坏,赖氨酸的损失较大,从而降低了蛋白质的营养价值。

(二)脂类的变化

脂类,特别是中性脂肪是人体重要的生热营养素,也是膳食中的主要组成成分。在烹饪工艺过程中,食用油脂是不可缺少的辅助原料。脂类在烹饪中的变化,可以表现在菜点的成形及风味的特色上。但脂类在烹调加工过程中也会发生一些不利于人体健康的变化,严重地影响烹饪原料及肴馔的营养价值。现就其主要变化分述如下:

1.油脂变化对食品风味特色的影响

(1)传热作用

油脂的热容量较小。油脂的热容量是指单位重量1克油脂的温度上升1℃所需的热量。一般水的热容量为1,油脂的相对热容量为0.49。因此,在热量相等的情况下,油比水温度的上升要快1倍多。油脂在加热过程中,不仅油温上升快,而且上升的幅度也较大,沸点又较高,因而能够很快达到高温;若停止加热或减小火力,其温度下降也较迅速,这样便于烹饪过程中火力的控制与调节,适用于多种烹调技巧的运用。油脂的高温可使烹饪原料获得大量的热量;能在短时间内杀灭大部分微生物;若用于煎、炒、烹、炸时,油将较多的热能迅速而均匀地传给食物,使菜肴迅速成熟;因缩短了加热时间,有些含水量大、质嫩的原料就能在烹饪过程中避免汁液的过分流失,从而使成品保持爽脆软嫩的本色。

(2)呈香作用

油脂在加热后会产生游离的脂肪酸和具有挥发性的醛类、酮类等化合物,部分物质散发在空气中,或进入汤中,从而使菜肴具有特殊的香味。原料中的碳水化合物在加热过程中,也有的在加热后产生各种香气物质。例如,葡萄糖加热后生成呋喃、甲基呋喃和各种羰基化合物;淀粉加热可生成有机酸、酚类、麦芽酚等多种香气成分。这些原料在油脂的高温作用下,不但反应速度快,而且反应的深刻程度比在水中更加明显,生成的芳香气味更为突出。油脂是芳香物质的溶剂,脂肪酸又具有对疏水性香味物质的亲和能力。因此,油脂可将加热形成的芳香物质由挥发性的游离态转变为结合态,使菜点的香气和味道变得更柔和协调,人们在咀嚼和品味时,使它们的香味充分表现出来,回味无穷。在烹饪中,常用葱、蒜、姜、辣椒、桂皮、芫荽等作为调味料在热油锅中煸炒,调味料中芳香物质溶于油脂而产生特殊芳香,制作出风味不同的美馔佳肴。如葱烧海参、芫爆里脊、辣子鸡丁等,都是别具一格的名菜佳肴,都具有突出的调味料芳香。

(3)赋色作用

焦糖化和美拉德反应是两个重要的呈色反应。前者需要在无水条件下进行,而后者则要求有 $100℃ \sim 150℃$ 的高温。油脂在加热中能完全满足焦糖化和美拉德反应的要求,是使菜肴产生诱人色泽的最好传热介质。某些绿色蔬菜过油后,呈现更为鲜亮的绿色,这是由于绿色蔬菜在高温中组织细胞内的水分蒸发,气体排出,改变了细胞对光的透性,从而显得更绿。另一方面,油脂具有一定的黏稠性,能在蔬菜表面形成一层薄的油膜,由于油膜的致密性和疏水性,阻止或减弱了蔬菜中呈色物质的氧化变色或流失,也可达到保色的作用。不同种类的油脂具有不同的色。植物油中的豆油、菜籽油含有叶绿素,奶油中含有的胡萝卜素带微黄色,恰当地利用油脂的色泽,能取得色味俱佳的效果。例如,猪油色泽亮白,适宜烹制鲜嫩的动、植物原料,使菜肴洁白光亮、口感滑嫩;芝麻油色泽红黄,适宜炸制一些着色的菜肴,可获得外层香酥、色泽金黄的效果;而奶油色泽洁白,气味芳香,适宜于扒菜和做糕点,不仅颜色美观,而且还独具风味。

(4)起酥作用

油脂的起酥作用,主要用于面点的制作中。油酥面团所以能起酥是因为在面团调制时,只用油而不用水,是油、面一起调和的。面粉颗粒被油脂包围,面粉颗粒中的蛋白质和淀粉无法吸收水分,蛋白质在没有水分的条件下不能形成网络结构的面筋质;淀粉颗粒既不能膨润又不能糊化,降低了面团的黏弹性,增加面粉颗粒间的空隙,使面团成为酥性结构;当淀粉颗粒被具有润滑性的油脂包围后,使面团变得十分滑软,这样的面团经烘烤后即可制出油酥点心。

不同的油脂对面团的起酥效果是不同的。油脂的可塑性对油脂的起酥起着决定性的作用。油脂的可塑性、可塑范围和固体脂肪的含量、结晶的大小等因素有关。固体脂肪的结晶微粒越小、越多,其可塑性越小;固体脂肪的结晶微粒越粗、越大,其可塑性越大。用可塑性好的起酥油脂调制的面团,还具有较好的延展性,烘烤后的制品在质地、体积和口感诸方面都比较理想。此外,原料在油锅中成熟的过程也是脱水的过程,原料中的水分有部分溢出,但大多是原料表面水分。因此,营养素损失较少,而且有些原料还会吸收部分油脂,变得酥脆,易消化吸收,并可保持肴馔一定的形态和造型。

（5）润滑作用

油脂的润滑作用在菜点加工中有着广泛应用。如将调味、上浆后的主料(丁、丝、片、条、块)在下油锅前加些油,以利原料散开,便于成形。另外,在油锅的使用上,油脂的润滑作用更显得重要。烹调前,炒锅先用油润滑后,将油倒出,然后将锅上火烧热,再加底油进行烹调,防止原料粘锅,避免糊底,保证了菜肴的质量。

2.脂类在烹饪中的变化

（1）脂类的水解和酯化

中性脂肪在受热、酸、碱、酶的作用下都可发生水解反应。在普通烹饪温度下,有部分中性脂肪在水中发生水解反应,生成脂肪酸和甘油二酯及一分子的脂肪酸,甘油二酯再水解为甘油一酯和二分子脂肪酸,最后形成三分子的脂肪酸和甘油。油脂水解速度与油脂中游离脂肪酸的含量有关。水解作用反应开始时,油脂中脂肪酸含量很低,其水解速度很缓慢,而当油脂中游离脂肪酸的含量达到 0.5% ~ 1.0% 时,水解速度急剧加快,游离脂肪酸的含量也急剧增加。油脂水解的程度常用酸价表示。油脂的酸价是指中和 1 克油脂中游离脂肪酸所需的氢氧化钾的质量。油脂加热后,其酸价有明显增加。

油脂中游离脂肪酸含量的变化还影响着油脂的发烟温度。纯净油脂的发烟温度较高,随着游离脂肪酸含量的增加,其发烟温度而随之减低。一般新油脂的发烟温度为 220℃ ~230℃ ,若游离脂肪酸的含量达到 0.6% 时,其油脂的发烟温度降至 148℃ 。

在烹饪中加水或料酒、醋等调味品时,酒中的乙醇与醋酸或脂肪酸发生酯化反应,生成具有芳香气味的酯类物质。因为酯类具有挥发性,所以肉香、鱼香等肴馔的特殊风味,在加工烹调制作过程中或菜肴成熟后方可嗅到。新鲜鱼类含有以三甲胺为代表的挥发性碱性物质、羰基化合物及一些含硫化合物。随着存放时间的延长,其中三甲胺将被氧化(或被污染的细菌分解)为三甲基胺、六氢化吡啶、氨基戊醛等物质,这些物质会发出令人不愉快的腥臭味。如果这时在烹调制作过程中适当加放一些料酒和食醋,便可除去腥臭味。这是由于具有挥发性的乙醇可溶解三甲基胺等物质并随着加热一起挥发散失;同时酒和醋发生酯化反应、腥味物质(即三甲胺、三甲基胺和乙酸)和醋酸发生中和反应生成具有鱼香味的酯和盐。

发烟点除了与游离脂肪酸的含量有关外,还与油脂的纯净度有密切的关系。油脂的发烟点与油脂中低分子溶解物的浓度呈正比,因此油脂的纯净度和油脂的酸败程度都会影响油脂的发烟点。油脂中含的杂质越多,酸败程度越严重,油脂中所含溶解物就越多,发烟点下降的幅度就越大。油脂发烟温度的变化对菜点有较大的影响。发烟点降低明显的油脂,在烹饪过程中很容易冒烟,影响菜点的色泽和风味。此外,油烟逸出油面,会污染环境,刺激人的眼、鼻、咽喉,有碍人体健康。在烹饪时最好选用发烟温度高、煎炸过程中发烟点变化缓慢的油脂。

（2）脂肪的热分解

油脂在加热没有达到其沸点之前就会发生分解作用。加热的分解产物中含有一定量的丙烯醛,它是一种具有挥发性和强烈辛辣气味的物质,对人的鼻腔、眼黏膜有强烈的刺激性,所以有刺激鼻子催泪的作用,还可以产生肉眼能看到的蓝色烟雾。油脂热分解的程度与加热的温度有关。在加热到150℃以下时,热分解程度轻,分解产物也少;当油温升到300℃以上时,分子间开始脱水缩合成分子量较大的醚型化合物;当油温达到350℃~360℃时,则可分解成酮类和醛类物质,同时生成多种形式的聚合物,如己二烯环状单聚体、二聚体、三聚体和多聚体。其中环状单聚体能被肌体吸收,其毒性较强;二聚体是由二分子不饱和脂肪酸聚合而成,也具有毒性;而三聚体和多聚体因分子量较大,不易被人体吸收,毒性较小。在油烟中的3,4-苯并芘,是一种强烈的致癌物质,因此,长期进行油炸食物的制作和食用油炸食品对人体的健康会产生极大的影响。食用油高温加热,不仅脂肪本身的化学结构发生变化,影响了人体对它的消化、吸收,而且油脂中的其他营养素,特别是脂溶性维生素A、维生素D和必需脂肪酸都可被氧化破坏,使油脂的营养价值降低。因此,在使用油脂时,应尽量避免持续过高的温度。用于油炸菜点的油脂,温度最好控制在180℃~220℃,以减少有害物质的生成。对于专门油炸食物的油脂,必须经常按期更新油。对已变色、变味、变黏、变稠的油脂,不能再使用。

（3）油脂的热氧化聚合作用

油脂的氧化主要是油脂与空气接触,由空气中的分子态氧引起的。根据油脂氧化的条件不同,可分为在常温下引起的自动氧化和在加热条件下引起的热氧化两种。但氧化反应的实质都属于自由基反应,是由于空气中分子态的氧引起油脂中脂肪酸产生自由基而造成的。油脂中自动氧化反应多发生在油脂贮藏中,反应速度相对比较缓慢。而油脂的热氧化则发生在加热的条件下,反应速度快,而且随着加热时间的延长,还容易分解,其分解产物还会继续发生氧化聚合,并产生聚合物。聚合物的增加,不但使油脂增稠,还会引起油脂起泡,并附着在煎炸食物的表面,这些都是油脂发生氧化反应的结果。油脂氧化聚合的速度与油脂的种类有关。一般来说,亚麻油最易聚合;大豆油、芝麻油等次之;而橄榄油、花生油则较难发生聚合。金属尤其是铁、铜等能促进油脂热氧化聚合,即使只有很小的量也能促进油脂的氧化聚合反应的进行。所以,油炸锅最好用不锈钢制的。如用一般铁锅,在油炸后,不宜用力洗刷,只需用布擦去表面附着物即可。此外烹饪中火力越大,时间越长,氧化聚合反应就越剧烈。那种带着火苗烹炒的做法,并不可取,应避免采用。

（4）油脂的老化

反复高温炸制过食品的油,色泽变深,黏度变稠,泡沫增加,发烟点下降,这种现象称为油脂的老化。油色变暗的原因除了因炸制品中的淀粉糊化、焦糖化及蛋白质和还原糖发生美拉德反应产生类黑素外,更主要的是由于油脂的热聚合反应,以及油脂磷脂的分解反应所生成的产物。油脂在高温下发生热聚合、热氧化聚合以及热水解产物的脱水缩合反应,均能生成分子量更大的物质,使油脂的黏度增大,由稀变稠。而油脂热分解的丙烯醛沸点低,仅为52℃,油温稍高,会产生烟状分解的产物不断增多,发烟点越来越低。因此,油脂老化不仅使油脂的味感变劣,营养价值降低,而且也使其制品的风味品质下降,更重要的是对人体健康不利。所以,在炸制食品时应避免油温升得过高,防止油脂老化。采用含磷成分少的食用油脂,并定期地更换炸制用油,都有利于预防和延缓油脂的老化。

（三）碳水化合物的变化

淀粉、蔗糖、麦芽糖等不仅是植物性食物的主要营养成分,也是烹饪中的重要辅料,对菜点的色、香、味、形、质的形成有着重要的影响。

1.淀粉的变化

淀粉是粮食中含量最多的成分,也是人体所需碳水化合物的重要来源,它提供的热能占人体总能量的60%~70%。淀粉又是烹饪中上浆、挂糊、勾芡的主要原料,而且还是制作凉粉、粉丝、粉皮的原料。

（1）淀粉的糊化

淀粉是由葡萄糖分子构成的,分为直链淀粉和支链淀粉两种,它们在冷水中都不溶解。直链淀粉在热水中分散成胶体溶液,而支链淀粉易分散于水中,在热水中只能膨胀,却不能溶解。天然的淀粉分子排列紧密,形成胶束状的结构,水分子难以进入胶束中,故淀粉不溶于冷水。当把淀粉混在水中加热,由于提供的热能可使胶束运动的动能增强,一部分胶束被溶解而形成空隙,水分子可以进入淀粉内部,与部分淀粉分子结合,胶束逐渐被溶解,淀粉粒吸水膨胀。继续加热,当动能超过胶束分子间的引力时,胶束全部崩溃,淀粉粒内部分离、破裂、互相黏结,形成有序的网络,成为具有黏性的胶体溶液,这种变化称为淀粉的糊化。最高黏度时,继续加热,黏度又下降,如停止加热,使其冷却,则发生凝固。烹饪中的挂糊、上浆、勾芡及煮饭、蒸馒头、烤面包等加工过程,都有淀粉的糊化作用。面粉中所含的淀粉同样具有吸水性。它在常温下吸水率低,在水温为30℃时,淀粉可以结合30%左右的水,此时的淀粉颗粒不膨胀,大体上仍保持硬粒状态。但水温升到53℃以上时,淀粉的物理性质发生显著变化,即溶于水的淀粉膨胀糊化。水温升到60℃以上时,淀粉颗粒体积比常温下大几倍,吸水量增大,黏性增强,并大量溶于水中,成为黏度很高的溶胶。在水温达到90℃以上时,黏度越来越大。热水面团黏、柔、糯,略带甜味,就是淀粉糊化并水解成低聚糖和单糖的结果。糊化后的淀粉更可口,更有利于消化、吸收,更易被淀粉酶水解,未糊化的淀粉则较难消化。淀粉的糊化作用常用于菜肴的上浆和挂糊。用爆、炒、熘、炸等烹调技法烹制菜肴时,对某些主料需要上浆或挂糊后,方可烹调。因上浆或挂糊后的原料,经过加热后,淀粉发生糊化,形成具有黏性的透明的胶体,紧紧裹在原料的表面,制成的菜肴鲜嫩、饱满、晶莹透亮或使汤羹等具有一种似透非透的朦胧感。因此要求淀粉糊化速度快,糊化中的黏度很快达到最高点,并且有较好的透明度。马铃薯淀粉不但颗粒大,吸水力强,糊化温度低,而且黏度高,透明度好。淀粉在少量的水中加热糊化,可形成具有一定黏性、弹性和可塑性的凝胶。利用这一性质,往肉糜和鱼蓉制品中加入淀粉,受热时淀粉吸取水分而糊化,形成凝胶,把肉和鱼蓉的颗粒牢固地黏连在一起,可提高其组织的牢固程度。淀粉糊化能结合大量的水,使水不能自由流动,具有很强的持水性。调制肉糜、鱼蓉时加入淀粉,除了提高其组织形成之外,还利用糊化持水性强这一特点,把蛋白质变性释放的水分牢牢保持在肉糜和鱼蓉制品的组织中,以提高制品的嫩度。

(2)淀粉的老化

糊化的淀粉在室温或低温下放置,或淀粉凝胶经长时间放置,会变成不透明状,甚至产生沉淀,这种现象称为淀粉的老化。如馒头、面包放置时变硬,主要是淀粉老化的结果。淀粉的老化实际上是已经断裂了的α-淀粉分子间氢键又重新排列形成新的氢键过程。老化的淀粉不同于天然淀粉,它比天然淀粉的晶化程度要低一些。利用淀粉加热糊化、冷却又老化的特点可制作出粉皮、粉丝等。老化后的直链淀粉非常稳定,即使加热、加压也难使它再溶解。如果有支链淀粉分子混合在一起,则有加热使其恢复糊状体的可能。对于不同来源的淀粉,其老化难易程度并不相同。直链淀粉比支链淀粉易于老化,所以含支链淀粉多的糯米或糯米粉的制品不容易发生老化现象。支链淀粉不易发生老化,是由于它的结构呈三维网状空间分布,且淀粉链较短,妨碍了微晶束氢键链的形成。老化的淀粉其黏度降低,使食品外形干瘪,口感由松软变为发硬,俗称"回生",不仅口感变差,而且消化率也随着降低。

2.蔗糖的变化

(1)溶解度、黏度与糖稀

蔗糖易溶解在水中,溶解度随温度的升高而增加。蔗糖的甜度较强,并且甜度不随溶解时间而变化。如添加氯化钠等物质,还可提高蔗糖的溶解度,是烹调加工过程中重要的甜味剂。蔗糖的水溶液具有比较大的黏性,其黏度受温度和浓度的影响较大,一般随温度的升高和浓度的增加而增大。菜点制作中的糖炗就是这一性质的典型应用。将蔗糖溶解于水,加热使水分蒸发,其溶液的浓度愈来愈高,黏度也愈来愈大,当达到一定程度时,糖液就能裹于原料表面,形成晶莹光亮的糖芡。

(2)结晶与挂霜

蔗糖的饱和溶液,经冷却或使水分蒸发便会析出蔗糖晶体。这一性质可体现为制作甜菜时的挂霜。在较高温度下溶解大量蔗糖,以形成饱和溶液,当加热至水分蒸发到一定程度时,让糖液裹匀原料,然后快速冷却,让原料表面的糖液迅速结晶,形成细小的晶粒,使菜肴具有松脆、甜香、洁白似霜的外观和质感。

(3)拔丝和糖色

蔗糖本身为无色晶体,当加热到185℃~186℃时,熔化为液体。实际上蔗糖加热到150℃时即开始熔化,继续加热就显微黄色,形成一种黏稠的熔化物,冷却后即形成一种无定形玻璃状物质。烹饪中菜肴挂霜就是利用这一特征。当加热温度超过其熔点时或在碱性情况下,糖被分解而发生降解作用,产生小分子的物质,经过聚合、缩合后生成褐红色的焦糖色素,这就是糖的焦化反应,人们习惯上称之为糖色。

蔗糖加热过程中形成新的降解产物,一类为焦糖(呈色物质);另一类为醛、酮类化合物(焦糖化气味的基本组分)。其产生途径为:

第一阶段为脱水,产物依次为蔗糖、5-羟甲基糠醛、蚁酸或丙酮酸、焦糖色。第二阶段为黑腐质产生。5-羟甲基糖醛和黑腐质使糖的颜色加深,吸湿性增强,也使糖具有诱人的焦香味。加热到125℃以下时,分解产物很少;加热到125℃时,分解产物也不多;延长加热时间,产物分解速度加快;当加热到160℃时,糖分子迅速脱水缩合,形成一种可溶于水的黑色分解产物和一类裂解产物,同时引起酸度增高和色度加深。因此,在高温下长时间熬糖,会使糖的颜色变暗,质量下降。黑腐质主要影响糖的色泽和吸湿性,而5-羟甲基糖醛会促使糖返砂。当蔗糖或其他碳水化合物与含有蛋白质等氨基化合物的原料一起烹调时,特别是当温度过高时,会发生羰氨反应,形成褐色的"类黑色素"。如果再继续加热,则可发生部分碳化变黄或变焦黑,成为具有苦味的碳。蔗糖的焦化反应,在烹饪中多用于红烧类菜肴,也用于蒸、焖、煨等烹调技法,此外还可改变菜肴质地,增加食欲。

3.麦芽糖的变化

麦芽糖是两分子葡萄糖脱去一分子水的缩合物,其熔点在102℃~180℃。在酸和酶的作用下,麦芽糖发生水解生成两分子葡萄糖。由于麦芽糖不含果糖,故在味感上没有蔗糖甜。利用淀粉酶使淀粉水解为糊精和麦芽糖的混合物,其中麦芽糖占1/3的混合物为饴糖。麦芽糖对热不稳定,加热至90℃~100℃时,即发生分解,而呈现出不同的颜色,即由浅黄→红黄→酱红→焦黑(碳化)。其变化过程是麦芽糖受热分解为葡萄糖,颜色的改变实际上是葡萄糖的变化过程。麦芽糖的稳定性使它在受热后变色缓慢,烹饪时,采用控制火候来调节加工时的温度变化,使菜肴产生诱人的色泽。如北京烤鸭就是利用饴糖在加热过程中的变化而制作的,烤鸭皮色呈酱红时,鸭子正好成熟。饴糖的胶体水具有不易失去的特点,而一旦失去水分,麦芽糖的糖皮变厚,增强了烤鸭皮质的酥脆程度。同时,由于麦芽糖分子中不含果糖,烤制食物的相对吸湿性较差,脆度更好。烤制的肉食品,其香味与上色糖浆的种类也有关系。鸭子在烤制时,糖类上色原料与鸭子表面游离的脂肪酸形成一种糖脂物质,加热后产生芳香气味。如果用蔗糖上色,蔗糖分解后有果糖产生,加热后产生芳香气味,可影响烤鸭正常的芳香气味;麦芽糖水解生成葡萄糖,反应较缓慢,只产生糖脂的挥发性物质,它和烤鸭肉质中的三噻烷、噻啶形成诱人的风味。故在形成肉质食品香气时,麦芽糖应为上色糖浆。

4.膳食纤维的变化

植物性的食物多含纤维素、半纤维素、果胶、木质素等,虽然它们也是由糖分子组成的碳水化合物,但却很难被高温、酸、酶所水解。因此,不易被人体消化、吸收。

纤维素是构成植物体的主要成分。所有植物细胞壁均分含有纤维素,只是含量不同而已。纤维素是由 D-葡萄糖以 β-1,4 粮苷键相连,分子以氢键构成平行的微晶束,虽然氢键的键能较一般化学键的键能小得多,但由于分子间形成的氢键数量很多,所以微晶束结合得相当牢固,纤维素的化学性质也比较稳定。植物细胞壁的纤维素在一般的烹调加工过程中不会溶解破坏。但水的浸泡和加热有助于纤维素吸收水润涨,使食物质地略为变软。另外,碱对纤维素的吸水润涨、质地变软有促进作用。半纤维素是伴随着纤维素一起存在于植物细胞壁中的粗纤维的总称,其成分较复杂,有木聚糖等多种。幼嫩蔬菜(如叶菜、茎菜)中,纤维素和半纤维素含量少,如嫩叶的干物质中仅含 10%,所以质地脆嫩。老韧的蔬菜中,纤维素、半纤维素含量多,如老叶的干物质中纤维素、半纤维素含量达 20%,所以老韧的蔬菜通过烹饪也不会完全软化。蔬菜在贮存中,其代谢活动仍在进行,会生成更多的纤维素,所以蔬菜贮存中也会变得老韧。

果胶物质在植物中以原果胶、果胶和果胶酸 3 种形态存在。原果胶为甲酯化程度高的半乳糖醛酸的聚合物,与纤维素和半纤维素结合,存在于细胞壁的中胶层中,水解后生成果胶。果胶为部分甲酯化和被游离的聚合半乳糖醛酸。果胶酸是半乳糖醛酸中的羧基完全被游离的聚合物。未成熟的果实细胞间含有大量原果胶,因而组织坚硬;随着果实成熟度的提高,原果胶水解为与纤维素分离的可溶于水的果胶,并渗入细胞,使果实组织变软而有弹性;最后,果胶发生甲酯化作用,进一步转化为果胶酸。由于果胶酸不具有黏性,果实变成绵软状态。加热使植物细胞间原果胶转化为可溶性的果胶,因而使菜果软化,尤其是果胶物质含量大的苹果、胡萝卜、洋白菜等。在烹饪中需加热一定的时间,以促进上述转化,使组织变软。含水量少的蔬菜还可以额外加入一点水,弥补其自身水分的不足,以促进这一转化。

(四)维生素的变化

在加热过程中,维生素虽然没有像蛋白质变性、脂肪水解、碳水化合物糊化等那样复杂的理化改变,但也会随着这些高分子营养素的复杂变化而被游离出来,受到高温、氧化、光照等不同因素的作用,而造成破坏、损失。由于维生素在原料中存在部位的改变和理化因素的变化,导致维生素化学结构变化。烹饪原料在加工过程中,损失最大的营养素就是维生素,其中又以维生素C损失最大。

1.溶解性

水溶性维生素,如维生素B_1、维生素B_2、烟酸、叶酸、维生素C等都溶于水,易通过扩散或渗透过程从原料中浸析出来。因此,原料表面积增大、所处环境水流速度加快、水量大和水温升高等因素都会使原料中的水溶性维生素由于浸出而损失,尤其是对叶菜影响较大。维生素C会通过表面积较大的叶子引起损失,如将切好的叶菜完全浸在水中,烹制后菜中的维生素C可损失80%以上。水溶性维生素在烹制过程中也会因水量或汤汁溢出而溶于菜肴汤汁中。维生素的溢出程度与烹调方法有关,一般采用蒸、煮、炖、烧等烹制方法,溢出量可达50%;采用炒、滑、熘等烹调方法,成菜时间短,尤其是原料勾芡后再烹调汤汁溢出不多,水溶性维生素从菜肴原料中析出量不会增多。脂溶性维生素,如维生素A、维生素D、维生素E、维生素K等只能溶解于脂肪中,因此菜肴原料用水冲洗的过程和以水作传热介质烹制时,不会流失,但用脂肪作传热介质时,部分脂溶性维生素会溶于油脂中。在通常烹调中,无论是维生素A还是胡萝卜素均较稳定,几乎没有损失,当加水加热时,一般损失最多也不超过30%。短时间烹调食物,肴馔中的维生素A损失率不超过10%。当油炸食物时,可使部分维生素A溶解于油而损失,然而与脂肪一起烹调却可大大提高维生素A原的吸收利用率。凉拌菜中,加入食用油不但可以增加其风味,还能增加人体对凉拌菜中脂溶性维生素的吸收。

2.氧化反应

对氧敏感的维生素有维生素A、维生素E、维生素K、维生素B_1、维生素B_2、维生素B_{12}、维生素C等,它们在食物的贮存和烹调加工过程中,特别容易被氧化破坏。维生素A具有高度不饱和性,因此对氧和光很敏感,尤其在高温、紫外线照射、金属存在情况下,可促进其氧化;油脂发生氧化酸败时,溶于油脂中的维生素A和维生素A原也将受到氧化破坏。多数维生素A都是以酯的形式存在于食物中,酯型维生素A对氧较为稳定,因此,菜肴在烹饪制作过程中,维生素A或维生素A原一般不易氧化而被破坏。

维生素E对氧敏感,特别在碱性条件下加热,可使其完全遭到破坏。在大量油脂中烹调食物,脂肪中所含的维生素 E 有 70%～90% 被破坏。在烹调中即使用很少量的酸败油脂(酸败的程度甚至不能被品尝出来)就足以破坏正常油脂中或食物中大部分的维生素 E。维生素 C 对氧很不稳定,尤其在水溶液中更易被氧化,氧化速度与温度、pH 值有关。在酸性溶液中,维生素 C 被氧化生成脱氢抗坏血酸的速度比较慢,并有可逆反应,但在碱性溶液中,氧化成脱氢抗坏血酸后,其内酯在碱性溶液中被水解形成 2,3-二酮古罗酸,并进一步分解成低分子的草酸和丁糖酸。维生素 C 在各种酸中都比较稳定。温度、光线等因素对维素生素 C 的氧化都有促进作用。金属离子可加速对维生素 C 的氧化,尤其铜离子金属对维生素 C 氧化的能力为:铜>铁>铝。用铜锅炒菜与用铁锅或铝锅炒菜相比,维生素 C 的破坏程度要高 2～6 倍。

3.热分解作用

一般脂溶性维生素对热较稳定,但易氧化的例外。如果把含有维生素 A 的食物隔绝空气进行加热,则在高温下也比较稳定。如果在 144℃ 下烘烤食物,维生素 A 的破坏也较少。但在空气中长时间加热,其破坏程度随加热时间延长而增加,尤其是油炸食物,因油温较高,会加速维生素 A 的氧化分解。维生素 B_1 的水溶液在酸性溶液中对热较稳定,如 pH 值为 3 时,即使高压加热到 120℃ 并持续 1 小时,仍可保持其生理活性。但在碱性溶液中,加热时它极不稳定。pH 值大于 7 时,加热能使大部分或全部维生素 B_1 被破坏。因此,在烹煮豆类、稀饭和制作馒头时添加碱,尤其加碱过量,可使大部分维生素 B_1 分解。用高温油炸或长时间烘烤都可破坏食物中的维生素 B_1。维生素 C 是维生素家族中最不稳定的一种维生素,不耐热,温度高可加速维生素 C 的氧化作用及增大其水溶性。因此,对富含维生素 C 的原料,加热时间不宜过长,否则几乎全部维生素 C 遭到破坏。如蔬菜煮 5～10 分钟,维生素 C 的损失率可达 70%～90%。如果挤去原汁与浸泡 1 小时以上,维生素 C 可损失 90% 以上。

4.光分解作用

光对维生素的稳定性也有影响,因为光能促进维生素的氧化和分解。对光敏感的维生素有维生素 A、维生素 E、维生素 B_1、维生素 B_2、维生素 B_6、维生素 B_{12}、维生素 C 等。维生素 B_2 对热比较稳定,水煮、烘烤、冷冻时损失都不大,在水溶液中短时高压加热也不被破坏。当在 120℃ 下 6 小时仅有少量破坏,但在碱性条件下,阳光照射易被破坏。食物中的核黄素主要是与磷酸和蛋白质等以结合形式存在,这种结合型维生素 B_2 对光比较稳定。如夏季中,牛奶在日光下暴露 2 小时,其维生素 B_2 损失率可达 90%,阴天损失率为 45%,处在完全阴暗处损失率仅为 10%。即使在室内光照 24 小时,仍有 30% 的维生素 B_2 被破坏。维生素 B_1 水溶液的光解程度与 pH 值也有关系,在酸性环境中光解程度较小,而在中性、碱性溶液中光解程度较为显著。

5.酶的作用

天然原料中,存在有多种酶,它们对维生素具有分解作用,如贝类、淡水鱼中的硫胺素酶能分解硫胺素,蛋清中的抗生物素酶能分解生物素,水果、蔬菜中的抗坏血酸氧化酶能加速抗坏血酸的氧化作用。这些酶在 90℃~100℃ 下经 10~15 分钟的热处理,即可失去活性。

植物组织中的抗坏血酸氧化酶在组织完整时,其催化作用不明显,当组织破坏,又与空气接触时,就能迅速催化维生素 C 的氧化。如小白菜切成段炒,维生素 C 损失约 30%,而切成细丝炒,则损失约 51%。切得愈细,有更多的细胞膜被破坏,氧化酶释出增加,同时增加与空气的接触,则对维生素 C 的氧化也愈快。相对而言,维生素 C 氧化酶对热稳定,利用这一性质,在蔬菜、水果加工中,进行高温瞬时烫漂处理,可以减少维生素 C 的损失。但抗坏血酸氧化酶在 60℃~80℃ 时活性最高,如果把苹果放到冷水中,逐渐加热,这种温度条件适合氧化酶的作用,同时水中又溶解了大量的氧,维生素 C 的破坏反而因氧化加速而增大。因此,应把苹果放到沸腾的水中烫漂,这样,水中几乎不含溶解的氧,另外,在 100℃ 下,氧化酶很快失去活性。用这种方法烹制的马铃薯,其维生素 C 的损失要比用普通方法减少 50%。

（五）无机盐与微量元素的变化

一般说来,无机盐的化学性质十分稳定,但如果加工烹调方法不当,例如原料洗涤过程中水流速度过快,原料刀形状过细,与空气接触面过大,大米加工精度过高、淘洗次数过多等,都可引起无机盐的损失,尤其是钾、钠、镁、钙、铁、锌、铜、锰等,损失更为显著。

动、植物原料在受热时发生收缩现象,内部水分便流出来,无机盐大部分以离子状态溶于水中,也就随着水分一起溢出。如炖鸡汤,鸡中部分可溶性无机盐可溶于汤中;在烹制排骨时,加放食醋,骨中的钙遇到醋酸便生成既能溶于水又能被人体吸收、利用的醋酸钙;涨发海带时,若用冷水浸泡,清洗 3 遍,就有 90% 的碘被浸出,用热水洗一遍,则有 95% 的碘被浸出。在涨发海带时,水不要过量,一般浸泡 1 千克盐干海带,不超过 2 千克水,1 千克淡海带不超过 5 千克水。烹饪原料中的一些有机酸或有机酸盐,如草酸、植酸、磷酸等,能与一些无机盐如锌、钙、铁、镁等结合,生成难溶性的盐或化合物,以至于影响无机盐的吸收,也影响膳食中其他食物的无机盐的吸收。酵母发酵时,活性植酸酶使植酸水解,从而可提高磷及其他无机盐的利用率。对富含草酸、植酸、磷酸、有机酸的原料,可先焯水,而后再烹制,以减少无机盐与微量元素的损失。

（六）水在烹饪加工中的变化

水是人体组织细胞重要的组成部分之一，有着十分重要的生理功能。大多数烹饪原料，特别是新鲜的蔬菜、水果、乳类等都含有大量的水分。水分的存在状态、含水量的高低不仅影响原料的新鲜度和保藏性能，而且与食物的感官品质和营养价值均有密切关系。

食物进入口腔后，进行咀嚼及吞咽等动作时，食物就会与牙齿、舌面、口腔内黏膜等发生接触，食用者除了对食物的香气、滋味产生相应的感觉外，还会对食物的物理状态和组织结构产生另一种感觉，后面这种感觉是由食物的质地和结构对口腔的作用引起的，人们称之为质感或触感。食物的含水量及水分的存在状态与食物的质地和结构具有密切的关系，它影响食物的硬度、脆度、密度、黏度、韧度和表面的光滑度等。同一种食物，如果含水量稍有差别，也会导致质感上的差异。例如豆腐之所以有老嫩之分，就是因为含水量不同所致，老豆腐含水量为85%，嫩豆腐则达90%。瓜果、蔬菜的含水量直接影响原料的新鲜度和质地，含水量充足的，细胞饱满，膨压大，脆性好，食用时有脆嫩、爽口的感觉；若含水量不足，不仅外观萎蔫皱缩，而且因水解酶活动性增强、果胶物质分解、细胞解体、结构松弛，导致食用品质急剧下降。

原料在热处理中，由于蛋白质的变性破坏了原来的空间结构，导致其保水能力下降，引起水分流失。如瘦肉煮熟后，体积缩小，重量减轻，这就是因为水分流失所致。原料烹制时要添加某些调味料，这些调味料或溶解在汤汁里，或溶解在原料内，如炒菜加的盐、炖肉酱油和料酒等，这样在原料或其细胞周围就存在着一个由调味料形成的高渗透压溶液，其渗透压数值若大于原料内部水溶液的渗透压，原料里的水分就会向外部溶液渗透，导致原料水分流失。水是作为分散剂分散在高分子网络结构中的，而构成网络结构的高分子化合物互相吸引，使彼此间的距离缩短，总体积缩小，并把滞留于网状空间的溶剂挤出，因此在许多情况下，凝胶放置的过程中，逐渐渗出微小的液滴，而体积缩小，此现象称为脱水收缩。凝胶经脱水收缩体积虽然变小，但并不改变原来的几何形状，各成分也没有发生化学变化。如豆腐就是含有大量水分的凝胶，若放置时间过长，就会发生脱水收缩，几何形状虽无多大的变化，但是含水量大减，嫩度下降。

三、烹饪方法对营养素的影响

中式菜品烹饪方法是数千年中华厨艺的结晶。不同的方法可烹制出不同风味的菜肴，而原料中的营养素种类和数量在此过程中也会发生一系列的变化，使烹调后的菜肴原料的营养价值产生一定的差异。

（一）炸

炸是以大量食油为传热介质的烹调方法，油温较高。原料挂糊与否及油温高低可以使炸制品获得多种不同的质感。如果原料初步处理后不经挂糊就投入油锅，在炸制过程中原料的水分由于吸收大量的汽化热而迅速汽化，成品具有酥、脆、稍硬的特点，如干炸鱼。在炸制过程中，所有营养素都有不同程度的损失，蛋白质因高温炸焦而严重变性，脂肪也因炸发生一系列反应，使营养价值降低。对于蔬菜来说，油炸要比沸煮损失的维生素多一些，炸熟的肉会损失 B 族维生素。如果原料初步处理后经挂糊或上浆再下油锅，糊、浆在热油中很快形成保护层，使原料不与热油直接接触，原料中的蛋白质、维生素损失减少，同时防止了内部水的汽化，而原料所含的汁液、鲜味不容易外溢，形成外层酥脆、内部软嫩的质感，别有风味，如软炸鸡块、香酥鸭子。

（二）炒、爆、熘

采用炒、爆、熘制作的菜肴，都以油为传热介质，除植物性原料外，一般事先都进行挂糊或上浆，然后用旺火热油使菜肴速成，保持菜肴滑嫩香脆的特点。操作迅速，加热时间很短，水分及其他营养素不易流失，所以营养素的损失较少。有的在制作时用淀粉勾芡，使汤汁浓稠，而淀粉中含有谷胱甘肽，其中的硫基（—SH）具有保护维生素 C 的作用。绿叶蔬菜中含有大量的胡萝卜素，直接食用吸收率低，但用油烹制后能增加吸收率。

（三）煎、贴

煎、贴都是以少量油布遍锅底作为传热介质的烹调方法。一般把原料做成扁形或厚片形，两面都要先用小火煎成金黄色。制作时火力不大，不易使表面迅速吸收从锅底面传来的大量热量而使其中的水分汽化。贴菜的原料大多要经过挂糊，所以营养素损失不多。

（四）蒸

蒸制菜是以水蒸气为传热介质的，由于原料与水蒸气基本上处于一个密闭的环境中，原料是在饱和热蒸汽下成熟的，所以可溶性物质的损失也就比较少，但由于需要较长的烹调时间，故因加热而引起维生素 C 的损失。

（五）炖、焖、煨

炖、焖、煨以水为传热介质，原料体积均较大；为了使调味料能更好地进入原料内部，汤与菜的比例小于涮或汆，以增大调味料的浓度；采用的火力一般都是小火或微火，烹制所需的时间比较长，因而大量可溶性物质溶解于汤中。此外，因使用的温度较低，原料中的蛋白质处于较好消化的状态，不溶的、坚韧的胶原蛋白在与热水的长时间接触中转变成了可溶性的明胶。如果把炖、焖、煨熟后的汤液用来做调味剂或汤,就避免了迁移到烹调水中的营养素的损失,而且这种汁液保留有从炖、焖、煨熟的食物中所失去的香味。脂肪组织的脂肪酸与其他化学成分反应,生成多种香味物质,如酯、醇等。因原料在烹调过程中受热发生变性、失水收缩现象,溶于水的无机盐随原料内部的水分一起溢出、流失。

(六) 煮与烧

煮与烧都是采用较多的以汤汁作为传热介质的烹调方法,原料一般都要经过初步熟处理,先用大火烧开,再用小火煮熟。所以汤汁中存在有相当多的水溶性物质(如维生素 B_1、维生素 C 及无机盐如钙、磷等),碳水化合物及蛋白质在加热过程中起部分水解作用,而脂肪则无显著变化。但煮沸时间的长短、煮沸前原料的处理方法对营养素的损失也有影响。

(七) 涮与汆

涮与汆以水为传热介质,所用原料体积较小,前者加工为薄片,后者加工为片、丝、条或制成丸子。汤或水均用大火烧开,汤、菜比例是汤多菜少,因此在单位时间里原料能获得较多的热量而成熟。如涮羊肉时,肉片在沸水中停留的时间很短,因而肉中的一些可溶性营养物质损失较少。

(八) 烤与熏

烤制菜是利用热辐射和热空气的对流传热,把热源产生的热量传递给原料。除了微波加热外,热量传递的顺序是由表及里,因此在原料表面首先获得热量的同时,表面的水分子也获得汽化热而蒸发,导致表面失水,使原料内部和表面水分子密度不同。所以内部水分尚未传到表面,表层因蛋白质变性已形成一层薄膜,或淀粉糊化后又失水形成一层硬壳(如烤面包),这样原料中的水分就难以向外蒸发了,导致烤制品表皮水分含量低、内部水分含量高的特点。但若以柴、炭、煤或煤气为燃料在明火上直接烤原料,因火力分散,烤制时间较长,从而使维生素 A、维生素 B、维生素 C 受到很大的损失,也可使脂肪受损失,还会产生致癌物质 3,4-苯并芘。熏制品也有类似的特点,熏制食物的表面有适度的焦皮,具有独特的风味。但鱼、肉等经熏制以后,会产生一些对人有害的物质。

四、减少营养素破坏与损失的措施

(一) 合理加工

各种食物原料在烹饪前都要清洗,洗涤能减少微生物,除去寄生虫卵和泥沙杂物,有利于食物的卫生。对未被霉菌污染的粮食或没有农药残留的粮食,在淘洗时,应尽量减少淘洗次数,一般为2~3次;不要用流水冲洗或用热水淘洗,不宜用力搓洗。各种副食原料如蔬菜等在改刀前清洗,不要在水中浸泡,洗的次数不宜过多,以洗去泥渣即可。这样可减少原料中水溶性营养素因溶于水而流失。

(二)科学切配

各种原料应洗涤后再切配,以减少水溶性营养素的流失。原料切块要稍大,若切得过碎,则原料中易氧化的营养素损失得更多。如蔬菜切得过碎,很多细胞膜被破坏,增加了与水、空气的接触面,从而加速营养素的氧化破坏。切成片、丁、丝、条、块后不要再用水冲洗,或在水中浸泡,也不应放置较长时间或切后加盐弃汁,这样可避免维生素及无机盐随水分流失。如小白菜,切段炒后维生素 C 的损失率为31%,而切成丝炒后损失率为51%。应现切现烹,现做现吃。

(三)适当水烫,合理烹调

为了除去食物原料的异味、辛辣味、苦涩味等,增加食物的色、香、味、形等,许多原料要焯水处理再烹调。操作时,一定要沸水焯料,加热时间宜短。如蔬菜中含有某些氧化酶易使维生素 C 氧化破坏,而此酶在 60℃~80℃时活性最强,温度达到90℃以上则酶活性减弱或被破坏。蔬菜经沸水烫后,虽然会损失一部分维生素,但也能除去较多的草酸。原料焯水后,不要挤去汁水,否则会使大量水溶性营养素流失。如白菜切后煮 2 分钟捞出,挤去汁水,可使水溶性维生素损失 77%。粮食类原料在蒸煮时,因烹饪方法不同,营养素的损失多少不一。如捞饭(把米放在水中煮到半熟后将米捞出蒸熟,剩下的米汤大部分弃掉)是一种很不科学的烹调方法,因为米汤中含一定量的维生素、无机盐、蛋白质和碳水化合物。一般捞米饭可损失维生素 B$_1$ 67%、维生素 B$_2$ 50%、尼克酸 76%。所以应该提倡焖或煮的方法做米饭;若吃捞饭,米汤不应弃掉;煮粥时要盖上锅盖,开锅后改用小火,以免水溶性维生素和其他营养素随水蒸气挥发。面食的种类也很多,有面条、馒头、面包、烧饼等,不同的制作方法营养素的损失差别很大。发酵面用碱量要合适,加碱过多维生素的破坏增多,同时影响外观和口味;煮饭时最好用烧开的自来水,因为生自来水含有一定量的氯气,煮饭过程中可破坏大量的维生素 B$_1$,而烧开的自来水中的氯气已挥发;面条、水饺的汤汁应设法利用,以减少营养素的损失。

(四)上浆、挂糊和勾芡

上浆、挂糊是将经过刀工处理的原料表面裹上一层黏性的浆糊(蛋清、淀粉),经过加热后,淀粉糊化而后胶凝,蛋清中的蛋白质受热直接胶凝,因而形成一层有一定强度的保护膜,保护原料中的水分和鲜味不外溢。这样烹制出来的菜肴不仅色泽好、味道鲜嫩、营养素保存得多,而且易被消化、吸收。勾芡就是在菜肴即将出锅时,将已经提前调好的水淀粉淋入锅中,使菜肴中的汤汁达到一定的稠度,增加汤汁对原料的附着力。勾芡后汤汁变稠并包裹在菜肴原料的表面,与菜肴融合,既保护了营养素又味美可口,特别是淀粉中含有谷胱甘肽,可保护维生素 C。有些动物性原料如肉类等也含有谷胱甘肽,所以肉类和蔬菜在一起烹调也有同样的效果。

(五)适当加醋、加盐

很多维生素在碱性条件下易被破坏损失,而在酸性环境中比较稳定。如凉拌蔬菜,可适当加醋;动物性原料的菜肴,如红烧鱼、糖醋排骨,烹饪过程中也可适当加醋,促使原料中的钙游离,从而易于人体的吸收。此外加醋还有利于改进菜肴的感官性状,增加风味。食盐溶于汤汁中能使汤汁具有较高的渗透压,使细胞内水分大量渗出,原料发生皱缩、组织发紧,这样又使食盐不易渗入内部,不仅影响菜肴的外观,而且风味也欠佳。由于食盐能使蛋白质凝固脱水,对于一些富含蛋白质和肌纤维、质地较老的原料如老母鸡、鸭、鹅、牛肉、豆类等,不宜过早放盐,否则可使原料表面蛋白质凝固,内层蛋白质吸水难,不易煮烂,不但延长了加热时间,而且影响人体的消化、吸收。在调制肉馅时,则先加入适量的盐可使肉馅越搅黏度越大,加入肉馅中的水与蛋白质结合,馅料成团不散,加热后的肴馔质地松软鲜嫩。

(六)酵母发酵

在面团中添加发酵膨松原料,经过反应,形成具有海绵状空洞结构的面团,成品具有蓬松柔软的特点。在面团中引进酵母,使之发酵蓬松的面团,又叫发酵面团。面团的发酵有老酵母发酵与鲜酵母发酵两种方法。在酵母发酵过程中,淀粉在淀粉酶的作用下水解成麦芽糖。酵母本身可以分泌麦芽糖酶和蔗糖酶,将麦芽糖和蔗糖水解成单糖。老酵母发酵方法是中国传统的点心发酵方法,即将含有酵母的面团引入大块面团中,引发大块面团发酵的方法。其中有一过程为加碱中和。碱与面团中杂菌产生的酸类的结合,生成乳酸和碳酸,再分解为二氧化碳和水,从而除了酸味,又辅助发酵,使面团松软。而鲜酵母发酵,则无须加碱。化学膨松面团是将化学膨松剂引入面团,加热分解产生气体,形成多孔性状的面团。膨松剂品种较多,主要有小苏打、发酵粉以及盐、碱、矾的结合剂等。这些化学膨松剂受热分解,可产生大量的二氧化碳气体,使成品内部结构形成均匀致密的多孔性,从而达到疏松的目的。在发酵过程中,因加碱而破坏了面团中的大量维生素。所以,要尽量使用优质鲜酵母发酵面团、微生物发酵面团使酵母菌大量繁殖,导致 B 族维生素的含量增加,同时可分解面团中所含的植酸盐络合物,有利于人体对无机盐如钙、铁的吸收。玉米中尼克酸的含量较大米高,但主要为结合型,不能被吸收、利用。如加碱(小苏打等)处理,可有大量游离尼克酸从结合型中释放出来被利用。所以,以玉米为主食的地区,在食用前,应提倡适当用食碱处理,以提高维生素的利用率。

(七)旺火急炒

旺火急炒是中国传统烹饪技艺的技法。如果烹饪原料没有设置保护层,或保护层脱落、不完整时,原料在烹制过程中,营养素的流失将随着烹制时间的延长而增多。原料表面水分的流失是因为蒸发引起的,而原料内部水分的流失则是水分子向原料外部渗透、扩散的结果。减慢水分的扩散速度或缩短烹制时间,均可减少原料中营养素的流失。如猪肉切成丝,旺火急炒,其维生素 B_1 的损失率为 13%、维生素 B_2 为 21%、尼克酸为 45%;而切成块用文火炖,则维生素 B_1 的损失率为 65%、维生素 B_2 为 41%、尼克酸为 75%。实践证明,叶菜类用旺火急炒的方法,可使维生素的平均保存率为 60%~70%,而胡萝卜素的保存率可达 76%~90%。旺火加热能使原料迅速成熟,温度每升高 10℃,化学反应速度为原来的 2~4 倍,蛋白质在等电点附近时其变性速度可达原来的 600 倍,所以高温烹制可使原料迅速成熟,水分扩散时间明显缩短。因此对蔬菜和其他体积小、切片薄、传热快的原料,在烹饪中采用旺火急炒是减少食物营养素流失的最佳方法。

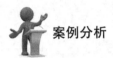

案例分析

某机关食堂中午就餐人员较多,为了不耽误工作人员就餐,方便快捷地完成午餐制作,餐厅经理告诉厨师大米可提前水泡;蔬菜如蒜苗、青椒等可提前加工洗净备用;肉丝可提前过油。餐厅经理这样做对不对? 请说出理由。

视野拓展

油脂的氧化酸败

油脂或富含油脂的食品,贮藏期间在空气中氧气、日光、微生物及酶的作用下,产生酸臭和口味变苦涩,甚至还会产生毒性物质的现象称为油脂的酸败。油脂对空气中的氧极为敏感,尤其是不饱和脂肪酸,能自动氧化生成具有不良气味的醛类、酮类和低分子有机酸类,这些物质是油脂哈喇味的主要来源。用这种油脂烹、炒、煎、炸的菜肴或制作的糕点不仅失去芳香,而且会使食物带有令人不愉快的气味。油脂的酸败对油脂的质量影响极大。油炸过程中类胡萝卜素常在油脂氧化中通过游离基的传递而破坏,使油脂原来色素发生改变。由于不饱和脂肪酸的氧化分解,油脂中的必需脂肪酸及脂溶性维生素也遭到不同程度的破坏。因此,氧化酸败的油脂营养价值降低,并且产生对人体健康有害的物质。长期食用酸败的油脂,轻者引起呕吐、腹泻;重者能引起肝肿大,易造成核黄素的缺乏,从而引起各种炎症;还会造成生物氧化体系的某些酶,如细胞色素氧化酶、琥珀酸脱氢酶受到破坏,影响人体的代谢。因此,防止油脂的酸败十分重要。

特别提示

本模块重点关注的是营养素在烹饪加工中损失的途径,了解烹调技法对食物中营养素的影响,掌握在烹饪实际操作过程中减少营养素损失的措施。

项目小结

本项目教学内容由3个教学模块组成:不同国家的膳食结构比较、膳食指南与平衡膳食、科学烹饪。科学的膳食结构、合理的烹饪加工方式有助于营养素发挥最大的营养效能,同时也是保证人体健康的必要手段。

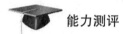 **能力测评**

一、理解思考

1.我国居民的膳食结构有何特点?

2.平衡膳食的要求有哪些?

3.营养膳食对于疾病有什么预防作用?

4.食物中的蛋白质在烹饪加工中会发生哪些变化?

5.如何理解淀粉老化现象?

6.焯水时为什么要控制水温?

二、实用练习

1.根据不同人群每日热能摄入表,分析每天摄入食物量,计算每人每天应摄入食物份数。

2.制作醋蛋,理解"醋可溶解食物中的钙"这一现象,并做适当记录。

项目七
营养配餐与食谱编制

项目目标

营养配餐是一项实践性很强的工作。本项目主要讲述营养配餐的含义及现状,重点讲述营养配餐中烹饪食材的选择方法、编制营养食谱的原则及方法等。
- 了解营养配餐的含义和发展趋势
- 掌握营养配餐技能中选料原则和膳食搭配的方法
- 掌握营养食谱编制及分析的方法

营养配餐就是充分利用食材的营养特点及食养性,根据就餐者的职业、健康状况、饮食习惯和季节等因素,设计满足进餐人员不同营养需要的一餐、一天、一周或一个月的食谱,达到平衡膳食的目的。通过营养配餐,使人体摄入的蛋白质、脂肪、碳水化合物、维生素和矿物质等几大营养素比例合理,满足人体的营养需求,达到健康、预防疾病的目的。营养配餐是实现平衡膳食的一种措施。平衡膳食的原则通过食谱才得以表现出来,充分体现其实际意义。

模块一 营养配餐

模块概览

本模块是烹饪营养学的核心内容之一,学会合理选择和搭配食物对制作营养菜品和营养食谱有积极的意义。

任务 营养配餐与食材选择

任务描述

本任务要求学生了解不同烹饪原料的特性及营养特点,认识膳食搭配的意义,熟练掌握主、副食搭配的方法。

任务分析

完成本任务,需要学习主食、副食选择食材的方法,掌握膳食搭配的技巧,通过营养配餐增进食物之间的协同作用。

一、营养配餐的意义

平衡膳食、合理营养是健康饮食的核心。完善而合理的营养可以保证人体正常的生理功能,促进健康和生长发育,提高机体的抵抗力和免疫力,有利于某些疾病的预防和治疗。合理营养要求膳食能供给机体所需的全部营养素,不发生缺乏或过量的情况。平衡膳食则主要从膳食的方面满足营养素的需要,以达到合理营养,它不仅需要考虑食物中含有营养素的种类和数量,而且还必须考虑食物合理的加工方法、烹饪过程中如何提高消化率和减少营养素的损失等问题。对不同人群进行营养配餐具有深远、现实的意义,主要体现在以下几个方面:

(1)营养配餐可将各类人群的膳食营养素参考摄入量具体落实到就餐者的每日膳食中,使他们能按需要摄入足够的能量和各种营养素,同时又防止营养素或能量的过度摄入。

(2)可根据群体对各种营养素的需要,结合当地食物原料的品种、生产季节、经济条件和烹调水平,合理选择各类食物,实现平衡膳食。

(3)通过编制营养食谱,可指导家庭、单位食堂、餐饮企业有计划地管理和设计膳食,并且有利于成本核算。

二、营养配餐的目的

食物营养价值的高低,取决于食物中所含营养素是否与人体所需模式接近,越接近食物的营养价值越高。按照人体所需蛋白质氨基酸模式,单纯进食谷类会缺少其中的赖氨酸,但如果单纯进食豆类则与谷类正好相反。如果采用粮豆混合则可使所摄入的蛋白质氨基酸模式接近人体所需模式,进而大大提高粮豆混合主食的营养价值。

(一)做到合理搭配,能将各类食物营养素的营养优势互补,充分发挥各种营养素的营养作用

(二)增进食物之间的协同作用

科学合理的营养搭配,可以使一种营养物质促进另一种营养物质在体内消化、吸收与利用过程的积极效果,从而增进营养和促进健康。机体获取到均衡、全面的

营养素,有利于食物营养协同作用的有效发挥,如维生素 A 促进蛋白质的合成、维生素 C 促进无机物质吸收等。

(三)合理搭配可避免食物相克现象

由于各种食物其化学性质、性味特点、矿物元素不同,一起食用有可能出现一些不应有的食物相克现象,造成食物营养价值降低或产生相应的食物毒副反应。而营养配餐可以避免这一点。

(四)提高营养美食效果

在营养配餐过程中,注重食物的色、香、味、形、质,充分发挥各种食物的特性,可以刺激进食者的食欲,并间接促进食物的消化与吸收。

(五)讲究膳食的科学搭配,利于营养均衡,促进健康

日常膳食所摄入的食物营养不平衡,可造成食物营养摄入过剩或缺乏,从而导致营养性疾病的发生,如缺铁性贫血、肥胖、糖尿病、血脂高等,影响人体健康。而营养配餐可以做到膳食平衡,防止营养过剩或缺乏。

三、营养配餐的原则

烹饪过程包括 3 个阶段,即选料和初加工阶段、切配阶段、烹调阶段。选料是菜品制作的准备阶段之一,烹饪原料多种多样,每种食物原料都有其与众不同的营养特点与特性,如营养素含量、性味、对人体健康的营养保健作用等存在差异,一种天然食物原料可以提供一种以上营养物质,却不能提供人体所需要的全部营养素。如何选择食物原料的种类和数量、利用其特性烹调是中式烹调师应掌握的一项职业技能。利用一种食物原料对人体健康特殊的食性,辅以配料或烹调技法,充分发挥其营养作用,或多种原料按一定比例合理搭配,达到合理营养、促进健康的目的。

①食不厌杂。旨在食物要多样。目的是通过食物多样化的途径,实现营养全面性的目标。“杂”主要指的是食物的种类要多,跨度要大,属性要远,富集的营养物质要各有特色。多样食物搭配,在营养成分上和生理功能上往往能起到纠偏补缺的作用,不仅能提供已知的营养素,可能还会供应尚未查明的某些营养物质,有时会收到意想不到的营养保健效果。一般人的膳食每日的食物种类应在 30 种以上。

②食物的搭配能起到营养互补作用,或弥补某些缺陷或弥补某些营养素的流失。

③食物的搭配一定要避免“相克”和“不宜”,应以安全无毒为前提。

④力求搭配的食物具有共同性,以增强食物的营养保健作用。

⑤将现代营养学理论与中医养生理论相结合,指导食物的合理搭配。

四、营养配餐的方法

营养配餐分为个体营养配餐和群体营养配餐。人体每天都要从膳食中获得所需的各种营养素,不同的个体由于年龄、性别、生理及劳动状况不同,各种营养素的需要量也可能不同。

因此,科学安排每日膳食中的主、副食,以获得品种齐全、数量适宜的营养素。

(一)合理选择烹饪原料

1.根据有关法规选择烹饪原料

《中华人民共和国野生动物保护法》自 1992 年 3 月 1 日发布施行,共五章四十二条。第一章总则明确了《中华人民共和国野生动物保护法》的意义及适用范围,指出了野生动物资源属国家所有,对侵占或破坏野生动物资源的行为有权检举和控告。规定保护的野生动物是指依法受保护的珍贵、濒危、有益的和有重要经济、科学研究价值的野生动物。因此,不能选择野生动物作为烹饪原料。

2.根据食用的卫生标准选择烹饪原料

《中华人民共和国食品安全法》第十章附则第九十九条指出食品指各种供人食用或者饮用的成品和原料以及按照传统既是食品又是药品的物品,但是不包括以治疗为目的的物品。选择烹饪原料食品安全问题尤为重要,一方面要满足人们饮食营养的需要,另一方面一定要兼顾食品安全问题。《中华人民共和国食品安全法》指出食品符合无毒、无害,符合应当有的营养要求,具有相应的色、香、味等感官性状等,对人体健康不造成任何急性、亚急性或者慢性危害。

3.根据营养平衡的原则选择烹饪原料

人体作为一个有机整体与自然息息相通,饮食养生并非无限度地补充营养,而应遵循一定的原则。食物也有偏性,嗜食某种食物可致使体内某些营养缺乏,必须根据食物的特点灵活取舍,选用相应食物合理搭配,以符合人体健康的需要。"养生之道,莫先于食"。饮食是人保持个体生存的本能,是转化成水谷精微和气血、维持生命活动的最基本条件。《黄帝内经·素问篇》提出"五谷为养,五果为助,五菜为充,五畜为益,气味合而服之,以补益精气"的论点,食物品种丰富,可以使人体需要的营养素种类齐全、数量充足、比例适当,避免偏食。谷物、蔬菜、水果在膳食中均应尽可能占有适当比例,以保证机体的需要。

4.根据烹饪原料的品种特点选择烹饪原料

烹饪原料种类繁多,品质各异,即使是同一品种的原料,由于产地不同、上市期不同,它们的品质特点也会有所差别,因此在烹制菜肴时要择优选料。原料的上市期影响原料的口味和质地,各种原料在一年四季中生长状况很不均衡,总有肥美的最佳时期,只有掌握原料季节性变化规律,才能选用质量最好的原料,做出高质量的菜肴。

5.根据餐次的营养要求和就餐人员的特殊要求选择烹饪原料

设计早、中、晚餐及加餐时应充分考虑到各餐的营养需求,合理安排膳食。如早餐由淀粉类食物、优质蛋白质食物、含钙食物组成;午餐由淀粉类食物、优质蛋白质食物、膳食纤维丰富食物组成,还可根据劳动强度的不同适量安排不同口味、不同食材制作的汤类;晚餐食物组成以低热能、口味清淡、易消化的食物为主。各餐加餐一般可分别选用水果、坚果类、奶类及制品、淀粉类食物等。应考虑到特殊人群营养需要和食物的养生与治疗作用,充分发挥食材的食养功能,合理选择与搭配食材,科学安排各餐。如为高血压人群设计食谱时应以清脂、降脂食材为主,适当选择含钾丰富的食材,控制胆固醇含量丰富的食材的摄入,避免咸、酱菜类食材的食用。糖尿病人应保证主食的摄入,选择的主食原料以支链淀粉丰富的米类、杂粮类、块茎类为主,优质蛋白质食物原料以畜禽肉、蛋奶、鱼虾为主,豆类食物为辅,控制脂肪和胆固醇的摄入,保证新鲜蔬菜、水果的摄入。婴幼儿食谱应考虑到其生理特点,保证每餐优质蛋白质食物的摄入,充分考虑时令蔬菜、水果的营养性,注意粗细粮搭配,充分发挥食物营养素的互补作用,提高混合食物的营养价值。

6.根据原料本身的特性,发挥其特殊的食养作用

随着经济的发展、社会的进步、人们生活水平的提高,越来越多的人开始注重自己的身体健康,并通过各种各样的方式进行养生,而利用烹饪原料的性味养生就是其中的一种方式。早在两千多年前,中医养生学就把"调节饮食,谨和五味"作为增进健康、防治疾病、益寿延年的主要措施之一,四性五味也称为四气五味,是中医饮食营养的理论基础,原指中药的药性和味道。饮食要根据食性,要与四时气候相适应,"用凉远凉,用寒远寒,用温远温,用热远热,食宜同法,此其道也"。

(1)食物的四性

食物的四性是指寒、热、温、凉,而介于寒热之间者则为平性。食物的四性是人吃完食物后的身体反应,如吃完之后身体有发热的感觉为温热性,吃完之后有清凉的感觉则为寒凉性。了解食物的四性,再针对自己的体质食用,对身体大有裨益。

一般来说,寒凉食物(皆属阴性)具有清热滋阴和解毒的作用,常用于治疗热症、阳症,如南瓜、生梨、白菜、黄瓜、生藕、甘蔗、菱、西瓜、绿豆、油菜、竹笋、茄子、菠菜、苦瓜、兔肉、田鸡肉等。温热食物(皆属阳性)具有温阳散寒的作用,用来治疗寒症、阴症,如生姜、大葱、蒜、韭菜、荔枝、红枣、桂圆肉、辣椒、狗肉、牛羊肉、乳类、酒等。此外,温热食物可抵御寒冷、温中补虚、消除或减轻寒症寒凉,如怕冷、手脚冰凉、喜热饮的人或热性病症患者可食温热食物。可针对不同体质选择不同的水果食用,如寒性体质的人就不太适合吃寒性的水果,否则,会令身体"雪上加霜",出现不适,违背了水果健康养生的宗旨。寒凉性水果具有清热、降火气之功效,可以使人体能量代谢率降低,让热量下降。如西瓜、柿子、椰子、香蕉、草莓、香瓜、橘子、杧果、橙子等都属于寒凉水果,适合热性体质、热性症状者食用。温热性水果有驱寒、补虚、消除寒症之功效,可以使人体的能量代谢率提高,增加人体热量。如桂圆、荔枝、桃、金橘、榴梿等,适合寒性体质、寒性症状者食用。平性水果具有开胃健脾、补虚之功效,此类水果容易消化,身强体健者宜长期食用。如苹果、葡萄、柠檬等,适合任何体质者食用。

(2)食物的五味

指辛、酸、甘、苦、咸五种滋味,对应人体的五脏:即肝、心、脾、肺、肾,其中辛、甘皆属阳性,能祛寒、补阳;酸、苦、咸皆属阴性,能清热或滋阴。酸味,由有机酸产生,如醋酸、乳酸、柠檬酸、苹果酸和酒石酸等。吃酸食可促进食欲,有健脾开胃的功能,并可增强肝脏功能,提高钙、磷的吸收率。酸味食物能收敛固涩,如青梅、石榴、山楂等,能涩肠止泻,瘪桃干可止虚汗,乌梅能涩汗止呕,但酸食过多时,会引起消化功能紊乱。苦味,由有机碱或无机碱离子产生,茶叶、咖啡、可可呈苦味,是因为其中含有茶碱、咖啡碱和可可碱。苦味有降火泄热、利尿和益胃的功能,还能燥湿、清热、泻实,如苦瓜叶捣烂敷患处,可治湿疹;黄连清心火、大黄泻积滞,但过苦则会引起消化不良等症状。甘味食物能补养身体、缓解痉挛、调和食物性味,如桑葚补血养颜、滋补肝肾;大枣补脾益阴、调和百味;葡萄补血强志、利筋骨;蜂蜜润肺补虚、调和百味,但食之过量,不仅会引发糖尿病和心脑血管疾病,而且会造成体内钙及维生素 B_1 的缺乏,严重时还会危及视力。辛味食物具有行气、行血和发散作用,如生姜、大葱发表散寒、治疗风寒感冒;胡椒可散胃寒痛,但食之过多,则会影响胃黏膜,且可使肺气过盛。咸味来自盐类。食盐的主要作用是调节细胞和血液之间的渗透平衡及正常的水盐代谢,此外,咸味还能软化体内肿块,在呕吐、腹泻和大汗不止时,适当补充盐分,可防止体内微量元素的缺乏。但食之过多,会加重肾脏负担,诱发高血压病,凡肾病、心脑血管疾病患者不可多吃食盐,以免加重心、肾负担,加重水肿。

祖国医学认为,饮食选择应据疾病的属性而定,如阳虚症忌清补,宜温补;阴虚症则相反。寒症宜温性食物;热症忌辛辣,宜凉性食物。同时,五味入五脏,如"酸入肝,苦入心,甘入脾,辛入肺,咸入肾",故饮食必须调和,使五脏各得其味而维持正常功能。若偏嗜五味,亦可伤及五脏,如"酸伤筋,苦伤气,甘伤肉,辛伤皮毛,咸伤血"。元代《饮食须知》强调:"饮食藉以养生,而不知物性有相宜相忌,从然杂进,轻则五内不知,重则立兴祸患。"不论是食物本身,还是佐料,都会对五脏起不同作用。五味食物虽各有好处,但食用过多或不当也有负面影响,要依据不同体质来食用,如辛味食得太多,而体质本属燥热的人,便会发生咽喉痛、长暗疮等情形。所以,菜品的营养搭配应根据食性,结合进餐者的身体状况,合理利用烹饪食材的性味,合理选择,科学搭配。

　　五味在食用时也要注意均衡,过食和偏食某一味,对人的身体都不利。甘味对应器官为脾,有滋养、补虚、止痛等作用。但甘味水果不可食用太多,否则易引起体内聚糖过多,容易使人发胖,或引起糖代谢疾病,尤其是糖尿病人不宜多食。酸味对应器官为肝,有收敛止汗、开胃生津、助消化等作用,但酸味水果过多食用,会引起筋骨损伤,故不宜多食。咸味对应器官为肾,有消肿解毒、润肠通便等作用。但是如果摄入过多,则会导致血液、体液凝滞等,会导致高血压、肾脏病的发生等,所以也不宜多食。苦味对应器官为心,有清热、降火、解毒、除烦等作用。辛味对应器官为肺,有补气、活血、发散风寒等作用,但是过多食用,会损耗气力、损伤津液、引发上火等,所以不宜多食。

　　(3)食物的颜色

　　有关食物颜色对人体健康影响的研究已有漫长的历史,中国传统医学有五脏配五色的说法,"白色入肺,红色入心,青色入肝,黄色入脾,黑色入肾"。每种颜色都有自己的"一技之长",营养成分也各有千秋。营养学家指出,食物的颜色与人体五脏相互对应,是饮食养生的基础。现代科学研究认为,不同的颜色具有不同频率的光波,具有不同的能量,能对人体相应组织器官及心理状态产生独特的影响。有益的颜色具有减缓焦虑、平衡心身、调益脏腑、提升健康的作用。

　　白色的食品有补肺、润肺安神的作用。白色食物偏重于益气、行气。肺病患者大多都身体消瘦,抵抗力差,这与蛋白质分解增强有关。因此,蛋白质是修复肺部的主要原料。而大多数白色食物都是蛋白质的优质来源,经常食用既能消除身体的疲劳,又有益于呼吸系统。如牛奶中的乳脂就含有能阻止各种癌肿瘤生长的结合亚油酸,具有防治肺癌的功效。至于平日养肺,白色食物的功效更是突出。如梨生吃可清肺热、去实火,而熟吃可养肺阴、清虚火;白萝卜生吃能清肺热、止咳嗽,熟吃能润肺化痰;莲藕生吃能清热润肺,熟吃可滋阴补肺。钙质也是肺部保健不可缺少的物质,白色食物也是钙的最佳来源,多吃白色食物是很好的补钙途径。秋天应适当多吃白果、白梨、白桃、白杏仁、百合、冬瓜、秋梨膏等白色食品,对调节视觉与安定情绪有一定作用,适合高血压、心脏病患者饮食选择。

　　红色的食品养心入血,并有活血化淤的作用。红色的食物大多具有益气补血和促进血液、淋巴液生成的作用,能提高人体组织中细胞的活性。高血压的最大原因是盐分的摄取过量。钠若超过限量,就会滞留于体内而使血压上升。而红色的蔬果含有丰富的钾,对钠的排泄很有帮助。番茄所大量含有的芦丁也具有降低血压的作用。在预防动脉硬化方面,红色蔬果最为拿手,不仅能够增加对人体有益的胆固醇,还能提高血管抗氧化的能力。红色食品,如辣椒、番茄、山楂、红枣、红苹果、柿子等有一个共同的特点,就是含有丰富的番茄红素,它能保护低密度脂蛋白免受氧化破坏,能预防心脑血管疾病发生。此外,红色食物,如樱桃,还含有丰富的丹宁酸、花青素等,可以降低心脏病发作的风险。红色的肉类含有较为丰富的烟酸,它是构成人体内两种重要辅酶的成分之一,对心肌梗死等心脏疾病患者有良好保护作用。尤其在夏天,养心更为重要,应适当多吃山楂、西红柿、红苹果、红桃子、心里美萝卜、红辣椒等红色食品。

绿色入肝。肝脏中的维生素直接参与肝脏各种物质的代谢,维持细胞的基本功能及物质代谢所需酶的活性。例如维生素 B 缺乏会导致人体的色氨酸的代谢异常;维生素 C 参与肝细胞内胆固醇的转化,使其形成胆汁酸,最后形成胆汁排出体外,从而起到解毒、消除黄疸、降低转氨酶、恢复肝功能的作用;维生素 E 有保护细胞膜及细胞内的一些膜系统的作用,维持细胞的正常结构。各种绿色蔬果、绿豆等食物,能提供多种维生素和膳食纤维,这些营养素能直接调节肝脏的生理功能,具有促进体内毒素排出、疏肝、强肝的功能。此外,莴笋、油菜、小白菜等还含有丰富的叶酸,可有效地消除血液中过多的同型半胱氨酸,从而保护肝脏的健康。绿色蔬果中还含有丰富的叶酸,而叶酸已被证实为防止胎儿神经管畸形的"灵丹"之一。同时,大量的叶酸可有效地清除血液中过多的同型半胱氨酸而起到保护心脏的作用。此外,绿色蔬菜也是享有"生命元素"称号的钙元素的最佳来源,其含量较通常认为的含钙"富矿"牛奶还要多,故吃"绿"被营养学家视为最好的补钙途径。

黄色四时皆养。黄色的食品能补脾,能增强脾脏之气,其含有的大量植物蛋白和不饱和脂肪酸可提升人体免疫力,治疗脾胃气滞之胸腹胀满、不思饮食及痰湿喘满。黄色食物还能保护脾胃健康,维持脾主运化、主升清和脾统血的功能。在脾的作用下将吃进的食物转化为营养,再将这些营养物质传送至全身,并代谢身体的废弃物。脾是血液、精气、身体运转时动力的来源,五脏六腑皆仰赖脾胃的滋养。黄色食物还是很好的垃圾清理剂,能清除脾胃中的毒素。实验表明,缺乏维生素 E 会导致巨噬细胞吞噬细菌等功能受到抑制,亦可导致脾组织杀菌力降低。而黄色食物能很好地提供维生素 E,经常食用,可使脾脏合成抗体的细胞数目增多,提高杀菌能力。黄色食物,如胡萝卜、黄豆、花生、杏等富含两种维生素:一种是维生素 A;另一种是维生素 D。维生素 A 能保护胃肠黏膜,防止胃炎、胃溃疡等疾患发生;维生素 D 有促进钙、磷两种矿物元素吸收的作用,对于儿童佝偻病、青少年近视、中老年骨质疏松症等常见病有一定预防功效。故这些人群偏重一点儿黄色食物无疑是明智之举。

黑色的食品有益肾、抗衰老的作用。冬季适宜养肾。冬天应适当多吃黑桑葚、黑芝麻、黑米、黑豆、何首乌、熟地等黑色食品。黑色食物因其高色素含量,比浅色食物含有更多的抗氧化剂,具有较强的清肺益气、活血益胃、润燥滋补强身之效。黑木耳为食用菌上品,胶体具有较强吸附力,能够清洁肠胃。它含有核酸、卵磷脂成分,具有健美、美容、延缓衰老之效。黑木耳中有一种可溶性膳食纤维,高血脂、心梗、脑梗患者多食可溶栓,降低血小板数量,可防治冠心病、动脉硬化,被称为"血管的清道夫"。黑豆有补肾强身、活血利水、解毒的功效,特别适合肾虚者食用。黑豆含有许多抗氧化成分,特别是异黄酮、花青素都是很好的抗氧化剂,有效延缓衰老。黑豆含维生素 E,能清除体内的自由基,减少皮肤皱纹。黑豆中的膳食纤维可促进肠胃蠕动,清肠排毒。黑豆是调整全身机能的健康食品,具有健脑益智、防肥胖、助消化、解毒、补肾滋阴、补血活血、明目、美容等作用。黑木耳含有丰富的蛋白质,其蛋白质含量堪比动物食品,因此有"素中之荤"的美誉;此外维生素 E 含量也非常高,是美白肌肤的佳品;最重要的是含铁量最高,是菠菜的 20 多倍、猪肝的 7倍多,因此是预防缺铁性贫血优质的食物来源。

在日常生活中,经常可见到因为偏嗜而引发的疾病,如过食辛辣温热性食物可产生口渴咽干、腹痛便秘等。《素问·五脏生成论》中曾指出:"多食咸则脉凝泣而变色,多食苦则皮槁而毛拔,多食辛则筋急而爪枯,多食酸则肉胝而唇揭,多食甘则骨痛而发落。"尽管食物有营养机体的作用,但因其性能不同,偏嗜不仅起不到营养作用,反而会导致脏腑功能失调,阴阳乖戾,危害健康,滋生疾病。汉代张仲景在《金匮要略》中说:"所食之味,有与病相宜,有与身为害,若得宜则益体,害则成疾。"食物对人体具有滋养作用,能使气血充足,为全身各组织器官提供营养,使五脏六腑功能旺盛、生命力强。饮食还具有调节阴阳平衡的作用,根据食物的气、味特性及身体阴阳盛衰的情况,给予适宜的饮食营养。正确运用不同性能的食物,可以使人体顺应气候变化,保持内环境的稳定,如夏季应多食西瓜、绿豆等,冬季应多食桂圆、红枣等,秋季应多食梨、百合等。我国地域广阔、物产丰富,但人们生活的地理位置和生态环境差别较大,故生活习惯和饮食结构不尽相同。人体顺应不同地理环境条件,是提高食物疗效的重要方面,如东南沿海地区潮湿温暖,宜食清淡、除湿的食物;西北高原地区寒冷干燥,宜食温热、散寒、生津的食物。

人体的生理病理状况,随着年龄的变化和体质的不同而有明显区别,若根据个人不同体质,有选择性地摄入食物,可起到防病治病、保持健康的作用。如儿童身体娇嫩,为稚阴稚阳之体,宜选用性质平和、易于消化,又能健脾开胃的食物,而应慎食滋腻峻补之品;老年人气血、阴阳渐趋虚弱,身体各部分机能低下,故宜食用有补益作用的食物,过于寒凉和温热、难于消化的食物均应慎用。个体上的差异,导致食物的选择有所不同,如男性因消耗体力过多,应注重阳气的守护,宜多食补气助阳的食物;而女性则有经、孕、产、乳等特殊生理时期,易伤血,故宜食清凉、阴柔、补血之品。阳虚者宜食温热补益之品;阴血不足者宜食养阴补血之品,易患感冒者宜食补气之品;湿热较甚者宜食清淡渗利之品。在营养配餐的实践中,掌握每一种食物的营养特点,了解其对人体特殊的食养性特点,有针对性地进行合理搭配,调节机体的脏腑功能,保证人体健康,有效地预防和治疗疾病,达到健康养生、长寿的目的。

(二)科学搭配主食、副食

1.主食的搭配(即谷类搭配)

主食能否科学搭配首先要熟练掌握粮谷类如米、面、杂粮、薯、杂豆的营养特点,注意大米与面粉、细粮与粗杂粮、谷类与薯类的搭配。粮谷类是我国人民膳食中最经济的热能来源,膳食蛋白质约50%来自粮谷类,粮谷类也提供丰富的B族维生素和无机盐。自然界没有任何一种单一的食物能够完全满足人体对营养素的需要,如果长期以单一的某种米、面、杂粮为食,存在明显缺陷。如蛋白质的质量差,必需氨基酸的比值不能满足人体的需要,无机盐吸收、利用率低等。植物性食物中的钙、铁明显不足,由于营养不均衡,会出现贫血、骨质疏松等营养性疾病。如果膳食中充分利用蛋白质的互补作用,即可改善其营养缺陷。如玉米和面粉的赖氨酸含量最少,而薯类、大豆的赖氨酸含量较多;玉米中缺色氨酸,面、小米、白薯、土豆色氨酸较多,将粮薯、粮豆等混食可提高其营养价值。为了充分发挥粮谷类的营养价值,在膳食中应遵循以下方法:

(1)粗细粮搭配,粮豆混食

如二面发糕(标准面粉、玉米面各1/2)、杂合面窝头(标准粉、玉米面、豆面、小米面)、豆饭(大米、小米、红豆饭)等主食的制作,几种粮食搭配起来食用,使营养成分相互取长补短,提高其蛋白质价值。另外可以调换口味,促进食欲;可以粮蔬、粮果搭配。在做米饭时配上一定数量的瓜类等食物,最常见的是南瓜米饭、胡萝卜白米粥,胡萝卜、南瓜均含有丰富的胡萝卜素,可以补充主食中缺少的胡萝卜素。如果再配上些果类如红枣、莲子、栗子或果仁,不仅会增加主食中维生素、不饱和脂肪酸的含量,又会使主食别有风味。

一般来说,较为粗糙的食物其营养成分大多比细粮丰富且全面。燕麦、荞麦、莜麦等中的蛋白质、脂肪、B族维生素、钙、锌等营养素含量均高于小麦粉,某些成分又有降脂等保健作用。如荞麦、玉米粥;大麦、高粱米粥;荞麦、标准粉的家常饼等。

(2)粮菜搭配

从健康角度讲,健康人体内的血液是微碱性的。人类的食物可分为酸性食物和碱性食物。判断食物的酸碱性,并非根据人们的味觉,也不是根据食物溶于水中的化学性,而是根据食物进入人体后所生成的最终代谢物的酸碱性而定。凡硫、磷、氯等元素含量高,在体内经过氧化代谢后,生成 SO_4^{2-}、HPO_4^{2-}、Cl^- 等酸根阴离子,使人体 pH 值下降的食物均称为酸性食物,含蛋白质、脂肪、碳水化合物高的食物是酸性食物(如肉、蛋、奶、豆类和谷物等)。凡钙、镁、钾、钠、铁等元素含量高,在体内经过氧化代谢后,生成 Ca^{2+}、Mg^{2+}、Fe^{3+}、Na^+ 等阳离子,使人体 pH 值升高的食物均称为碱性食物,蔬菜、水果是碱性食物。

几乎所有蔬菜,尤其是绿叶蔬菜都属于碱性食物。它们富含丰富的维生素及矿物质,能够为身体增加养分。蔬菜中的大量纤维素,还能够使人体的消化功能得到改善,保持肠胃的健康,非常适合用它们来中和体内大量的酸性食物如肉类、淀粉类,帮助食物及时消化和废物排泄。以米面为主食的人,配以蔬菜最为理想。

(3)米、面混吃

几千年来,我国人民养成了以米、面为主食,蔬菜、肉类、蛋类为副食的饮食习惯。又由于各地区自然环境的差别、产粮品种的不同也形成了南方人比较喜欢吃米、北方人比较喜欢吃面的习惯。从米、面成分的分析结果看,面的蛋白质含量比米高,所含的钙、磷以及维生素 B_1、B_2 和尼克酸、矿物质等也比米的含量高,但是米的蛋白质生物价值比面高,所以日常膳食采取米、面混食的方法是比较科学的。

2.副食的搭配

副食的种类很多,如动物性食品、豆类和蔬果等,其营养作用各有所长。动物性和豆类食物富含优质蛋白质,但缺少膳食纤维和维生素,尤其缺维生素 C;而蔬果含丰富的维生素 C 和膳食纤维,蛋白质、脂肪含量很少。因此合理地把各类副食品搭配起来食用,就能使其营养素相互取长补短,使人体获得较为全面的营养物质,这对增进健康是大有益处的。根据烹饪原料的营养特点和品种特性,合理选择和搭配烹饪原料是菜品制作的关键,也是副食营养配餐重要的原则。

(1)荤素搭配

荤素搭配不止是口味的互补性,在膳食结构上的互补性则具有更为重要的意义。动物性食物是优质蛋白质、脂肪、维生素 A 和 D 的丰富来源,植物性食物是淀粉、维生素、无机盐、膳食纤维的重要来源。小麦、小米、大豆、牛肉单独食用时,其中蛋白质生物价分别为 67、57、64、76,若按 39%、13%、22%、26% 的比例混食,其蛋白质生物学价值可提高到 89;35% 的鸡蛋蛋白质和 65% 的马铃薯蛋白质混食,其生物价值高居各类食物的榜首。

例1　春笋炒肉丝

主料猪肉丝(可占菜肴比例的 2/3~4/5)属酸性食物,富含动物性蛋白质,提供优质蛋白;辅料是春笋,属碱性食物,是洁净无污染蔬菜,富含膳食纤维。此菜一荤一素,二者配合有利酸碱平衡,使之更接近人体生理需求。笋本身又有呈香物质(丰富的谷氨酸),菜肴味极鲜美,引人食欲。

例2　翡翠虾仁

主料虾仁属酸性食物,含丰富的优质蛋白,无机物质也较丰富,制作过程加上蛋清,增加了优质蛋白的量;辅料可加豌豆粒、胡萝卜丁等,它们属于碱性食物,含丰富的膳食纤维、胡萝卜素,正好弥补虾仁缺乏的这些营养成分。二者搭配色泽鲜艳,白绿相映,惹人喜爱。营养上取长补短,提高了菜肴的营养价值。

（2）蔬菜之间的搭配

例 二丁炒豆粒（胡萝卜丁、柿子椒丁、黄豆粒）

胡萝卜里主要含丰富的胡萝卜素、果胶、木质素等,柿子椒主要含丰富的维生素C和丰富的钙;黄豆粒含多种维生素、无机盐,又含优质蛋白质和必需脂肪酸、亚油酸。以上3种原料搭配是一款营养价值高的可口佳肴。

（3）食物原料色、香、味、形、质、量等的搭配

①质地搭配

主料和配料的质地有软、脆、韧配韧,如蒜苗炒鱿鱼;嫩配嫩,如菜心炒芙蓉鸡片等。为了使营养成分齐全,鲜肉类往往配以鲜嫩的青菜,使营养素之间得以互补。

②色泽搭配

主料与配料的色泽搭配主要有顺色（同色）搭配和异色搭配（不同色搭配）两种。顺色搭配多采用白色,给人以清新淡雅之感,如醋熘三白、茭白炒肉片、菜花炒肉片。调料也宜用盐和味精等白色的。异色搭配差异大,给人以绚丽多彩之感,如木耳炒肉片,肉片白色,莴笋和黄瓜碧绿,木耳油黑,色泽协调,引人食欲。反之,如果搭配不当就显得不协调,反而影响人的食欲。

③味道搭配

首先,要保持主料的本味,如鸡、鱼、鸭肉本身味道鲜美,就要用些助鲜、清淡的配料以突出其主料的特色;其次,主料和配料要对味,如牛肉配土豆、西红柿配鸡蛋。

④形状搭配

指的是同形搭配和异形搭配两种。同形指主料和配料的形态、大小一致,如条配条、丝配丝、丁配丁等。土豆烧牛肉就是块配块,青椒炒肉丝就是丝配丝。异形指主料和配料的形状、大小不同,如宫爆腰花,腰子是菊花形的块,配料就是圆形的花生米和段形的干辣椒。一般来说,同形搭配的菜显得文雅,异形搭配的菜显得粗犷。当然,搭配时也要考虑材料特点,如果不易熟的与易熟的配在一起,形状大小不一,那么就要注意食物原料下锅烹制的程序。

⑤数量搭配

数量搭配是指菜肴主料和配料的数量关系。应突出主料,配料是陪衬;主料多用动物性原料。其比例根据菜品营养需要来定,主、辅料之比大约2/3或3/4较合理。

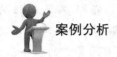

案例分析

如何利用蔬菜的"下脚料"？

　　蔬菜的边、皮、根、须和一些蔬菜的叶子往往被我们很多人习惯丢弃不要,如白菜根、菠菜根、莴笋叶、芹菜叶、胡萝卜缨、香菜根、萝卜叶、蒜薹苞、茄子蒂、葱须等,其实这样不然,它所含的营养成分,往往不少于我们习惯选为食用的部分。例如白菜、菠菜,我们习惯吃茎、叶而丢弃菜根,但据测定,这些蔬菜根所含的铁和胡萝卜素比茎、叶还要高;莴笋叶的维生素 C 是莴笋茎的 15 倍之多;据报道芹菜叶的降血压、降血脂作用比杆强,并且含有大量的维生素 C 和胡萝卜素等;蒜薹苞所含的维生素 B_2、维生素 PP、维生素 C、胡萝卜素等也不少于蒜薹。这些所谓的"下脚料"被丢弃真的是很可惜,很多人习惯不吃,是因为它们相对含有较多的纤维素较难咀嚼,或者这些下脚部分有苦涩味。从营养角度来讲,蔬菜的根皮、边须和叶子仍然是富有营养的"宝贝",何况还有一定的保健作用如降血脂、降血压、降血糖等,丢弃非常可惜。尤其在蔬菜淡季,只要细心加工,改进烹调方法,就可以成为餐桌上的美味加营养的菜肴。

视野拓展

食物酸碱性与肠胃

　　蛋白质的食物如肉、蛋类等,需要在强酸的胃液中消化,而淀粉质的食物如面包等,则要在碱性的环境中消化,如果将以上食物一起食用,蛋白质的食物与淀粉类的食物不能进行同时消化。淀粉在胃中停留等待消化的时间里,易造成糖类的发酵、腐败,引起胃肠过重的负担,所以容易引起饱胀、吐酸或口中有异味,也影响到营养的吸收。而柠檬、橘子等酸性水果,或是食用的醋以及有机酸进入体内后,经过胰液、胆汁、肠液、碳酸的中和后被肝脏吸收,很快燃烧成二氧化碳,对身体不会造成负担。有机酸被分解后,留下的矿物质成分即钾、钠、钙、镁等。所以,消化功能不良的人应该尽量避免摄入过多。

特别提示

　　近年来,人们越来越重视营养科学知识,如何吃成了大家关注的焦点。合理搭配饮食应讲究营养均衡,要广泛摄入蔬菜、水果、禽蛋、五谷杂粮等多种食物,才能构建合理、稳固的营养大厦。科学分析烹饪原料、精心挑选与搭配、融入较强的营养科学理念,同时兼顾色香味的搭配,需要颇费一番苦心。营养配餐是理论与实践相结合的有益探索,对于科学运用膳食养生理念与行为具有非同寻常的指导意义。

模块二　食谱编制

模块概览

本模块的内容是编制食谱,学会本内容,将对不同人群营养食谱的编制或不同宴席菜单的设计有极大的影响。

任务　营养食谱的编制

任务描述

本任务要求学生了解食谱的含义及分类,掌握食谱编制的原则及方法,能够根据食材的特性、遵循平衡膳食的原理设计营养食谱。

任务分析

完成本任务,要学习和了解不同人群的营养需求、人群一日三餐的膳食营养安排,学会运用食物成分表、食品交换份等设计营养食谱。

一、食谱概述

食谱通常有两种含义,其一是泛指食物调配与烹饪方法的汇总,餐饮业常用的菜单等都可成为食谱(是制定营养食谱的预先内容,是营养食谱的基础);其二是指在平衡膳食条件下,根据就餐人员及就餐条件的具体情况制订的膳食调配计划,即针对不同群体或个体的平衡膳食计划,包括每餐主食和菜肴的名称与数量,并符合营养目标要求(是调配膳食的应用食谱)。本模块主要讲后者。

食谱有很多分类方法,一般来说按时间分为一日食谱和一周食谱比较常见,另外根据就餐人群或个人营养需求不同可分为一般食谱和特殊食谱。随着社会的进步,食谱编制越来越科学化、合理化。食谱编制以个体或群体为单位进行编制,其基本方法包括营养目标制定,食物选择、计算和调整,营养评价等。群体膳食食谱更多地考虑人群的特点和拟订膳食目标,经济地选择食物并计划如何实现既定目标。随就餐人群个体状况不同,为群体计划膳食方法也有所差异。相比较而言,为群体膳食营养设计食谱比个体要复杂得多。

二、食谱编制的基本原则

通常情况下,食谱编制内容包括主食、副食、加餐或零食。

所谓主食主要指粮食,包括米面、杂粮、豆类、薯类等。主食是人类获得能量和B族维生素的主要来源,也是膳食能量最经济的来源。根据我国饮食特点,成人碳水化合物供给的能量占一天总能量的55%~65%,《中国居民膳食指南》建议成人每天粮谷类食物摄取量应为250~400g。主食包括大米与面粉,粗杂粮和薯类也可以合理利用。

副食是相对于主食而言,主食的基本概念是以淀粉含量较丰富的烹饪原料为主,副食的主要含义则是指各种肉、蛋奶类、大豆及制品和蔬果等。我国传统的膳食结构以谷类食物为主,大约占整个膳食结构能量的70%以上,而肉类、蔬果等副食仅占20%,所以是辅助状态。随着居民劳动强度的改变、对食物营养价值的认识和健康意识的提高,目前城市居民主、副食比例已经发生了很大变化,食材丰富,口味多样,营养搭配日渐合理。

为了弥补餐次之间的营养不足,可在两餐之间补充食物,可以是任何食物,一般为不在正餐吃的食物,如坚果类、蔬果、酸奶等。

编制食谱的基本原则是必须根据就餐对象的生理条件和主要营养素的需要编制食谱,考虑到职业特点及健康状态,兼顾季节因素,遵循营养平衡、食物多样、饭菜适口和经济合理的原则。如儿童食谱的编制要考虑其生长发育及消化器官消化、吸收的特点;老年人的食谱编制要充分考虑其生理功能逐渐衰退的特点等。一年四季,每季尤其是季节特点、食材产出、人体食养的需要等,都是在编制食谱时要考虑的因素。编制食谱时还要考虑以下一些因素,如清淡少油,油脂的摄入量控制在每天25g左右,应以优质植物油为主,才能保证必需脂肪酸的供给;严格控制动物脂肪的摄入量,避免摄入过多的饱和脂肪酸、甘油三酯和胆固醇,影响心脑血管系统的健康。

主要体现在以下几个方面:

(一)保证营养平衡和充足

食谱编制首先要保证营养平衡和充足,提供符合不同人群营养要求的平衡膳食。碳水化合物、蛋白质、脂肪是膳食中提供能量的营养物质,供能方面在一定程度上它们可以互相代替,但在营养功能方面却不能互相取代。因此膳食中所含的产能物质应符合其比例要求,满足人体生理需要,其他营养素的需要可参考中国居民膳食营养素参考摄入量的数值。营养目标的设定在任何情况下只是一个设想或假设。由于个体存在差异,营养素需要量合适与否需要饮食实践的检验,在编制食谱时应学会对个体营养状况和生理状态的改变进行科学合理的评价和调整。

(二)做到食物多样和比例适当

食物多样化是营养配餐的重要原则,也是实现合理营养的前提和基础,是编制营养食谱的重要保证。我国食物资源丰富,食物种类繁多,各种食物营养与保健特点或所含的营养成分各具特色,没有哪种食物可以提供人体需要的全部营养物质,多种食物合理搭配并建立合理的膳食结构就成了营养配餐中的首要问题。

平衡膳食必须由多种食物组成,才能满足人体对能量和各种营养素的需求,达到营养充足、促进健康的目的。同类食物所含营养素相近,在编制食谱的过程中我们可以按照类别选择和搭配食物。通常根据所含类似营养素的量,把常用食物归为 4 类,即:含碳水化合物较丰富的谷薯类食物;含维生素、矿物质和膳食纤维丰富的蔬菜、水果类;含优质蛋白质丰富的肉、鱼、乳、蛋、豆及豆制品类;含能量丰富的油脂、纯糖和坚果类食物。所提供食物的品种要多样化,每天最好能吃 20 种以上的食物,才能保证各种营养素的需要。粮谷类食物的供给十分重要,成年人每天最好食用 2 个以上品种粮谷类食物,摄入量在 250~400g,不要长期食用过于精细的大米、白面,应适量食用糙米、全麦粉和其他杂粮,以增加 B 族维生素和其他营养素的供给。膳食中应有适当比例的动物性食物,动物蛋白与大豆蛋白的供给量应占蛋白质总供给量的 1/3~1/2,其中动物蛋白要占优质蛋白的 1/2 以上。蔬菜的品种要多样化,深色蔬菜、叶菜类要占 50% 以上,才能提供数量较多的维生素 C、胡萝卜素和钙、铁等矿物质。盐用量要尽量少,每人每日在 6g 以内。粮食所提供的能量不宜低于食物总能量的 45%~50%,但也不宜高于 65%。在可能的情况下,既使膳食多样化,又照顾就餐者的膳食习惯。注意烹调方法,做到色鲜味美、质地宜人、形状优雅。主要是熟悉市场可供选择的原料,并了解其营养特点。既要使食谱符合营养要求,又要使进餐者在经济上有承受能力,才会使食谱有实际意义。

三、编制食谱的方法

编制食谱的方法主要有两种:营养计算方法和食物交换份法。

(一)利用营养计算法编制食谱

1.确定能量和主要营养素

中国居民膳食营养素参考摄入量(Chinese Dietary Reference Intakes, Chinese DRIs)主要包括以下指标:

平均需要量(EAR):是指一个特定人群的平均需要量。

推荐摄入量(RNI):相当于传统的 RDA,是指可以满足某一特定年龄、性别及生理状况群体中绝大多数个体(97%~98%)的需要量的摄入水平。RNI 是个体适宜营养素摄入水平的参考值,是健康个体膳食摄入营养素的目标。

适宜摄入量(AI):是指通过观察或实验获得的健康人群某种营养素的摄入量。

可耐受的最高摄入量(UL):是指平均每日可以摄入某营养素的最高量,即这个量几乎对所有个体健康都无任何副作用和危险。当摄入量超过 UL 时,发生毒副作用的危险性增加。在大多数情况下,UL 包括膳食、强化食品和添加剂等各种来源的营养素之和。

2.确定膳食营养素供给量的标准

就餐人员的膳食营养素供给量标准只能以就餐人群的基本情况或平均数值为依据,包括人员的平均年龄、平均体重,以及 80%以上就餐人员的活动强度,首先确定就餐人员平均每日需要的能量供给量。能量供给允许在±10%以内浮动。

3.确定膳食能量的供给量标准

世界卫生组织衡量人类营养供给状况,最初就是以能量供给是否满足为标准。健康成年人从食物中摄取的能量与消耗的能量经常保持相对的平衡状态。蛋白质、脂肪、碳水化合物应占全天总热能的 10%~15%、20%~30%、55%~65%。

4.确定成人每日膳食能量的原则

(1)直接查表法

即按照被调查者的性别、年龄、劳动等级等,直接在《中国居民膳食营养素参考摄入量》中对号入座应用推荐摄入量或适宜摄入量为营养目标。

(2)计算法

即根据标准体重和每千克体重所需能量计算,以达到个体维持健康的基本要求,使机体处于营养均衡状态。原则上健康成人每日膳食能量可直接查表。

(3)劳动分级

包括体力和脑力劳动及体育活动,这是机体能量消耗的主要部分。体力活动不仅消耗机械能,还要消耗修复组织与合成体内物质的能量。消耗能量的多少与劳动强度、持续时间以及劳动熟练程度有关。

5.熟悉食物的种类

食物种类多种多样,各食物主要分成 5 大类:

第一类为谷类及薯类,如米面杂粮、土豆、白薯、木薯等。

第二类是动物性食物,如鸡、鸭、鱼、肉、奶、蛋、虾、贝等。

第三类是大豆及其他干豆制品。

第四类是蔬菜、水果类,包括鲜豆、根茎、叶菜、茄果等。

第五类是纯能量食物,包括动、植物油以及淀粉、食糖和酒。

每种食物所含的营养成分不完全相同,没有一种天然食物包含人体所需要的所有营养素。由于各类食物中含营养素不尽相同,要选择多样食物进行搭配才能满足人体对多种营养素的需要。

6.熟练使用食物成分表及中国居民膳食营养素参考摄入量等各种表格

了解和掌握食物成分表的基本资料是营养配餐工作不可缺少的。我国常用的国家食物成分表出版物共有几种,一种是标准版本,如《中国食物成分表2002》和《中国食物成分表2004》,是一种数据的记载形式,是专门给研究者或政府人员应用的标准版本。表中的"地区"栏内的名称,主要是指采集食物样品的地区,即食物的产地。"食部"是指按照当地的烹调和饮食习惯,把从市场上购买的样品(简称市品)去掉不可食的部分之后,所剩余的可食部分的比例。列出食部的比例是为了便于计算市品每千克(或其他零售单位)的营养素含量。

7.利用营养计算法编制食谱例述

(1)主食品种和数量的确定原则

粮食用量必须参照就餐人员的进食量确定。如就餐人员需要的平均能量供给量为10.04MJ(2400kcal),按粮食供给量占总能量的55%~65%计算,则粮食提供的能量为5.52~6.53MJ(1320~1560kcal)。

确定每日每人平均粮食用量后,应在三餐中进行合理分配,并与三餐的能量分配基本保持一致,早餐占30%,午餐占40%,晚餐占30%。

例1 某人日能量需要量为10.04MJ(2400kcal),按照蛋白质供能量占总能量的12%~14%计算,日蛋白质需要量应为72~84g。若此人粮食用量为420g,则粮食中含蛋白质42g(每100g粮食约含蛋白质10g),占蛋白质总量的50%~58%。核定各类食物用量后,就可以确定每日每餐的饭菜用量。

例2 已知某中等体力活动者的早餐中应含有碳水化合物108.2g,如果本餐只吃面包一种主食,试确定所需面包的质量。

解 主食的品种、数量主要根据各类主食选料中碳水化合物的含量确定。经查表得知,面包中碳水化合物含量为53.2%,则

$$所需面包质量=108.2÷53.2\%=203.4g$$

例3 午餐应含碳水化合物144.28g,要以米饭、馒头(富强粉)为主食,并分别提供50%的碳水化合物,试确定米饭、富强粉的质量。

解 经查表得知,大米含碳水化合物77.6%,富强粉含碳水化合物75.8%,则

$$所需大米质量=144.28×50\%÷77.6\%=93.0g$$

$$所需富强粉质量=144.28×50\%÷75.8\%=95.2g$$

(2)副食品种、数量的确定原则

计算主食中含有的蛋白质质量;用应摄入的蛋白质质量减去主食中蛋白质的质量,即为副食应提供的蛋白质质量;副食中蛋白质的2/3由动物性食物供给,1/3由豆制品供给,据此可求出各自的蛋白质供给量;查表并计算各类动物性食物及豆

制品的供给量;根据副食原料的特性,设计蔬菜的品种与数量。

例　已知午餐应含蛋白质 36.0g,猪肉(里脊)中蛋白质的含量为 21.3%、牛肉(前腱)为 18.4%、鸡腿肉为 17.2%、鸡胸脯肉为 19.1%、豆腐(南)为 6.8%、豆腐干(熏)为 15.8%、素虾(炸)为 27.6%。假设以馒头(富强粉)、米饭(大米)为主食,所需质量分别为 90g、100g。若只选择一种动物性食物和一种豆制品,请分别计算各自的质量。

解　查表得知,富强粉含蛋白质 9.5%,大米含蛋白质 8.0%,则

$$主食中蛋白质含量 = 90g×9.5\% + 100g×8.0\% = 16.55g$$

$$副食中蛋白质含量 = 36.05g - 16.55g = 19.5g$$

副食中蛋白质的 2/3 应由动物性食物供给,1/3 应由豆制品供给,因此

$$动物性食物应含蛋白质质量 = 19.5g×66.7\% = 13.0g$$

$$豆制品应含蛋白质质量 = 19.5g×33.3\% = 6.5g$$

猪肉(里脊)、牛肉(前腱)、鸡腿肉、鸡胸脯肉质量分别为:

$$猪肉(里脊)质量 = 13.0g÷21.3\% = 61.0g$$

$$牛肉(前腱)质量 = 13.0g÷18.4\% = 70.7g$$

$$鸡腿肉质量 = 13.0g÷17.2\% = 75.6g$$

$$鸡胸脯肉质量 = 13.0g÷19.1\% = 68.1g$$

豆腐(南)或豆腐干(熏)、素虾(炸)质量分别为:

$$豆腐(南)质量 = 6.5÷6.8\% = 95g$$

(二)利用食品交换份设计食谱

1.食品交换份数

所谓食物交换份,就是将食物按照来源、性质分成四大组八大类,同类食物在一定重量内,所含的蛋白质、脂肪、碳水化合物和热量相似,可任意交换。为了便于了解和控制总热能,每类食物中每份所含热能均为 90 千卡(约 376 千焦)。只要每日饮食中包括这四大组食物,即可构成平衡膳食。大家可能觉得很奇怪,为什么是 90 千卡,而不是 50 或 100 千卡呢? 这是为了符合我们中国人的计量的习惯。谷薯类也就是常说的主食,每一份的重量为 25 克左右,也就是半两,两份即半斤;蔬菜每份的重量大多为 1 斤,肉类每份为 50 克,即半斤(这些都是指食物的生重),这样大家就很容易记忆。在营养配餐过程中可以灵活地组织营养平衡的餐食配餐方法,其特点是简单、实用、易于操作。

使用方法如下:

首先将常用食物根据类似的营养素的量归为四类:含碳水化合物较丰富的谷薯类;含维生素、矿物质和膳食纤维丰富的蔬菜、水果类;含优质蛋白质丰富的肉、鱼、乳、蛋、大豆及制品类;含能量丰富的油脂、纯糖和坚果类。列出各类食物每个

交换份的质量和能量(该能量由每个交换份特定食物所含三大产能营养素的数量查知),以及所含的主要营养素的量(见表7-1);然后按类列出各种食物每个交换份质量(见表7-2~7-8);最后列出供交换各类食物使用的交换份数和实际食品的质量,供编制食谱、营养配餐选用(见表7-9)。

瘦肉50g=鸡蛋一个=豆腐干50g=北豆腐100g

牛奶250g=瘦肉50g+谷类(10~12g)或豆浆400g;水果一个交换单位换成谷类一个交换单位

2.利用食品交换份数编制食谱

例　某成人全天需要能量为1400kcal,利用食品交换份法为其编制营养食谱。

解　步骤一:查表7-9"不同能量所需各类食品交换份数"可知:

该成人全天需要能量1400kcal,共需16个食物能量等值交换份,其中谷薯类食物8个交换份,蔬菜类食物1个交换份,肉、蛋类食物3个交换份,豆类食物0.5个交换份,乳类1.5个交换份、油脂2个交换份。

步骤二:根据所学专业知识进行食谱设计

根据食物的营养特点,考虑就餐者的饮食习惯等因素,利用食品交换份数方便、实用的特点,选择食物原料。应吃谷薯类食物200g;蔬菜类500g;肉、蛋类食物可选鸡蛋60g、瘦猪肉50g;豆腐100g;乳类250g;油脂选用植物油20g;把这些食物原料安排到一日三餐中,选择合理的配餐方法即完成了配餐。编制好的食谱见表7-1。

表7-1　一日食谱

餐次	食谱	食物名称	食物质量(g)	备注
早餐	牛奶	鲜牛奶	250	
	素包子	面粉	50	
		青菜	50	
午餐	米饭	粳米	75	
	鸡蛋炒菠菜	鸡蛋	60	
		菠菜	100	
	肉丝炒豆芽	瘦肉	25	
		绿豆芽	150	
晚餐	肉丝青菜面条	肉丝	25	
		青菜	50	
		面条	75	
	番茄烩豆腐	番茄	150	
		豆腐	100	

食品能量交换份情况见表7-2至表7-10。

表7-2 每一交换份食品的产能营养素含量

组别	食物类别	每份质量（g）	能量（Kcal）	蛋白质（g）	脂肪（g）	碳水化合物(g)	主要营养素
一、谷薯组	1.谷薯组	25	90	2.0	—	20.0	碳水化合物、膳食纤维
二、蔬果组	2.蔬菜类	500	90	5.0	—	17.0	无机盐、维生素、膳食纤维
	3.水果类	200	90	1.0	—	21.0	
三、肉蛋类	4.大豆类	25	90	9.0	4.0	4.0	蛋白质
	5.奶类	160	90	5.0	5.0	6.0	
	6.肉蛋类	50	90	9.0	6.0		
四、油脂类	7.硬果类	15	90	4.0	7.0	2.0	脂肪
	8.油脂类	10	90	—	10.0	—	

注：①食物交换份分为四大类（八小类），表中列出了有关名称和三大产能营养素

②90Kcal 约合 376KJ

③资料来源于北京协和医院营养科

表7-3 谷薯类食品的能量等值交换份

食品名称	质量(g)	食品名称	质量(g)
大米、小米、糯米、薏米	25	干粉条、干莲子	25
高粱米、玉米糁	25	油条、油饼、苏打饼干	25
面粉、米粉、玉米面	25	烧饼、烙饼、馒头	35
混合面	25	咸面包、窝窝头	35
燕麦片、莜麦面	25	生面条、魔芋生面条	35
荞麦面、苦荞面	25	马铃薯	100
各种挂面、龙须面	25	湿粉皮	150
通心粉	25	鲜玉米(1 中个带棒心)	200
绿豆、红豆、芸豆、干豌豆	25		

注：每份谷薯类食品提供蛋白质2g、碳水化合物20g、能量90Kcal（376KJ）。块茎类一律以净食部分计算

表7-4 蔬菜类食品的能量等值交换份

食品名称	质量(g)	食品名称	质量(g)
大白菜、圆白菜、菠菜、油菜	500	白萝卜、青椒、茭白、冬笋	400
韭菜、茴香、圆蒿	500	倭瓜、南瓜、菜花	350
芹菜、苤蓝、莴苣笋、油菜薹	500	鲜豇豆、扁豆、洋葱、蒜苗	250
西葫芦、西红柿、冬瓜、苦瓜	500	胡萝卜	200
黄瓜、茄子、丝瓜	500	山药、荸荠、藕、凉薯	150
芥蓝菜、瓢儿菜、塌棵菜	500	慈菇、百合、芋头	100
蕹菜、苋菜、龙须菜	500	毛豆、鲜豌豆	70
绿豆芽、鲜蘑、水浸海带	500		

注:每份蔬菜类食品提供蛋白质5g、碳水化合物17g、能量90Kcal(376KJ)。每份蔬菜一律以净食部分计算。

表7-5 肉、蛋类食品的能量等值交换份

食品名称	质量(g)	食品名称	质量(g)
熟火腿、香肠	20	鸡蛋粉	15
肥瘦猪肉	25	鸡蛋(1大个带壳)	60
熟叉烧肉(无糖)、午餐肉	35	鸭蛋、松花蛋(1大个带壳)	60
瘦猪、牛、羊肉	50	鸡蛋清	150
带骨排骨	50	带鱼	80
鸭肉	50	草鱼、鲤鱼、黑鲢、鲫鱼	80
鹅肉	50	大黄鱼、鳝鱼、	80
兔肉	100	对虾、青虾、鲜贝	80
蟹肉、水浸鱿鱼	100	水发海参	350

注:每份肉、蛋类食品提供蛋白质9g、脂肪6g、能量90Kcal(376KJ)。除蛋类为市品重量,其余一律以净食部分计算。

表 7-6　大豆类食品的能量等值交换份

食品名称	质量(g)	食品名称	质量(g)
腐竹	20	北豆腐	100
大豆	25	南豆腐(嫩豆腐)	150
大豆粉	25	豆浆(黄豆重量 1 份加水重量 8 份磨浆)	400
豆腐丝、豆腐干	50		

注:每份大豆及其制品提供蛋白质 9g、脂肪 4g、碳水化合物 4g、能量 90Kcal(376KJ)。

表 7-7　奶类食品的能量等值交换份

食品名称	质量(g)	食品名称	质量(g)
奶粉	20	牛奶	160
脱脂奶粉	25	羊奶	160
乳酪	25	无糖酸奶	130

注:每份奶类食品提供蛋白质 5g、脂肪 5g、碳水化合物 6g、能量 90Kcal(376KJ)。

表 7-8　水果类食品的能量等值交换份

食品名称	质量(g)	食品名称	质量(g)
柿、香蕉、鲜荔枝	150	李子、杏	200
梨、桃、苹果	200	葡萄	200
橘子、橙子、柚子	200	草莓	300
猕猴桃	200	西瓜	500

注:每份水果类食品提供蛋白质 1g、碳水化合物 21g、能量 90Kcal(376KJ)。每份水果一律以市品质量计算。

表 7-9　油脂类食品的能量等值交换份

食品名称	质量(g)	食品名称	质量(g)
花生油、香油(1 汤匙)	10	猪油	10
玉米油、菜籽油(1 汤匙)	10	牛油	10
豆油	10	羊油	10
红花油(1 汤匙)	10	黄油	10

注:每份油脂类食品提供脂肪 10g、能量 90Kcal(376KJ)。

表 7-10　不同能量所需的各类食品交换份

能量(kcal)	交换单位(份)	谷薯类		蔬果类		肉蛋类		豆乳类			油脂类	
		质量(g)	单位(份)	质量(g)	单位(份)	质量(g)	单位(份)	豆浆量(g)	牛奶量(g)	单位(份)	质量(g)	单位(份)
1200(1287)	14	150	6	500	1	150	3	200	250	2	2汤匙	2
1400(1463)	16	200	8	500	1	150	3	200	250	2	2汤匙	2
1600(1639)	18	250	10	500	1	150	3	200	250	2	2汤匙	2
1800(1815)	20	300	12	500	1	150	3	200	250	2	2汤匙	2
2000(1991)	22	350	14	500	1	150	3	200	250	2	2汤匙	2

注:①表中括号内的数字为计算所得值,所列的数据取整数,以方便计算。

②本表所列饮食并非固定模式,可根据就餐的饮食习惯并参照有关内容加以调整。

③营养配餐饮食可参照给类食物的能量等值交换表作出具体安排。

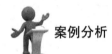 **案例分析**

　　某职工食堂每天就餐人员平均200人,年龄为1~59岁。食堂工作人员考虑到夏季一线工人野外作业,工作比较辛苦,体力付出比较多,在编制食谱时增加动物性菜肴,制作的汤类口味比较重。根据所学知识对此进行分析,并提出营养建议。

视野拓展

表 7-11　一女性糖尿病人(50岁,机关干部)带量食谱

餐次	食谱	食物名称	用量(g)	蛋白质(g)	脂肪(g)	碳水化合物(g)	能量(kcal)
早餐	牛奶、大米粥	鲜牛奶	250	5	10	13	174
		大米	50	4	—	39	172
	发糕	面粉	50	4	—	38	168
		白糖	5				
	黄豆拌菠菜	黄豆	20	8	5	5	96
		菠菜	100	2.4	—	3.1	27

续表

餐次	食谱	食物名称	用量(g)	蛋白质(g)	脂肪(g)	碳水化合物(g)	能量(kcal)
午餐	大米饭	大米	125	10	—	96	424
	瘦肉芹菜豆腐干	瘦肉	50	8	14	—	165
		芹菜	100	1	—	2	12
		豆腐干	50	10	3	3	79
	肉丝海带汤	瘦肉	25	4	7	—	82
		海带	10	0.8	—	5.6	25.8
晚餐	二米粥	大米	25	2		18	80
		小米	25	1		19	80
	花卷	面粉	25	2		19	88
	清蒸鱼	平鱼	100	16	7	—	127
	素炒小白菜	小白菜	150	2		3	20
	全日烹调油	植物油	18	—	18	—	162
	全日烹调盐	食用盐	5				
合计				82.2	64	320	2056

特别提示

为个体或群体编制食谱时,要熟练使用《中国居民膳食营养素参考摄入量》、食物成分表、食品交换份等,合理选择食物原料,使编制好的食谱更科学,符合进餐者的营养需要。

项目小结

本项目主要讲述食谱的含义、食谱编制的原则及方法。

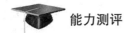 **能力测评**

一、理解思考

1.营养配餐的原则有哪些?

2.确定主食、副食的基本方法有哪些?

3.食谱编制的原则有哪些?

4.如何利用食品交换份数表编制食谱? 请写出编制步骤。

二、实用练习

利用食品交换份数,为一名60岁糖尿病人(男,轻体力劳动者)编制一周营养午餐食谱。

项目八

营养调查与评价

项目目标

通过学习,了解营养调查与评价的基本含义,明确膳食评价的目的,学会膳食调查与评价的方法。

- 了解营养调查的含义
- 了解营养调查工作的内容
- 掌握膳食调查与评价的方法

营养调查是反映一个国家或地区经济与社会发展、卫生保健水平和人口素质的重要指标。良好的营养观念既是社会经济发展的结果,也是国民健康的重要基础。世界上许多国家,尤其是发达国家均定期开展国民营养观念调查,及时发布调查结果,并据此制定和评价相应的社会发展政策,以改善国民营养和健康状况,促进社会经济的协调发展。

模块　营养调查

模块概览

本模块讲述营养调查的方法与手段,是运用科学调研的资料,来了解某一人群或个体的膳食和营养水平,以此判断其膳食结构是否合理和营养状况是否良好。

任务　营养调查与评价

任务描述

营养调查与评价是对不同时期人们的膳食组成、营养状况进行全面了解,为研究各时期人群膳食结构和营养状况的变化提供了基础资料,也为食品生产、加工及政策干预和对群众的饮食消费引导提供了依据。

任务分析

完成本任务,需要学习营养调查的方法,掌握膳食评价的手段。

营养调查与评价是运用科学手段来了解某一人群或个体的膳食和营养水平,以此判断其膳食结构是否合理和营养状况是否良好的重要手段。20世纪50年代初美国国防营养国际委员会提出一个营养调查方案,并据此在美国进行过全民抽样调查。此后,世界上大多数发达国家和若干发展中国家都在有计划地开展国民营养调查工作。我国曾于1959年、1982年和1992年分别进行了3次全国性的营养调查,2002年开展的"中国居民营养与健康状况调查",将第四次全国营养调查与肥胖、高血压、糖尿病等慢性病调查一起进行。这些营养调查是对不同经济发展时期人们的膳食组成变化、营养状况进行的全面了解,为研究各时期人群膳食结构和营养状况的变化提供了基础资料,也为食品生产、加工及政策干预和对群众的饮食消费引导提供了依据。

全面的营养调查工作,一般由四部分内容组成,即膳食调查、体格测量、营养缺乏病的临床检查、营养状况实验室检测。这四部分调查检测工作是互相联系和互相验证的,一般同时进行。营养评价则是全面评价这四部分内容,客观地对其所发现的人群中的营养问题提出解决措施。

一、营养调查与评价的目的

(1)了解不同地区、不同年龄组人群的膳食结构和营养状况。

(2)了解与食物不足和过度消费有关的营养问题。

(3)发现与膳食营养素有关的营养问题,为进一步检测或进行原因讨论提供依据。

(4)评价居民膳食结构和营养状况的发展,并预测今后的发展趋势。

(5)为某些与营养有关的综合性或专题性研究课题提供基础资料。

(6)为国家制定政策和社会发展规划提供科学依据。

二、营养调查与评价的方法

(一)膳食调查方法

膳食调查是调查被调查对象在一定时间内通过膳食所摄取的能量和各种营养素的数量和质量,以此来评定该调查对象正常营养需要能得到满足的程度。膳食调查通常采用的方法有称重法、记账法、化学分析法、询问法和食物频数法等。这些方法可单独进行,也可联合进行。

(二)体格测量方法

体格的大小和生长速度是评价营养状况的灵敏指标。身体形态和人体测量资料可以较好地反映营养状况;通过体格测量得到的数据,是评价群体或个体营养状况的有用指标;特别是学龄前儿童的体测结果,因其敏感性及代表性好、测定方法规范、所需费用低,常被用来评价一个地区人群的营养状况。常用的体格测量项目有身高(身长)、体重、上臂围、腰围、臀围及皮褶厚度等。

(三)实验室检测方法

营养状况实验室检测指的是借助生化、生理实验手段,发现人体临床营养不足、营养储备水平低下或营养素过量状况,以便较早掌握营养失调征兆和变化动态,及时采取必要的预防措施。

(四)临床检查方法

是医务人员运用临床医学知识,借助于感官或有关的检查器具来了解机体营养以及健康状况的一组最基本的检查方法,其目的是观察被检查者是否有与营养状况有关的症状、体征等,从而作出营养正常或失调的临床诊断。

三、膳食调查与评价

(一)膳食调查的目的

膳食调查的目的是通过各种不同方法对膳食摄入量进行评估,从而了解在一定时期内人群膳食摄入状况以及人们的膳食结构、饮食习惯,借此来评定营养需要得到满足的程度。膳食调查是营养调查中的一个基本组成部分,它本身又是相对独立的内容。随着营养学研究的深入进展,膳食对身体健康的重要影响越来越受到人们的关注。膳食调查所得到的摄入量数据用途很广。它是国家政府机构制定政策的依据、学术界从事科研工作的依据以及企业研发新产品的数据基础;营养教育部门针对居民的膳食问题进行正确的膳食指导也都需要膳食评价方面的数据。为了了解不同地区、不同生活条件下人群的膳食习惯、食物品种及每日从食物中所能摄取各种营养素的量,营养工作者经常选择适当的膳食调查方法对有关人群进行膳食调查与评价。

(二)膳食调查方法

进行膳食调查是估计每日膳食摄入情况,可根据调查研究的目的、研究人群、对方法精确性的要求、所用经费以及研究时间的长短来确定适当的调查方法。膳食调查方法有多种,不同研究者对膳食调查方法的定义和解释不尽相同。

1.称重法

称重法是运用日常的各种测量工具对食物量进行称重或估计,从而了解被调查家庭当前食物的情况,通常由调查对象或看护者(如母亲为孩子做记录)在一定时间内完成。

在进行称重食物记录法时,研究者要指导被调查对象在每餐食用前及时对各种食物进行记录,吃完后也要将剩余或废弃部分称重加以扣除,从而得到准确的个人每种食物摄入量。调查时还要注意三餐之外所摄入的水果、糖果、点心、花生、瓜子等零食的称重记录。

大多数膳食调查并非所有东西都要称量。当称量可能会干扰、影响被调查对象正常的饮食习惯时,对其所食用消耗的食物量进行描述也是可以接受的。例如营养研究者在对食用快餐或在饭店内吃饭的人进行膳食调查时,由于食物品种多,研究者只能靠被调查者描述来估计食物量。这种方法不同于估计食物记录法,后者被调查对象不使用有度量衡的量具,但对食物仍保持记录,对其食用的所有食物按照份额大小进行记录,份额大小可以描述为在家庭中常常使用的各种器皿,如碗、杯等。

实际调查时记录膳食的天数,要根据研究目的与研究者关注的营养素摄入在个体与个体间的变异来决定。实际上很少调查能超过连续 3~4 天,因为调查时间过长,会使被调查对象厌倦而放弃参与调查。特别是在那些食物品种少、季节变化不明显的地区,甚至仅调查 1 天就可以说明问题。但当每日膳食不同时,要获得可靠的食物消耗量就要考虑增加调查天数,但通常每次调查不超过一周。不同地区、不同季节的人群膳食营养状况往往有明显差异,为了使调查结果具有良好的代表性和真实性,最好在不同季节分次调查,这样准确性较高。一般每年应进行 4 次(每季一次),至少应该在春、冬和夏、秋各进行一次。调查对象的选择和样本量的大小应有足够的代表性。

膳食摄入记录的表格常用记录册的形式,可以是非开放式和开放式的。非开放式膳食记录表将所有通常食用的食物按照特定份额大小、单位与营养素成分,形成一系列事先进行编码的食物表。这些食物表考虑不到快速编码,但是可能并不充分,因为它要求被调查对象按照已定义的单位来描述吃过的食物,而被调查对象对这种单位并不熟悉。开放式膳食记录表更为常用,可以提供一些食用频率不是很高的食物信息。膳食记录表应该在小范围研究中进行预调查试验。

当对习惯性饮食进行评价时,调查日常膳食会影响被调查对象,例如他(她)可能会限制能量摄入。为了避免这种应答偏倚,应该对所研究的营养素不要过多解释。膳食记录也可以由别人而非被调查对象本人完成。例如,10 岁以下儿童需要其看护者(常常为母亲)来帮助完成。

　　被调查对象一定要经过培训,掌握膳食记录的方法、需要记录的详细程度、需要充分描述的食物和消耗的食物量,还包括食物名称(有的可能是商标名称)、制作方法和食谱等。在膳食记录完成前,要自己核对记录,并对被调查对象表示感谢。这些记录应该尽可能及时编码,以供计算机计算时使用,必要时可以再次与被调查对象联系。

　　研究者需要准确掌握两方面的资料:一是厨房中每餐所用各种食物的生重,即烹调前每种食物原料可食部的重量和烹调后熟食的重量,得出各种食物的生熟比值;二是称量个人摄入熟食重量,然后按上述生熟比值算出所摄入各种食物原料的生重,以饺子的生熟比值换算为例,再通过食物成分表计算摄入的各种营养素。研究人员还应了解被调查地区的食物供应情况,了解市场主、副食品种和供应情况及单位重量。关于食物的生重、熟重、体积等之间的关系,这三者之间的概念要明确。如一斤大米煮成多少米饭、生熟之间的比值等,要根据当地煮饭习惯做好调查。调查中食用的食物编码与记录食物量的食物名称要保持一致。如使用米饭的编码,记录的食物量应是熟米饭的量。把换算比例搞清楚,才能对一定量的熟食(如一碗米饭、一个馒头)估计出其原料的生重。对于当地市售食品的单位重量(如一块饼干、一块蛋糕、一个面包的重量和街头食品、油饼、包子、面条等熟食)及所用原料重量均需了解清楚。

　　目前,由于我国的食物成分表以食物原料为基础,因而在称重记录时调查多数食品要利用生熟比值换算成原料量,以便计算各种营养素摄入量。但我国食物成分表也分析了一些熟食成品的食物成分含量,如馒头、面条、糕点及包装食品等,这类食物可直接利用熟食的重量进行调查和分析。

　　食物记录法的主要优点:能测定食物份额的大小或重量,获得可靠的食物摄入量。常把称重结果作为标准,评价其他方法的准确性。摄入的食物可量化,能计算营养素摄入量,能准确地分析每人每天食物摄入变化状况,是个体膳食摄入调查的较理想方法。

　　食物记录法的局限:此法对调查人员的技术要求高,而且被调查对象必须有文化且能很好地合作、配合,这可能会产生应答偏倚,因为受教育较高的个体(他们对膳食与健康较关注)所占的比例会过大。其他缺点包括:在外就餐消耗的食物汇报的准确性差;食物记录过程可能影响或改变其日常的饮食模式;随着记录天数的增加,记录的准确性可能降低;而且经常发生低报现象,大量的低报估计多发生在一些特定人群(如肥胖人群);长期记录时会给被调查者带来较多的麻烦,有时甚至拒绝合作,影响应答率,不适合大规模调查。

　　食物记录法的应用:两天或更多天的食物记录可提供有关个体或个体间每日膳食摄入量的变异的数据;多天的食物记录有可能根据被调查对象通常摄入量对

个体进行分类;在一年中断续地进行的 1 天或 2 天食物记录,可能对个体日常摄入量进行估计。

2.记账法

是最早、最常用的方法。这种方法是由被调查对象或研究者称量记录一定时期内的食物消耗总量,研究者通过查这些记录并根据同一时期进餐人数,计算每人每日各种食物的平均摄入量。在集体伙食单位(如托幼单位、学校和部队)如果不需要个人的数据,只要平均值,可以不称量每人摄入的熟重,只称量总的熟食量,然后减去剩余量,再被进餐人数平均,即可得出平均每人的摄入量。

这种方法可以调查较长时期的膳食,如 1 个月或更长。有些研究为了了解慢性病与饮食的关系,可采用长达一年的膳食记录方法,时间长短根据要研究的项目的需要而定。该法适合于家庭调查,也适用于托幼机构、中小学校或部队的调查。如果食物消耗量随季节变化较大,不同季节内多次短期调查的结果比较可靠。具体方法如下:

(1)食物消耗量的记录

开始调查前称量家庭结存或集体食堂库存的所有食物,然后详细记录每日购入的各种食物和每日各种食物的废弃量,如有多少食物喂给动物,多少因变质或其他原因被丢弃等。在调查周期结束后称量剩余的食物(包括库存、厨房及冰箱内食物)。为了记录的准确性,调查中应对食物的品牌及主要配料详细记录;记录液体、半固体及碎块状食物的容积,可用标准量的杯和匙、盘、碗定量;糖或包装饮料可用食品标签上的重量或容积;对各种糕点可记录食物的重量。将每种食物的最初结存或库存量加上每日购入量,减去每种食物的废弃量和最后剩余量,即为调查阶段该种食物的摄入量。在调查过程中,注意要称量各种食物的可食部。如果调查的某种食物为市品量,计算食物营养成分或按市品计算。根据需要也可以按食物成分表中各种食物的可食百分比转换成可食部数量。调查期间,不要疏忽各种小杂粮和零食的登记,如绿豆、蛋类、糖果等。

(2)进餐人数、等级的记录

家庭调查要记录每日每餐进食人数,然后计算总人日数。为了对调查对象所摄入的食物及营养素进行评价,还要了解进餐人的性别、年龄、劳动强度及生理状态,如孕妇、乳母等。对于有伙食账目的集体食堂等单位,可查阅过去一定时期食堂的食物消费量,并根据同一时期的进餐人数,计算每人每日各种食物的摄入量,再按照食物成分表计算这些食物折合营养素的数量。

该法的优点在于操作比较简单,费用低,花费人力少,可适用于大样本;在记录精确和每餐用餐人物统计确实的情况下,能够得到较准确的结果;此法较少依赖记账人员的记忆,食物遗漏少;单位的工作人员经过短期培训可以掌握这种方法,能定期自行调查。其缺点是调查结果只能得到全家或集体中人均的摄入量,难以分析个体膳食摄入状况。与其他方法相比较,可以调查较长时期的膳食,适合于进行全年不同季节的调查。

3.24 小时膳食回顾法

此法由受试者尽可能准确地回顾调查前一段时间,如前一日至数日的食物消耗量,询问调查前一天的食物消耗情况。在实际工作中,一般选用 3 天连续调查方法(每天入户回顾 24 小时进餐情况,连续进行 3 天)。连续 3 个 24 小时回顾所得结果经与全家实物称重记录法相比较,差别不明显。不管是大型的全国膳食调查还是小型的研究课题,都可采用这一方法来估计个体的膳食摄入量。

24 小时一般是指从最后一餐吃东西开始向前推 24 小时。食物量通常用家用量具、食物模型或食物图谱进行估计。具体询问、获得信息的方式有多种,可以通过面对面询问,也可以使用开放式表格或事先编码好的调查表通过电话、录音机或计算机程序等进行询问。典型的方法是用开放式调查表进行面对面询问。负责 24 小时回顾的调查员一定要认真培训,因为信息是通过调查员引导性提问获得的。24 小时回顾法经常要建立一种特定的引导方法以帮助应答者记住一天内所消耗的所有食物。有事再回顾后要用一个食物清单核对表,因为一些食物或快餐很容易被遗忘。此法虽然是和一些散居的特殊人群调查,但由于调查主要依靠应答者的记忆能力来回忆、描述他们的膳食,因此不适合年龄在 7 岁以下的儿童与年龄≥75 岁的老人。24 小时回顾法也适合于描述不同组个体的平均摄入量。调查时一周的 7 天都应该平等对待;当然,这也不太现实,这时就应该报告回顾的是一周的哪些天,有时在哪个季节也要报告。调查时建议不要事先通知被调查者是否要或在什么时候来询问其食物摄入。尽管事先通知会有助于一些被调查者的回忆,但是许多人会因此改变他们的日常膳食。

24 小时回顾法可用于家庭中个体的食物消耗状况调查,近年来我国全国性的住户调查中个体食物摄入状况的调查均采用此方法,即采用 24 小时回顾法对所有家庭成员进行连续 3 天个人食物摄入量调查,记录消耗的所有食物量(在外用餐也包括在内),计算每人营养素的摄入量,可以得到比较准确的结果。此调查方法对调查员的要求较高,需要掌握一定的调查技巧,如要了解市场上主、副食供应的品种和价格;要知道食物生熟比值和体积之间的关系,即按食物的体积能准确估计其生重值;要熟悉在家就餐时,一般是一家人共用几盘菜肴。因而在询问时要耐心询问每人摄入的比例,这样就在掌握每盘菜所用原料的基础上,算出每人的实际摄入量。在询问过程中,要求调查人员不但要有熟练的专业技巧,还要有诚恳的态度,才能获得较准确的食物消耗资料。

24 小时回顾调查法一般需要 15~40 分钟即可完成;可以面对面进行调查,应答率较高;对于所摄入的食物可进行量化估计;2 天或更多天的回顾可提供个体的和个体间的膳食摄入量变异的数据,开放式询问可得到摄入频率比较低的食物的信息;一年中还可以多次回顾,提供个体日常食物的消费情况,以便于对个体健康状况、职业、教育水平进行比较;能得到个体的膳食营养素摄入状况,便于与其他相关因素进行分析比较。这种调查结果对于人群营养状况的原因分析也是非常有价值的。但这种方法也有一定的局限性,如果回顾膳食不全面,可能对结果有很大的影响;当样本较大、膳食相对单调时,误差将被分散。对调查者要严格培训,不然调查者之间的差别很难标准化。24 小时回顾法常用来评价全人群的膳食摄入量。

(三)膳食调查结果评价

1.平均每日食物摄入量的计算

(1)就餐人日数的计算

人日数代表被调查者用餐的天数。一个人吃早、中、晚 3 餐为 1 个人日。在现场调查中,不一定能收集到整个调查期间被调查者的全部进餐次数,应根据餐次比(早、中、晚三餐所摄入的食物量和能量占全天摄入量的百分比)来折算。若规定餐次比是早餐占 20%,午餐、晚餐各占 40%,如家庭某一成员仅询问到早、午两餐,其当日人日数为 $1×20\% + 1×40\% = 0.2+0.4 = 0.6$ 人日。在做集体膳食调查时,例如在某托儿所调查,如果三餐能量比各占 1/3,早餐有 20 名儿童进餐,午餐有 30 名,晚餐有 25 名,则总人日数等于 $(20+30+25)×1/3 = 25$ 人日;若该托儿所 3 餐能量分配比例为早餐 20%,午餐 40%,晚餐 40%,则人日数计算为 $(20×0.2+30×0.4+25×0.4) = 26$ 人日。

(2)平均每日食物摄入量的计算

即是将调查对象在调查期间所消耗的各种食物量被人日数所得的平均食物摄入量,要求算成千克数,以便用食物成分表计算平均能量及营养素的摄入量。

首先计算全家食物实际消耗量:

$$全家食物实际消耗量=食物结存量+每日购进食物量-$$
$$每次废弃食物总量-剩余总量$$
$$平均每人每日各种食物摄入量=实际消耗量(kg)/家庭总人口数$$

(3)各类食物进量的计算

在进行食物归类时应注意有些食物要进行折算才能相加,如计算乳类摄入量时,不能将鲜奶与奶粉直接相加,应按蛋白质含量将奶粉算出一个系数,相乘折算成鲜奶量再相加。其他类食物如各种豆制产品也同样进行折算后才能相加。

2.平均每日营养素摄入量的计算

平均每人每日营养素摄入量是根据食物成分表中各种食物的能量及营养素的

含量来计算的。计算时要注意调查食物是生重还是熟重,若食物编码表中有熟食编码,尽量采用,注意食物的重量也要按熟食记录。还要注意调查的食物是净重还是市品,如为市品先按食物成分表中各种食物的"可食部"换算成净重。食物成分表中查不到的食物可用近似食物的营养成分代替,但要注明。

3.膳食模式分析

中国居民平衡膳食宝塔是根据中国居民膳食指南结合中国居民的膳食结构特点设计的,它提出了一个营养上比较理想的膳食模式,可以根据该膳食模式数据对人群的膳食模式进行评价。平衡膳食宝塔共分为5层,谷类食物位于底层,每人每天应吃300~500g;蔬菜和水果占据第二层,每人每天应吃400~500g和100~200g;鱼、禽、肉、蛋等动物性食物位于第三层,每人每天应吃125~200g(鱼虾类50g,畜禽肉50~100g,蛋类25~50g);奶类和豆类合占第四层,每人每天应吃奶及其制品100g和豆类及豆制品50g;第五层塔尖是油脂类,每天不超过25g。各类食物的摄入量一般指食物的生重。

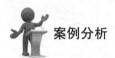

案例分析

某科技大学张同学今年20岁,最近觉得无故疲劳,发现牙龈出血,皮肤淤斑。经医生询问,小张透露由于学习繁忙,饮食单一且不规律,长期偏食,不喜欢蔬菜、水果。同一寝室同学也陆续出现此情况。根据营养调查的方法分析小张可能出现的营养问题。

针对目前状况,他应该如何调理饮食?需要重点补充哪类食物?

视野拓展

一种营养素摄入多少才算过量?

任何一种营养素的摄入量超过一定限量都是不明智的。人们对营养素的需求有一定的范围,低于或高于这个范围都有一定的危险。随着补品的越来越流行,随着厂家向食物中添加越来越多的营养素,人们应该知道一种营养素摄入多少就算是过量。DRI委员会制定了可耐受最高摄入限度(UL),以保证在此限度下的营养素摄入不会有害健康,人们可耐受营养素的极限量是不同的。制定UL的科学家们要求人们在使用该标准时要小心,UL仍在发展完善,有些营养素尚未包括进来,这并不意味这些营养素可以随便吃,只是表明委员会还没有完成关于这种营养素的工作,或是还没有足够的数据来确定一个数值。

特别提示

本模块重点讲述膳食调查的方式与评价方法,在营养调查中,需从膳食模式入手开展工作。

项目小结

本项目主要讲述全面的营养调查工作,一般由四部分内容组成,即膳食调查、体格测量、营养缺乏病的临床检查、营养状况实验室检测。这四部分调查检测工作是互相联系和互相验证的,一般同时进行。营养评价则是全面评价营养调查工作,客观地对其所发现的人群中的营养问题作出评价并提出解决措施。

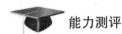 能力测评

一、理解思考

1.营养调查的基本含义是什么?

2.营养调查的目的包括哪些内容?

3.简述膳食调查中称重法的基本步骤。

二、实用练习

根据所学营养调查与评价的手段,分析一位家人或同学的一周进餐记录,并做营养膳食评价。

附录一

食品的营养强化

一、食品营养强化的概念与要求

（一）食品营养强化的概念

在天然食品中,没有一种食品可以完全满足人体对各种营养素的需要,食品在加工、运输、贮存和烹调等过程中还往往会造成某些营养素的损失。为了弥补天然食品的营养缺陷及补充食品在加工、贮藏中营养素的损失,适应不同人群的生理需要和职业需要,世界上许多国家对有关食品采取了营养强化。所谓食品的营养强化就是根据各类人群的营养需要,在食品中人工添加一种或几种营养强化剂以提高食品营养价值的过程。添加营养强化剂后的食品就称为营养强化食品。

（二）食品营养强化的意义

食品营养强化的目的主要有以下几方面:向食品中添加天然含量不足的营养素;补充食品在加工、贮藏等过程中损失的营养素;为使一种食品尽可能满足不同人群全面的营养需要而加入各种营养素;向原来不含某种营养素的食品中添加该种营养素。

食品的营养强化是提高膳食营养质量以及改善人民营养状况的有效途径之一,在预防营养素缺乏病、保障人体健康、满足特殊人群的营养需要、提高食品的感官质量和改善食品的保藏性能等方面均有积极的意义。

（三）食品营养强化的要求

1.目的明确,针对性强

营养强化食品添加营养素应有针对性、重点性和地区性,强化目的要明确,缺什么才补什么,切忌求多求全、滥补滥加。

2.符合营养学原理

载体食物的消费覆盖面越大越好,特别是对营养素缺乏最普遍的农村和贫困人群,而且这种食物应该是工业化生产的。所选载体食物的消费量应比较稳定,以便能比较准确地计算营养素添加量,同时能避免由于大量摄入(如饮料、零食)而发生过量。强化后食品所含各营养素的比例应该平衡,适合人体所需,如氨基酸平衡、产热营养素平衡、微量元素和维生素平衡,既能满足人体需要又不造成浪费。

3.确保安全性和营养有效性

营养强化剂大多数是人工合成的化学物质,因此其质量必须符合食品卫生有关规定和质量标准。此外,营养强化剂与一般的食品添加剂在使用上有原则的区别,食品添加剂在食品卫生上只要求对人体无害,因此只需规定使用量的上限即可,而营养强化剂除了要求对人体无害外,还要有一定的营养效应,所以对它的使用量要求既规定上限,还要规定下限。添加量一般以相当对象正常摄入量的1/3为宜。

4.不影响食品原有色、香、味等感官性状

在选择营养强化的生产工艺时应避免损害食品的风味和感官状态,如强化铁时易带来铁锈味,应采取进行掩蔽或减轻异味等措施。

5.稳定性高,价格合理

营养强化剂必须有较高的保存率,在食品加工、贮藏过程中及货架摆放期内不致被分解破坏,这对维生素尤为重要。

应选择合适、经济的强化方式和价廉质优的营养强化剂,以降低营养强化的成本。

二、食品营养强化剂

食品营养强化剂是指为增强营养成分而加入食品中的天然或人工合成的属于天然营养素范围的食品添加剂。我国允许使用的食品营养强化剂已超过 100 多种,主要有氨基酸及含氮化合物、维生素类、矿物质类、多不饱和脂肪酸等。

(一)食品营养强化剂的管理与使用

食品营养强化剂的生产企业必须具备省级以上行政主管部门和同级卫生行政部门审查颁发的生产许可证或临时生产许可证。食品营养强化剂质量必须符合相应的卫生质量标准。

食品加工、经营部门使用食品营养强化剂时,必须符合我国食品营养强化剂的有关法规,严格执行 GB14880—1984《食品营养强化剂使用卫生标准》或 GB2760—1996《食品添加剂使用卫生标准》规定的使用范围和使用量。

我国规定,强化食品必须经省、自治区、直辖市食品卫生监督检验机构批准才能进行生产与销售,并在该类食品标签上标注强化剂的名称和含量,在保质期内不得低于标志含量(强化剂标志应明确,与内容物含量相差不得超过 10%)。

（二）食品营养强化剂的种类

1.氨基酸与含氮化合物

赖氨酸是人体必需氨基酸，是谷类食物中第一限制氨基酸，赖氨酸主要用于谷物制品的营养强化。常用的赖氨酸有 L-盐酸赖氨酸、L-赖氨酸-L-天冬氨酸盐、L-赖氨酸-L-谷氨酸盐等品种。

牛磺酸是人体条件性必需氨基酸，其作用是与胆汁酸结合形成牛磺胆酸，对消化道中脂类的吸收是必需的。有报道称牛磺酸对人类脑神经细胞的增殖、分化及存活具有明显促进作用。在牛乳中几乎不含牛磺酸，因此应适量补充。牛磺酸可添加在婴幼儿食品、乳制品、谷物制品、饮料及乳饮料中。

2.维生素类

维生素 A、维生素 D、维生素 E、维生素 B_1、维生素 B_2、维生素 B_6、维生素 B_{12}、维生素 C、维生素 K、烟酸、胆碱、肌醇、叶酸、泛酸和生物素等都是允许使用的强化剂品种。如维生素 A 有粉末和油剂两种，用于强化芝麻油、色拉油、人造奶油、婴幼儿食品、乳制品、乳及乳饮料；维生素 D 用于强化乳及乳饮料、人造奶油、乳制品、婴幼儿食品；维生素 B_1、维生素 B_2 主要用于强化谷类及其制品、饮液、乳饮料、婴幼儿食品，维生素 B_2 强化食盐可用于严重缺乏地区；维生素 C 主要用于强化饮料、果泥、糖果、婴幼儿食品；烟酸或烟酰胺主要用于强化谷类及制品、婴幼儿食品、饮料；维生素 B_6、维生素 B_{12}、维生素 K、胆碱、肌醇、叶酸、泛酸、生物素、左旋肉碱等主要用于强化婴幼儿食品；叶酸还可用于强化孕妇、乳母专用食品。

3.矿物质

钙、铁、锌、硒、碘、镁、铜、锰等矿物质强化剂常用于食品的强化，但在公共用水和瓶装水中，氟被限制使用。其他一些矿物质，如铬、钾、钼、铜和钠一般不作为添加剂使用。

钙的强化剂主要有柠檬酸钙、葡萄糖酸钙、碳酸钙或生物碳酸钙、乳酸钙、磷酸氢钙、醋酸钙、天冬氨酸钙、甘氨酸钙、苏糖酸钙、活性离子钙、酪蛋白钙肽（CCP）、柠檬酸—苹果酸钙（CCM）、氧化钙、氯化钙、甘油磷酸钙、牦牛骨粉、蛋壳钙等钙源。

铁的强化剂主要有硫酸亚铁、乳酸亚铁、葡萄糖酸亚铁、柠檬酸铁、柠檬酸铁胺、富马酸亚铁、焦磷酸铁、血红素铁、卟啉铁、甘氨酸铁、乙二胺四乙酸铁钠等。

锌的强化剂主要有硫酸锌、葡萄糖酸锌、氯化锌等。临床研究证明葡萄糖酸锌效果较好。

碘主要用于强化食盐，碘的强化剂主要有碘化钾、碘酸钾。

硒的强化剂主要有富硒酵母、硒化卡拉胶。

硫酸镁、硫酸铜和硫酸锰等都是经常使用的营养强化剂。

三、食品营养强化的方法

（一）在食品原料中添加

将需要强化的营养素按规定添加于食品原料之中。如将维生素 B_1、维生素 B_2 等需强化的营养素先与少量面粉混匀后，再加到整个面粉中混匀。大米经赖氨酸和苏氨酸溶液浸渍，然后进行热蒸汽短时蒸熟，使米粒表面淀粉 α 化，再干燥脱水，即为植物性高蛋白强化大米；又如大米经维生素 B_1 溶液喷洒，使其吸附在米粒表面。

（二）在加工过程中添加

如在制作面包、饼干时添加营养素，制成维生素面包、钙质饼干、麦胚饼干、赖氨酸面包等；用维生素 A、维生素 D 强化人造奶油，使其营养价值近似于天然奶油，且不含胆固醇；用铁质强化糖果、酱油，用维生素 C 强化果汁、果酱等。一般营养强化剂应尽量在食品加工后期添加并混匀，以免造成加工中营养素的破坏或因添加不当使食品感官质量受损。

（三）在成品中添加

为减少营养素在食品加工时的损失，应尽量将营养强化剂加到成品中。如配方乳粉等可在成品中最后混入，或是在喷雾干燥前添加；碘盐则是将碘酸钾喷洒在食盐表面。

（四）物理、化学强化法

物理、化学强化法是将存在于食品中的某种物质转化成所需营养素的方法。如将牛乳经紫外线照射，维生素 D 骤然增加。此外，食物蛋白质经初步水解后可有利于机体的消化、吸收。

（五）生物强化法

生物强化法是利用生物的作用将食品中原有成分转变成人体所需营养素。如大豆经发酵后，不但其蛋白质受微生物酶分解，而且还可产生一定量的 B 族维生素，尤其是产生植物性食物中所缺少的维生素 B_{12}，因此大大提高其营养价值。

四、营养强化食品

为改善公众营养，我国对营养素缺乏人群实行营养干预政策，已成功地在食盐中强化碘，以防治碘缺乏症。现在正实施国家公众营养改善项目，各种不同的营养强化食品在我国有着巨大的市场。

（一）营养强化面粉

营养强化面粉是国家公众营养改善项目之一，首先对西部退耕还林地区补助面粉进行营养强化试点工作,以改善贫困地区农民的营养状况。

全国面粉营养强化推荐组方(7+1)为:铁 20mg/kg(EDTA 铁钠)或 40mg/kg($FeSO_4$),钙 1000mg/kg(仅适用有配粉系统的企业),锌 25mg/kg,维生素 B_1 3.5mg/kg,维生素 B_2 3.5mg/kg,烟酸、叶酸 2mg/kg,维生素 A 2mg/kg(特批后方可添加)。

(二)营养强化食用油

营养强化食用油也是国家公众营养改善项目之一,针对我国公众维生素 A 摄入量不足的情况,采取在食用油中强化维生素 A 的方法。有些食用油也同时强化了维生素 E 等。

(三)营养强化酱油

营养强化酱油是在酱油中强化铁,即添加乙二胺四乙酸(EDTA 铁钠),可防治部分人群的缺铁性贫血。

(四)儿童辅助食品

儿童辅助食品最主要的是婴幼儿配方乳粉,强化牛磺酸、维生素和矿物质等;孕妇、哺乳期妇女专用食品主要是强化叶酸。我国已制定了强化儿童辅助食品系列标准。

(五)乳及乳制品

鲜乳、乳粉(中老年乳粉、强化乳粉等)等乳制品主要是强化维生素、矿物质及牛磺酸;冰激凌则主要是强化维生素 A、维生素 D。在 2003 年时适合不同人群营养需要的配方乳粉(婴幼儿乳粉、其他配方乳粉)就已超过全年乳粉总产量的 50%。

(六)饮料、罐头和糖果

饮液、软饮料、果汁(味)型饮料主要是强化维生素、矿物质;配制酒主要是强化牛磺酸、维生素;糖果主要是强化维生素和矿物质;果泥主要是强化维生素;水果罐头主要是强化维生素。

(七)其他

其他营养强化食品还有如咀嚼片、饮液、胶囊、肉松、花茶、鸡蛋黄粉、鸡蛋白粉、鸡全蛋粉等食品。

附录二

常见食物性味说明

【蔬菜类】

番茄

[别名]番柿、六月柿、洋柿子、洋海椒。

[性味归经]甘、酸,微寒;归肝、胃、肺经。

[功效应用]1.清热生津;2.开胃消食。

[使用注意]不宜吃未成熟的青色番茄。未成熟的青色番茄含有毒的龙葵碱,食用会感到苦涩,可导致中毒,出现头晕、恶心、周身不适、呕吐及全身疲乏等症状。

南瓜

[别名]番瓜、金瓜、麦瓜。

[性味归经]甘,温;归脾、胃经。

[功效应用]1.补中益气;2.解毒杀虫。

[使用注意]南瓜是热性之物,食用较多易引起腹胀、便秘等疾病。患感染性疾病和发热症状者不宜食用,以防病情恶化。

冬瓜

[别名]白瓜、白冬瓜、枕瓜。

[性味归经]甘、淡,凉;归肺、大肠、小肠、膀胱经。

[功效应用]1.清热利水;2.清热解毒;3.下气消痰。

[使用注意]冬瓜性寒,脾胃虚弱、肾脏虚寒、久病滑泄、阳虚肢冷者忌,月经来潮期间和寒性痛经者忌食。

苦瓜

[别名]锦荔子、癞葡萄、癞瓜。

[性味归经]苦,寒;归脾、胃经。

[功效应用]1.清暑除热;2.解毒。

[使用注意]脾胃虚寒者不宜食,食之令人吐泻腹痛。

黄瓜

［别名］胡瓜、王瓜、刺瓜。

［性味归经］甘,凉;归脾、胃、大肠经。

［功效应用］清热、利水、解毒。

［使用注意］其性寒凉,胃寒者不宜食用。

丝瓜

［别名］天丝瓜、天罗、蛮瓜、布瓜、绵瓜、天吊瓜。

［性味归经］甘,凉;归肝、胃经。

［功效应用］1.清热、解毒、凉血;2.祛风、化痰、通络。

［使用注意］多服能滑肠致泻,脾虚便溏者不宜食用。

越瓜

［别名］菜瓜、稍瓜、生瓜、白瓜。

［性味归经］甘,寒;归肠、胃经。

［功效应用］利小便、解热毒,用于烦热口渴、小便不利等症。

［使用注意］脾胃虚寒者忌服。

葫芦

［别名］壶芦、瓠瓜、甜瓠瓤、葫芦瓜。

［性味归经］甘、淡,平;归肺、脾、肾经。

［功效应用］1.清肺热;2.利尿通淋。

［使用注意］中寒者忌食。

菠菜

［别名］菠棱、赤根菜、波斯菜、鹦鹉菜。

［性味归经］甘,凉;归肠、胃经。

［功效应用］养血止血,滋阴润燥。

［使用注意］不宜与豆腐共煮,以碍消化,影响疗效。脾虚便溏者不宜多食。患肾炎、肾结石的病人不宜食。

芹菜

［别名］水芹菜、香芹、蒲芹、药芹。

［性味归经］甘,凉;归肝、胃、肺经。

［功效应用］1.清热平肝;2.祛风利湿。

［使用注意］脾胃虚弱、大便溏薄者不宜多食。

韭菜

［别名］起阳草、长生韭扁菜。

［性味归经］辛，温；归肝、胃、肾经。

［功效应用］1.温中开胃；2.行气活血；3.补肾助阳。

［使用注意］阴虚内热及疮疡、目疾患者忌食。

圆白菜

［别名］甘蓝、蓝菜、西土蓝、洋白菜、卷心菜、包心菜、莲花白。

［性味归经］甘，平；归脾、胃经。

［功效应用］1.益脾胃、祛结气；2.缓急止痛。

［使用注意］对于腹腔和胸外科手术后，胃肠溃疡及其出血特别严重时，患腹泻及肝病时不宜吃。

蕹菜

［别名］空心菜、瓮菜、空筒菜、藤藤菜、无心菜、竹叶菜。

［性味归经］甘，微寒；归肝、心、大肠、小肠经。

［功效应用］1.清热凉血、利尿；2.润肠通便；3.清热解毒。

［使用注意］脾虚泄泻者不宜多食。

苋菜

［别名］青香苋。

［性味归经］甘，凉；归肺、大肠经。

［功效应用］1.清热、解毒、利尿；2.通利大便。

［使用注意］脾弱便溏者慎食。

茼蒿

［别名］蓬蒿、茼蒿菜、蒿菜、菊花菜。

［性味归经］辛、甘，平；归脾、胃经。

［功效应用］1.调和脾胃，利小便；2.化痰止咳。

［使用注意］泄泻禁用。

落葵

［别名］汤菜、承露、胭脂菜、木耳菜、紫角叶、天葵。

［性味归经］甘、酸，寒；归心、肝、脾、大肠、小肠经。

［功效应用］1.清热、滑肠、润燥；2.凉血、解毒、生肌。

［使用注意］孕妇及脾胃虚寒者慎食。

芸薹

［别名］油菜薹、寒菜、芸薹菜、薹菜。

［性味归经］甘、辛，凉；归肺、肝、脾经。

［功效应用］散血消肿。

［使用注意］麻疹后、疮疖、目疾者不宜食。

芥菜

［别名］雪里蕻、大芥、皱叶芥、黄芥。

［性味归经］辛,温;归肺、胃经。

［功效应用］1.宣肺豁痰;2.温中健胃;3.散寒解表。

［使用注意］凡疮疡、目疾、痔疮、便血及平素热盛之患者忌食。

莴苣

［别名］莴苣笋、莴笋、千金菜、香马笋。

［性味归经］苦、甘,凉;归肠、胃经。

［功效应用］清热利尿。

［使用注意］不可多食,多食使人目糊。

胡荽

［别名］香菜、香荽、芫荽。

［性味归经］辛,温;归肺、脾经。

［功效应用］1.透发麻疹;2.消食下气。

［使用注意］非风寒外感者忌食,麻疹已透或虽未透出而热毒壅滞者不宜食。

枸杞苗

［别名］枸杞尖、枸杞菜、地仙苗、甜菜、枸杞叶、枸杞头。

［性味归经］苦、甘,凉;归肝、肾经。

［功效应用］1.清退虚热;2.补肝明目;3.生津止渴。

［使用注意］不适宜外感实热、脾虚泄泻者服用。

椿叶

［别名］香椿、春尖叶。

［性味归经］苦、涩,平;归心、脾、大肠经。

［功效应用］解毒杀虫。

［使用注意］椿叶的初生嫩芽味鲜,叶老后则不堪食用。

黄花菜

［别名］金针菜、萱草。

［性味归经］甘,平;归肝、脾、肾经。

［功效应用］1.养血平肝;2.利尿、消肿、止血;3.发奶。

［使用注意］患有皮肤瘙痒症者忌食。黄花菜含粗纤维较多,肠胃病患者慎食。

荠菜

[别名]护生草、芊菜、鸡心菜、净肠草、菱角菜、地米菜、鸡脚菜。

[性味归经]甘,凉;归肝、脾、肺经。

[功效应用]1.清热止血、平肝明目;2.利尿消肿。

[使用注意]荠菜可宽肠通便,故便溏者慎食。因性凉,体质虚寒者不能食用。

蕺菜

[别名]鱼腥草、紫蕺、九节莲、肺形草、臭菜、臭腥草。

[性味归经]辛,微寒;归肺经。

[功效应用]1.清热解毒,消痈排脓;2.利尿通淋。

[使用注意]本品入汤剂宜后下,不宜久煎。

马齿苋

[别名]长寿菜。

[性味归经]酸,寒;归大肠、肝、脾经。

[功效应用]1.清热解毒;2.消痈利尿。

[使用注意]脾胃虚寒、肠滑腹泻者不宜食用。

四季豆

[别名]白饭豆、云扁豆、龙爪豆、龙骨豆、芸豆、白豆、二生豆。

[性味归经]甘、淡,平;归脾、胃经。

[功效应用]解热、利尿、消肿。

[使用注意]食用前应充分加热至熟透。

扁豆

[别名]四季豆、藤豆。

[性味归经]甘,平;归脾、胃经。

[功效应用]1.健脾和中;2.化湿消暑。

[使用注意]患寒热病者、患冷气人、患疾者不可食用。

豇豆

[别名]豆角、角豆、裙带豆。

[性味归经]甘,平;归脾、胃经。

[功效应用]1.健胃补肾;2.利尿除湿。

[使用注意]豇豆不可生吃。豇豆有溶血素和毒蛋白,这两种物质是有毒的,煮熟才能破坏,生吃会引起呕吐或腹泻。

刀豆

[别名]挟剑豆、大刀豆、刀芭豆、刀培豆。

［性味归经］甘,平;归胃经。

［功效应用］1.和中下气;2.活血散瘀。

［使用注意］刀豆含有大量皂甙和血球凝集素,食用时若没有熟透,则会发生中毒。为了防止中毒发生,食用前可用沸水焯透或热油煸,直至变色熟透,方可安全食用。

茄子

［别名］落苏。

［性味归经］甘,凉;归脾、胃、大肠经。

［功效应用］1.清热解毒;2.活血消肿。

［使用注意］其性寒滑,脾胃虚寒之人不宜多食,肠滑腹泻者慎食。

辣椒

［别名］番椒、秦椒、海椒、辣茄。

［性味归经］辛,热;归心、脾经。

［功效应用］温中散寒,开胃消食。

［使用注意］不宜多食,阴虚有热者勿食。因辣椒具有较强的刺激性,容易引起口干、咳嗽、咽痛、便秘等。

萝卜

［别名］莱菔。

［性味归经］辛、甘,凉;归脾、肺经。

［功效应用］1.清热生津,凉血止血;2.下气宽中,消食化痰。

［使用注意］脾胃虚寒者不宜生食。习惯上认为服人参时,不可同服本品,以免影响药力。

胡萝卜

［别名］红萝卜、黄萝卜、葫芦菔、丁香萝卜。

［性味归经］甘,平;归肺、脾经。

［功效应用］1.健脾化滞;2.润肠通便;3.杀虫。

［使用注意］不宜多食或过食。过食会引起黄皮病,全身皮肤黄染。

土豆

［别名］马铃薯、洋芋、洋番薯。

［性味归经］甘,平;归胃、大肠经。

［功效应用］1.益气健脾;2.解毒。

［使用注意］凡腐烂、霉烂或生芽较多的土豆(均含过量龙葵素,极易引起中毒)一律不能食用。

山药

[别名]薯蓣。

[性味归经]甘,平;归脾、肺、肾经。

[功效应用]1.补脾益胃;2.益肺补肾。

[使用注意]山药有收涩的作用,故大便燥结者不宜食用,另外有实邪者忌食山药。

芋头

[别名]芋艿、毛芋。

[性味归经]甘、辛,平,有小毒;归肠、胃经。

[功效应用]解毒、散结、消瘰。

[使用注意]食滞胃痛及肠胃湿热者忌食。

苤蓝

[别名]大头菜、芥蓝、茄连、玉蔓青。

[性味归经]甘、辛,凉;归大肠、膀胱经。

[功效应用]利水消肿,解毒。

[使用注意]储存时应放入塑料袋及保鲜袋中,放入冰箱冷藏室,储藏适宜温度为3℃。若温度过高则会影响品质。

番薯

[别名]红苕、甘薯、山芋、红山药、红薯、金薯、土瓜、白薯。

[性味归经]甘,平;归脾、胃、大肠经。

[功效应用]1.补脾益胃;2.生津止渴;3.通利大便

[使用注意]由于红薯含糖量高,空腹吃会产生大量胃酸,当胃酸过多时会刺激胃黏膜而引起返酸,让人有烧心的感觉。同时,红薯还含一种氧化酶,在胃肠道里会产生大量二氧化碳气体,容易引起胃胀、打嗝等症状。

魔芋

[别名]鬼芋、白药莉、黑芋头、雷星、星芋。

[性味归经]辛,温;有毒。归心、脾经。

[功效应用]1.化痰散积;2.行瘀消肿。

[使用注意]切勿食药渣,以免中毒。

慈菇

[别名]茨菰、白地票。

[性味归经]苦、甘,微寒;归心、肝、肺经。

　　[功效应用]行血通淋。

　　[使用注意]慈菇生长在水中泥土里,所以会带有土腥味和涩味,建议食用时加盐在沸水中煮 2~3 分钟,这样能去除慈菇中的土腥味和涩味。

苜头

　　[别名]薤白头、野蒜、小独蒜。

　　[性味归经]辛、苦,温;归胃、大肠经。

　　[功效应用]1.通阳散结;2.理气导滞。

　　[使用注意]气虚者慎用。不耐蒜味者少食。

竹笋

　　[别名]笋、毛笋、竹芽、竹萌。

　　[性味归经]甘,寒;归胃、肺经。

　　[功效应用]1.清热化痰、消食;2.解毒透疹;3.和中润肠。

　　[使用注意]患有泌尿系统疾病和结石的患者不宜多吃,竹笋中的草酸盐易与其他食物中的钙质结合成难以溶解的草酸钙;少年儿童也不宜多吃,因为正处在成长发育期的未成年人,骨骼的成长需要大量的钙质,而草酸盐会影响机体对钙质的吸收。竹笋乃寒性食品,有涩味,含较多的粗纤维,容易使胃肠蠕动加快,还对胃溃疡、十二指肠溃疡、胃出血患者极为不利。

芦笋

　　[别名]芦尖。

　　[性味归经]甘,寒;归肺、胃经。

　　[功效应用]清热解毒,生津利水。

　　[使用注意]脾胃虚寒者忌服。《食鉴本草》载:"忌巴豆。"

洋葱

　　[别名]洋葱头、玉葱。

　　[性味归经]辛,温;归脾、胃经。

　　[功效应用]理气和胃,健脾进食。

　　[使用注意]多食目糊和发热。热病后不宜进食。

大蒜

　　[别名]蒜头、大蒜头、独蒜、胡蒜。

　　[性味归经]辛,温;归脾、胃经。

　　[功效应用]1.温中消食;2.解毒杀虫。

　　[使用注意]过食能动火、耗血、有碍视力。阴虚火旺者忌用。

百合

[别名]百合蒜。

[性味归经]甘、微苦,平;归心、肺经。

[功效应用]1.润肺止咳;2.清心安神。

[使用注意]脾胃虚弱、大便稀溏者不宜多食。

藕

[别名]七孔菜。

[性味归经]甘,寒;归心、脾、胃经。

[功效应用]1.清热生津,凉血散瘀;2.补脾、开胃、止泻。

[使用注意]煮藕时忌用铁器,以免引起食物发黑。脾虚胃寒者、易腹泻者不宜食用生藕,生藕性偏凉,生吃凉拌较难消化,有碍脾胃,所以宜食用熟藕。

香蕈

[别名]香菇、冬菇。

[性味归经]甘,平;归胃经。

[功效应用]1.补脾益气;2.抗肿瘤;3.托痘疹。

[使用注意]香蕈为发物.有过敏史人群慎食。

蘑菇

[别名]蘑菇蕈、蘑子蕈、肉蕈。

[性味归经]甘,凉;归胃、肠、肺经。

[功效应用]补脾益气。

[使用注意]蘑菇为发物,有过敏史人群慎食。

木耳

[别名]黑木耳、桑耳、松耳。

[性味归经]甘,平;归胃、大肠经。

[功效应用]凉血止血。

[使用注意]有出血性疾病、腹泻的人应不食或少食。

银耳

[别名]白木耳、白耳子。

[性味归经]甘,平;归肺、胃、肾经。

[功效应用]1.滋阴润肺;2.益胃生津。

[使用注意]作用缓慢,久食才有效。

茭白

[别名]茭笋、菰笋、茭耳菜、绿节。

［性味归经］甘,寒;归脾经。

［功效应用］1.清热生津;2.利尿除湿;3.通利大便。

［使用注意］脾胃虚弱、遗精患者不宜用。

豆豉

［别名］香豉、淡豉、淡豆豉。

［性味归经］苦,寒;归肺、胃经。

［功效应用］1.疏风解表;2.清热除烦。

［使用注意］胃虚易呕吐者慎服。

豆腐

［别名］没骨肉、小宰羊。

［性味归经］甘,凉;归脾、胃、大肠经。

［功效应用］1.益中气,和脾胃;2.健脾利湿;3.清肺健肤;4.清热解毒,下气消痰。

［使用注意］不可过食,过食则腹胀、恶心,可用菠萝解。民间流传疔疮病人忌食豆腐。

黄豆芽

［别名］清水豆芽。

［性味归经］甘,温;归脾、大肠经。

［功效应用］祛黑痣,治疣赘,润肌肤。

［使用注意］勿食无根豆芽,因为无根豆芽在生长过程中喷洒了除草剂,而除草剂一般都有致癌、致畸、致突变的作用。

绿豆芽

［别名］豆芽菜、银针菜。

［性味归经］甘,寒;归脾、胃经。

［功效应用］1.清热解毒;2.醒酒解毒;3.利小便。

［使用注意］脾胃虚寒者不宜久食。

石花菜

［别名］海菜、琼枝、草珊瑚、石华。

［性味归经］甘、咸,寒;归肝、肺经。

［功效应用］清热化痰。

［使用注意］脾胃虚寒者及孕妇慎食。

龙须菜

［别名］发菜、海菜、线菜、江蓠、牛毛。

[性味归经]甘,寒;归脾经。

[功效应用]1.软坚散结;2.清热利水。

[使用注意]龙须菜性味甘、寒,具有助消化、解积腻、清肠胃、止血、降压的功效。龙须菜因不含脂肪,故有山珍"瘦物"之美称。由于龙须菜含有中等嘌呤,凡属痛风性关节炎、高尿酸血症的患者缓解期请谨慎食用,减少嘌呤摄入。

紫菜

[别名]索菜、子菜。

[性味归经]甘、咸,寒;归肺经。

[功效应用]1.化痰软坚;2.清热利尿。

[使用注意]不宜多食,尤其是素体脾虚者可致腹胀。

海带

[别名]海带草、海草、海马蔺。

[性味归经]咸,寒;归肺经。

[功效应用]1.软坚化痰;2.祛湿止痒。

[使用注意]患有甲亢的病人不可以吃海带,因为海带含有的碘元素十分的丰富,如果食用则会加重病情。

【粮谷类】

粳米

[别名]大米、瓶米、硬米。

[性味归经]甘,平;归脾、胃经。

[功效应用]补中益气。

[使用注意]平时不宜多食精制后的细粮。

糯米

[别名]糯稻米、江米、元米。

[性味归经]甘,温;归脾、胃、肺经。

[功效应用]1.补中益气;2.益气固表。

[使用注意]因性极柔黏,难以消化,脾胃虚弱者不宜多食。

粟米

[别名]小米、白粱粟、粟谷。

[性味归经]甘、咸,凉;归肾、脾、胃经。(陈粟米味苦性寒)

[功效应用]1.健脾和胃;2.补益虚损。

[使用注意]不宜多食、久食。

黍米

[别名]稷米、穄米、穄米、黄米。

[性味归经]甘,平;归胃、大肠、肺、脾经。

[功效应用]1.益气补肺;2.和胃补中。

[使用注意]不宜多食、久食。

高粱

[别名]蜀秫、番黍、芦粟、木稷。

[性味归经]甘、涩,温;归脾、胃经。

[功效应用]健脾和胃,渗湿止痢。

[使用注意]便秘者慎用;其苗生嚼有毒。

薏苡仁

[别名]薏仁、苡仁、苡米。

[性味归经]甘、淡,微寒;归脾、胃、肺经。

[功效应用]1.健脾利水;2.利湿除痹;3.清热排脓;4.清利湿热。

[使用注意]汗少便秘者不宜用。

荞麦

[别名]乌麦、花荞、甜荞、荞子。

[性味归经]甘,凉;归脾、胃、大肠经。

[功效应用]1.健脾除湿;2.消积下气。

[使用注意]本品不宜多食,多食令人昏眩;脾胃虚寒者忌用。

大麦

[别名]倮麦、饮麦、赤膊麦。

[性味归经]甘、咸,凉;归脾、胃经。

[功效应用]1.健脾消食;2.清热利水。

[使用注意]胃不好的人空腹的时候不宜喝大麦茶。这种情况喝了会感觉胃部不适,严重的可能会拉肚子。

小麦

[别名]麸麦、浮麦、浮小麦、空空麦、麦子软粒、麦。

[性味归经]甘,凉;归心经。

[功效应用]1.养心除烦;2.健脾益肾;3.除热止渴。

[使用注意]无汗而烦躁或虚脱汗出者忌用。

雀麦米

[别名]燕麦、杜姥草、牛星草、野小麦、野大麦。

[性味归经]甘,平;归肝、脾、胃经。

[功效应用]益肝和胃,用于肝胃不和所致食少、纳差、大便不畅等。

[使用注意]雀麦米是一种杂草,亦称雀麦,别名破关草、破管草(见《纲目拾遗》),有热毒,误食伤人肌肤,立能溃肿,只能外用,不能内服,不可不知。

绿豆

[别名]青小豆。

[性味归经]甘,凉;归心、胃经。

[功效应用]1.清热解暑、利尿;2.解毒。

[使用注意]因性寒凉,脾胃虚寒或阳虚之人不宜服用。

黄豆

[别名]黄大豆。

[性味归经]甘,平;归脾、大肠经。

[功效应用]1.补脾益气;2.清热解毒。

[使用注意]食用时宜高温煮烂,不宜食用过多,以碍消化而致腹胀。

黑大豆

[别名]乌豆、黑豆、冬豆子。

[性味归经]甘,平;归脾、肾经。

[功效应用]1.补肾益阴;2.健脾利湿;3.祛风除痹;4.解毒。

[使用注意]《本草经集注》记载本品"恶五参、龙胆"。

赤小豆

[别名]红豆、红小豆、赤豆、朱小豆。

[性味归经]甘、酸,平;归心、小肠经。

[功效应用]1.健脾利水;2.解毒消肿。

[使用注意]阴虚而无湿热者及小便清长者忌食。

豌豆

[别名]寒豆、雪豆、毕豆。

[性味归经]甘,平;归脾、胃经。

[功效应用]1.补中益气;2.清热解毒。

[使用注意]炒熟的干豌豆尤其不易消化,过食可引起消化不良、腹胀等。

蚕豆

[别名]佛豆、胡豆。

[性味归经]甘,平;归脾、胃经。

[功效应用]1.补脾益胃;2.清热利湿。

[使用注意]不可生食。其性壅滞,多食令人腹胀。中焦虚寒者不宜食用。蚕豆过敏者不宜食用。

玉米

[别名]玉蜀黍、苞米、苞谷、六谷。

[性味归经]甘,平;归脾、胃经。

[功效应用]1.调中开胃;2.利水通淋。

[使用注意]不宜单独长期服食。

芝麻

[别名]胡麻、巨胜、黑芝麻、白芝麻。

[性味归经]甘,平;归肝、肾、肺经。

[功效应用]1.补肝、肾,润五脏;2.润燥滑肠。

[使用注意]脾虚便溏者忌用。

【水果类】

荔枝

[别名]离支、丹荔。

[性味归经]甘、酸,温;归心、脾、肝经。

[功效应用]1.补脾;2.益肝补血;3.温中理气止痛;4.补心安神。

[使用注意]不可多食,阴虚火旺者慎用。

龙眼肉

[别名]桂圆肉。

[性味归经]甘,温;归心、脾经。

[功效应用]补心安神,养血益脾。

[使用注意]脾胃有痰及消化不良者忌服,以免因淤痰堵塞在胸口而引起哮喘。因其葡萄糖含量较高,糖尿病患者少服为佳,以免加重病情。

大枣

[别名]红枣、枣子。

[性味归经]甘,温;归脾、胃经。

[功效应用]1.补中益气;2.养血安神;3.缓和药性。

[使用注意]湿盛或脘腹胀满者忌用。食积、虫积、龋齿作痛及痰热咳嗽均忌服。烂枣不能食用。

山楂

［别名］棠子、机、酸梅子、酸查。

［性味归经］酸、甘，温；归脾、胃、肝经。

［功效应用］1.消食化积；2.活血散瘀。

［使用注意］胃中无积、脾胃虚弱和牙齿有病者不宜食用。

胡桃仁

［别名］胡桃肉、核桃仁、核桃肉。

［性味归经］甘，温；归肺、肾、大肠经。

［功效应用］1.补肾强腰；2.温肺定喘；3.润肠通便。

［使用注意］阴虚火旺、痰热咳嗽及便溏者均不宜服。

栗子

［别名］板栗、棋子、栗果、大栗、栗楔。

［性味归经］甘，温；归脾、胃、肾经.。

［功效应用］1.养胃健脾；2.补肾强腰。

［使用注意］本品生食难化，熟食又易滞气膈食，故不宜多食。脾湿者禁用。

松子

［别名］松子仁、海松子、新罗松子。

［性味归经］甘，温；归肝、肺、大肠经。

［功效应用］1.润肺止咳；2.补虚润肠。

［使用注意］大便溏薄者不宜多食。

槟榔

［别名］大腹子、海南子。

［性味归经］辛、苦，温；归胃、大肠经。

［功效应用］1.杀虫；2.行气消积；3.利水消肿。

［使用注意］脾虚便溏者不宜服用。不宜多食。

石榴

［别名］安石榴、甘石榴、丹若。

［性味归经］甘、酸，温；归胃、大肠经。

［功效应用］1.生津止渴；2.涩肠止泻。

［使用注意］不宜多食，多食易伤肺损齿。

番石榴

［别名］秋果、鸡矢果、饭桃。

［性味归经］酸、涩，温；归大肠经。

［功效应用］收敛止泻：用于久泻、久痢。本品酸温而涩，能涩肠止泻，用番石榴6~10g，煎汤内服。

［使用注意］儿童及有便秘习惯或有内热的人要谨慎进食，不可多吃。

杨梅

［别名］白蒂梅、树梅。

［性味归经］甘、酸，温；归肺、胃经。

［功效应用］1.生津止渴；2.和胃止呕；3.涩肠止泻。

［使用注意］多食助湿生痰、损齿。

樱桃

［别名］含桃、荆桃、朱樱、朱果、樱珠。

［性味归经］甘，温；归脾、肝经。

［功效应用］1.解表透疹；2.祛风除湿。

［使用注意］不可多食，多食令人吐。

桃

［别名］桃实、桃子。

［性味归经］甘、酸，温；归胃、大肠经。

［功效应用］养阴，生津，润燥。

［使用注意］不可多食，尤其是生桃更不能多吃，多食易使人腹胀并生痈疖。

杏

［别名］杏子、杏实。

［性味归经］酸、甘，温；归肺、大肠经。

［功效应用］1.止咳定喘；2.生津止渴，用于胃阴不足，口渴咽干。

［使用注意］不可多食，多食易上火，生痈疖，并对牙齿不利。

梅

［别名］青梅、梅实、乌梅。

［性味归经］酸，温；归肝、脾、肺、大肠经。

［功效应用］1.敛肺止咳；2.生津止渴；3.涩肠止泻；4.安蛔止痛。

［使用注意］胃酸过多者慎用，有实邪者忌用。

李

［别名］李子、李实、嘉庆子。

［性味归经］甘、酸，平；归肝、胃经。

[功效应用]1.清肝除热;2.生津止渴。

[使用注意]多食易生痰湿、伤脾胃,又损齿。故脾虚痰湿及小儿不宜多吃。

葡萄

[别名]草龙珠、蒲桃。

[性味归经]酸、甘;归肝、肺、肾经。

[功效应用]1.补气血;2.益肝肾;3.生津止渴除烦;4.利小便。

[使用注意]脾胃虚弱者不宜多食,多食则令人泄泻。

枸杞子

[别名]苟起子、甜菜子、狗奶子、地骨子、血杞子。

[性味归经]甘,平;归肝、肾、肺经。

[功效应用]1.补肝肾、生精养血、明目;2.滋阴、润肺、止嗽。

[使用注意]外邪实热、脾虚便溏者不宜服。

葵花子

[别名]葵子、向日葵子。

[性味归经]甘,平;归大肠经。

[功效应用]驱虫;用于蛲虫病。

[使用注意]炒后性温燥,多食易引起口干、口疮、牙痛等上火症状。

椰子

[别名]胥余、胥耶、越王头、椰糅。

[性味归经]甘,平;归脾、胃、大肠经。

[功效应用]消疳驱虫,用于小儿疳积、绦虫等证。

[使用注意]椰子汁性寒,肠胃不好的人不宜过多饮用;同时病毒性肝炎、脂肪肝、支气管哮喘、高血压、脑血管疾病、胰腺炎、糖尿病等患者也应忌食。

无花果

[别名]天生子、映日果、文仙果、奶浆果、蜜果。

[性味归经]甘,平;归脾、胃经。

[功效应用]1.健胃润肠;2.清热、解毒、消肿。

[使用注意]无花果本身性寒,所以女生宜适量食用。大便溏薄者不宜生食。

白果

[别名]银杏。

[性味归经]甘、苦、涩,平,有小毒;归肺、肾经。

[功效应用]1.敛肺平喘;2.收涩止带;3.杀虫。

[使用注意]不可生食,熟食亦不可过量,以防中毒。本品的毒性成分能溶于水,加热可使其毒性减弱。

番木瓜

[别名]石瓜、万寿果、番瓜、蓬生果、乳瓜。

[性味归经]甘,平;归脾、胃经。

[功效应用]健胃消食,止痢,用于消化不良、胃痛、痢疾等证。

[使用注意]脾胃虚寒者禁用。

橄榄

[别名]青果、青子。

[性味归经]甘、酸,平;归脾、胃经。

[功效应用]1.清肺、利咽、生津;2.解毒。

[使用注意]青橄榄果如果没有一点黄色,说明已经矾水浸泡过,为的是好看,最好不要食用或吃时务必要漂洗干净。

菠萝

[别名]凤梨。

[性味归经]甘、微涩,平;归脾、胃经。

[功效应用]1.清暑解渴;2.消食止泻。

[使用注意]菠萝中的少量菠萝蛋白酶吃到胃里后就被胃液分解破坏,但是有少数人对这种酶有过敏反应,吃后15分钟到1小时出现剧烈腹痛、恶心、呕吐、腹泻、四肢潮红、荨麻疹、头痛、头晕、口舌发麻等症状。

柠檬

[别名]黎檬子、柠果。

[性味归经]酸,平。

[功效应用]1.祛暑、生津、止渴;2.和胃安胎。

[使用注意]柠檬味极酸,易伤筋损齿,不宜食过多。牙痛者忌食,糖尿病人亦忌。另外胃及十二指肠溃疡或胃酸过多患者忌用。

苹果

[别名]奈、频婆、天然子。

[性味归经]甘、酸,凉;归脾、肺经。

[功效应用]1.生津、润肺;2.除烦、解暑;3.开胃、醒酒;4.止泻。

[使用注意]溃疡性结肠炎的病人不宜生食苹果,尤其是在急性发作期,由于肠壁溃疡变薄,苹果质地较硬,又加上含有1.2%粗纤维和0.5%有机酸的刺激,很不利于肠壁溃疡面的愈合,且可因机械性地作用肠壁易诱发肠穿孔、肠扩张、肠梗

阻等并发症。

橘

［别名］橘子、橘实、黄橘。

［性味归经］甘、酸,凉;归肺、胃经。

［功效应用］1.理气和中;2.生津止渴;3.化痰止咳。用于咳嗽、痰多之证。以沸水泡橘饼,饮汤食饼。

［使用注意］不宜过量食用,多食易生痰湿,故痰湿内盛、咳嗽者不宜多食。

柑

［别名］柑子、金实。

［性味归经］辛、甘,温;归肝、胃经。

［功效应用］生津止渴、醒酒利尿,用于热病后津伤之口渴或伤酒烦渴之证。

［使用注意］本品可适量生食或捣汁饮服。

柚

［别名］柚子、胡柑、臭柚、文旦。

［性味归经］甘、酸,寒;归肺、胃经。

［功效应用］1.行气宽中、开胃消食;2.解渴、化痰、止咳;解酒毒,治饮酒人口气。

［使用注意］柚子性寒,脾虚泄泻的人吃了柚子会腹泻,故身体虚寒的人不宜多吃。

梨

［别名］果宗、快果、蜜父、玉乳。

［性味归经］甘、微酸,凉;归肺、胃经。

［功效应用］1.润肺消痰;2.清热生津。

［使用注意］脾虚便溏及寒嗽者忌食。

柿子

［别名］鲜柿、绿柿。

［性味归经］甘、涩,寒;归肺、胃、大肠经。

［功效应用］1.清热润燥;2.生津止渴。

［使用注意］柿子忌空腹食、忌多食,忌吃生柿子。柿子含有大量果胶和柿胶酚,未熟透的柿子还含有鞣质(成熟后含量不及 1%,而未成熟时可达 25%),遇到胃酸可凝结成块;柿子吃得过多时,凝块甚至会变成硬块——胃柿石,其表面粗糙,不断摩擦胃黏膜,可导致胃黏膜糜烂或溃疡,引起呕血或便血等损害。

香蕉

[别名]甘蕉、蕉子、蕉果。

[性味归经]甘,寒;归脾、胃经。

[功效应用]1.清热润肠;2.润肺止咳。

[使用说明]本品性寒滑肠通便,脾虚便溏者不宜多食。

枇杷

[别名]芦橘、金丸、芦枝。

[性味归经]甘、酸,凉;归脾、肺、肝经。

[功效应用]1.润肺、化痰、止咳;2.和胃、降逆、止呕。

[使用注意]多食助湿生痰,脾虚滑泄者忌用。

阳桃

[别名]五敛子、五棱子、羊桃,杨桃。

[性味归经]甘、酸,寒;归脾、胃经。

[功效应用]清热解毒、生津止渴、利尿通淋。

[使用注意]脾胃虚寒、食少便溏者不宜多食。

猕猴桃

[别名]羊桃、阳桃、扬桃、猕猴梨。

[性味归经]甘、酸,寒;归肾、胃、膀胱经。

[功效应用]1.清热生津;2.和胃消食;3.利湿通淋。

[使用注意]脾胃虚寒者慎用。

桑葚

[别名]桑实、桑果。

[性味归经]甘,寒;归心、肝、肾经。

[功效应用]1.滋阴补血;2.生津、润肠。

[使用注意]脾胃虚寒及腹泻者忌用。

罗汉果

[别名]拉汗果、假苦瓜。

[性味归经]甘,凉;归脾、肺经。

[功效应用]1.清肺利咽;2.清热润肠。

[使用注意]脾胃虚寒者忌服。

杧果

[别名]庵罗果、蜜望、望果、沙果梨、檬果。

[性味归经]甘、酸,凉;归脾、胃经。

[功效应用]养胃止呕,生津利尿。

[使用注意]不可过食。《开宝本草》记载:动风气、天行病后及饱食后均不宜食之,亦不可与大蒜辛物同食,令人患黄疸。

西瓜

[别名]寒瓜、夏瓜、水瓜、天生白虎汤。

[性味归经]甘、寒;归心、胃、膀胱经。

[功效应用]1.清热解暑、生津止渴;2.利尿除烦。

[使用注意]本品性属寒凉,多食能积寒助湿,凡中寒湿盛者慎用。

甜瓜

[别名]番瓜、甘瓜、熟瓜。

[性味归经]甘,寒;归心、胃经。

[功效应用]1.清热解暑,除烦止渴;2.清热利尿。

[使用注意]脾胃虚寒、腹胀便溏者忌用。

哈密瓜

[别名]香瓜、甘瓜、果瓜、菜瓜。

[性味归经]甘,寒;归心、胃经。

[功效应用]1.清暑除烦、止渴利尿;2.清热利尿。

[使用注意]本品性寒凉,脾胃虚寒、腹胀便溏之人不宜多食。

地瓜

[别名]木瓜、凉瓜、凉薯、薯瓜。

[性味归经]甘,凉;归胃经。

[功效应用]清热除烦,生津止渴。用于热病烦渴。

[使用注意]脾胃虚寒者不宜服用。

花生

[别名]落花生。

[性味归经]甘,平;归肺、脾、胃经。

[功效应用]1.润肺止咳;2.和胃健脾。

[使用注意]本品质润多脂,故体寒湿滞及肠滑便泄者不宜食用。霉花生不能食,因其易产生黄曲霉毒素,可诱发肝癌。

荸荠

[别名]乌芋、地粟、马蹄。

[性味归经]甘,寒;归肺、胃经。

[功效应用]1.清热生津;2.消积化痰。

[使用注意]脾胃虚寒及血虚者慎用。

莲子

[别名]莲实、莲米、莲肉。

[性味归经]甘、涩,平;归脾、肾、心经。

[功效应用]1.补脾涩肠;2.固肾涩精;3.养心安神。

[使用注意]中满痞胀、大便燥结者忌服。

芡实

[别名]鸡头实、鸡头米。

[性味归经]甘、涩,平;归脾、肾、心经。

[功效应用]1.补脾止泻;2.固肾涩精。

[使用注意]芡实性质较固涩收敛,不但大便硬化者不宜食用,一般人也不适合把它当主粮吃。芡实分生用和炒用两种。生芡实以补肾为主,而炒芡实以健脾开胃为主。"生食过多,动风冷气;熟食过多,不益脾胃,兼难消化;小儿多食,令不长。"平时有腹胀症状的人更应忌食。

菱

[别名]菱角、水菱。

[性味归经]甘,凉;归脾、胃经。

[功效应用]1.清热除烦;2.益气健脾。

[使用注意]痢疾患者不宜食。不可多食,否则令人腹胀。

甘蔗

[别名]糖梗、竿蔗。

[性味归经]甘,寒;归肺、胃经。

[功效应用]1.清热润燥;2.生津止渴;3.透疹。

[使用注意]脾胃虚寒、痰湿咳嗽者慎用。

【酿造类】

白砂糖

[别名]石蜜、白糖、白霜糖。

[性味归经]甘,平;归脾、肺经。

[功效应用]1.补中缓急;2.润肺生津。

[使用注意]吃糖不宜过多,否则对身体有害无益(如过量食糖,可使人发胖,

引起牙病、脑功能障碍及酸血症等）。痰湿或中满纳差者不宜用。

赤砂糖

［别名］砂糖、紫砂糖、红糖、黑砂糖、片黄糖。

［性味归经］甘,温;归肝、脾、胃经。

［功效应用］1.活血化瘀;2.补血养肝。

［使用注意］有痰湿或中满纳差者不宜服。

饴糖

［别名］胶饴、软糖。

［性味归经］甘,微温;归脾、胃、肺经。

［功效应用］1.补中益气;2.缓急止痛;3.润肺止咳;4.解毒。

［使用注意］湿阻中满、湿热内郁、痰湿甚者忌用。

蜂蜜

［别名］石蜜、食蜜、白蜜、蜜糖、蜂糖。

［性味归经］甘,平;归肺、脾、大肠经。

［功效应用］1.补中缓急;2.润肺止咳;3.润肠通便。

［使用注意］痰湿内盛、中满痞胀及肠滑易泻者忌用。

茶叶

［别名］茗、荼、苦茶、腊茶、茶芽。

［性味归经］苦、甘,凉;归心、肺、胃经。

［功效应用］1.清热除烦;2.清利头目;3.消食化积;4.通利小便。

［使用注意］失眠者、孕妇及哺乳妇忌用。空腹、发热、便秘者忌饮浓茶、隔夜茶。

酒

［别名］杜康、欢佰、杯中物。

［性味归经］甘、苦、辛,温,有毒;归心、肝、肺、胃经。

［功效应用］1.温通经脉;2.舒筋、散寒、止痛;3.引行药势。

［使用注意］平素不宜过量饮酒,尤不宜于空腹时大量饮酒。阴虚有热、失血及湿热盛者忌服。

咖啡

［别名］咖啡豆、咖啡果、咖啡粉、咖啡茶。

［性味归经］甘,温;归心、肺经。

［功效应用］1.醒脑提神;2.利尿消肿

[使用注意]失眠者慎服,孕妇和小儿忌服,不宜短时间过量饮用。

食盐

[别名]盐、咸鹾、海盐、井盐、池盐、岩盐、大盐、零盐。

[性味归经]咸,寒;归胃、肾、大肠、小肠经。

[功效应用]1.通吐痰积;2.清火凉血;3.引药归肾。

[使用注意]不宜过量食用。水肿者忌用。高血压患者应控制盐的摄入量。

酱油

[别名]豉油。

[性味归经]咸,寒;归脾、胃、肾经。

[功效应用]除热解毒。

[使用注意]不宜高温加热。

醋

[别名]苦酒、淳酢、醯、米醋。

[性味归经]酸、苦,温;归肝、胃经。

[功效应用]1.活血化瘀;2.止血;3.解毒;4.安蛔止痛。

[使用注意]不宜多食,否则伤筋软齿。脾胃湿盛、外感初起者忌用,溃疡病患者不宜食用。

味精

[别名]味素、味之素、味丹。

[性味归经]甘,温;归胃、肝经。

[功效应用]1.增鲜开胃;2.醒脑镇惊。

[使用注意]不宜长时间高温煎煮。

生姜

[别名]姜、鲜姜。

[性味归经]辛,温;归肺、胃、脾经。

[功效应用]1.发表散寒;2.温胃止呕;3.解毒。

[使用注意]不宜久服(久服积热,损阴伤目)。阴虚、内有实热,或患痔疮者忌用。

葱

[别名]葱头白、和事草、小葱、四季葱。

[性味归经]辛,温;归肺、胃经

[功效应用]1.通阳发表;2.解毒止痛。

[使用注意]不宜与蜂蜜同服,肾脏疾病患者尽量少用。

胡椒

[别名]黑胡椒、白胡椒、浮椒、玉椒。

[性味归经]辛,热;归胃、大肠经。

[功效应用]1.温中止痛;2.开胃消食。

[使用注意]阴虚有火、痔疮患者和孕妇忌用。

花椒

[别名]蜀椒、秦椒、川椒、巴椒。

[性味归经]辛,热,有小毒;归脾、胃、肾经。

[功效应用]1.温中止痛;2.杀虫。

[使用注意]阴虚火旺者及孕妇忌用。多食易动火、耗气、损目。

桂皮

[别名]山桂、月桂、土肉桂、野桂。

[性味归经]辛,温;归心、肝、脾、肾经。

[功效应用]1.温中止痛;2.活血通脉。

[使用注意]阴虚火旺、里有实热、血热妄行者及孕妇忌用。

八角茴香

[别名]大茴香、八角大茴、舶茴香、八角珠、八角香。

[性味归经]辛、甘、温;归肝、脾、肾经。

[功效应用]1.散寒止痛;2.理气和胃。

[使用注意]阴虚火旺者忌用。

麻油

[别名]香油。

[性味归经]甘,凉;归大肠经。

[功效应用]1.润肠通便;2.解毒生肌。

[使用注意]脾虚便溏者忌用。

棉籽油

[别名]棉油、棉籽油。

[性味归经]辛,热,有小毒;归大肠经。

[功效应用]1.润燥滑肠;2.解毒、生肌、疗癣。

[使用注意]粗制棉籽油中含有有毒的棉酚,对人体生殖功能有严重危害,不宜食用。

猪油

［别名］猪脂肪、猪脂膏、猪膏、猪脂。

［性味归经］甘,凉;归脾、胃经。

［功效应用］1.补虚扶弱;2.润燥。

［使用注意］外感诸病、大便滑泄者不宜食用,痰湿重的病人不宜多食。另外据《金匮要略》记载,不可和梅子同食。

参考文献

［1］杨月欣.营养配餐和膳食评价[M].北京:人民卫生出版社,2008.

［2］王希成主译(Frances Sienkiewicz Sizer 编著).营养学——概念与争论[M].北京:清华大学出版社,2004.

［3］葛可佑.中国营养师培训教材[M].北京:人民卫生出版社,2005.

［4］王光亚.中国食物成分表[M].北京:北京大学医学出版社,2009.

［5］赵霖.营养配餐员技能[M].北京:中国劳动和社会保障出版社,2003.